1~3岁 幼儿养育 一日一页

范玲玲 主编

黑龙江科学技术出版社

图书在版编目（CIP）数据

1~3岁幼儿养育一日一页 / 范玲玲主编. -- 哈尔滨：黑龙江科学技术出版社, 2012.7

ISBN 978-7-5388-7309-2

Ⅰ.①1… Ⅱ.①范… Ⅲ.①婴幼儿—哺育—基本知识 Ⅳ.①TS976.31

中国版本图书馆CIP数据核字（2012）第177507号

1~3岁幼儿养育一日一页

1~3SUI YOUER YANGYU YIRIYIYE

作　　者	范玲玲
责任编辑	刘佳琪
封面设计	白冰设计
出　　版	黑龙江科学技术出版社
	地址：哈尔滨市南岗区建设街41号　邮编：150001
	电话：（0451）53642106　传真：（0451）53642143
	网址：www.lkcbs.cn　www.lkpub.cn
发　　行	全国新华书店
印　　刷	北京嘉业印刷厂
开　　本	710 mm×1000 mm　1/16
印　　张	17
字　　数	270千字
版　　次	2012年10月第1版　2016年6月第2次印刷
书　　号	ISBN 978-7-5388-7309-2/TS·503
定　　价	32.00元

一声嘹亮的啼哭，一个幼小的生命宣告降生了。看着呱呱坠地的宝宝，一种无法言表的感动油然而生。年轻的爸爸妈妈们，在感动与自豪的同时，更增添了一份责任感。养育好一个孩子，对所有的父母来说都是一件既光荣又辛苦的事。

1～3岁，是宝宝一生中最为紧要的人生开端。这段时间，宝宝比任何时期发育得都快。从他呼吸第一口空气的那一刻起，宝宝便向父母寻求关爱、帮助和保护，他会通过观察父母的笑容学会微笑，也会通过父母的指导，认识这个大千世界。随着宝宝一天天长大，你会惊讶于他小小身体上的奇妙变化以及他逐渐显露的个性。

科学研究显示，一个孩子3岁之前的生长发育会影响其一生的发展变化。

性格：孩子成年后的性格基本上在3岁之前就已经定型，3岁之后基本不变；

智商：儿童的脑细胞组织在3岁之前就已经定型，3岁之后基本不变；

学习：3岁之前是儿童在感知觉、记忆、思维等形成中最为敏感的时期，3岁之后的学习活动都基于此；

身高：3岁之前是孩子身高发展最为关键的阶段，3岁之前对身高造成的损害将永远无法弥补。

意大利女性教育家玛丽亚·蒙台梭利曾说过："人生头三年胜过以后发展的各个阶段。"美国心理学家布鲁姆通过研究指出，如果把人在17岁时测得的智商定为100%，那么其中50%在3岁前发生。由此可见，父母在对孩子进行早期教育时，抓住3岁前这一关键期十分重要。

如何养护1～3岁的宝宝，本书给出了丰富、全面、权威的解答，包括饮食营养、生活照料、语言学习、认知训练、手的技巧练习、音乐培养、社会交往、常见疾病、预防保健等等。本书帮助父母培养照顾好宝宝，让宝宝在适宜的年龄段掌握应会的本领，是父母科学育儿的必读指导书。

一本好的育儿教育书籍是教育孩子道路上亮丽的风景！我们渐渐地发现，其实我们自己不懂的真是太多太多，自身也还存在着很多不足之处有待完善。因此，通过这本书，我们想与父母分享书背后的，那愿意去学习、反思、交流、摸索和付出的，那份用心与孩子共同成长的坚定。当我们真的可以敞开审视自己、完善自我的心灵之门，希望便会撒落在我们和孩子的身上，温暖而明亮。

和孩子一起成长，仿佛获得了另一次生命。孩子是天生的哲人，敦促我们思考生命的接力；孩子是天生的"科学家"，重燃我们对生活的好奇；孩子是有力的质疑者，挑战我们以为辈分或阅历会带来的"权威"……因此，由衷地希望我们的这本书可以为广大家长推开一扇教育的窗，透过这扇窗，我们可以看到生活的酸甜苦辣和幸福的点点滴滴！

目　录
Contents

第一章 …1岁0~3个月　爱自己，爱他人，也爱玩具

· 开始咿呀咿呀学语了 ……………………………………… 002

· 小宝宝开始"自省"了 …………………………………… 003

· 好东西要和大家一起分享 ………………………………… 004

· 让宝宝学会爱与被爱吧 …………………………………… 006

· 一二三，爬上山 …………………………………………… 007

· 小宝宝该断奶啦 …………………………………………… 008

· 断奶后的宝宝吃什么 ……………………………………… 010

· 宝宝"拒绝"食物怎么办 ………………………………… 011

· 跟宝宝一起做运动 ………………………………………… 012

· 了解宝宝的成长发育指标 ………………………………… 014

· 给宝宝自己的"小空间" ………………………………… 015

· 让宝宝的目光更加"犀利" ……………………………… 016

· 宝宝要有合理的饮食小习惯 ……………………………… 018

· 陪着宝宝一起玩 …………………………………………… 019

· 和小宝宝轻松地交流吧 …………………………………… 020

· 小宝宝腹泻了 ……………………………………………… 022

· 不同季节，给宝宝不同的爱 023

· 每天为宝宝念念书 024

· 小家伙迷上音乐了 025

· 关心一下宝宝的睡眠吧 027

· 宝宝会模仿动物的叫声了 028

· 和小宝宝一起捡豆子 029

· 爸爸陪宝宝玩的游戏 031

· 锻炼乖宝宝的小点滴 032

第二章 ···1岁4~6个月　爱吃零食的宝宝也是乖宝宝

· 宝宝爱上零食啦 036

· 宝宝该加餐了 037

· 小宝宝变得非常爱动了 038

· 吃这些食物可以补脑哦 040

· 给"垃圾"食品找代替品 041

· 牛奶的浓度不是越高越好 042

· 宝宝最喜欢哪些食物 044

· 宝宝突然厌食了，怎么办 045

· 小宝宝不能吃过多的豆腐 046

· 宝宝吃蔬菜，有讲究 047

· 豆奶比牛奶更健康 049

· 宝宝发烧时，吃什么最好 050

· 宝宝感冒，妈咪纠结 051

· 小宝宝要食补了 053

· 宝宝爱健康爱红薯 054

· 多吃糖和肉导致宝宝"坏脾气" ………………………… 056

· 用蔬菜汁给宝宝当饮料 …………………………………… 057

· 巧克力和蛋类，不是多吃无妨 …………………………… 058

· 在零食中为宝宝补充维生素 ……………………………… 059

第三章···1岁7~9个月　小家伙也有羞耻感了

· 正确呵护小家伙的羞耻感 ………………………………… 062

· 宝宝的羞耻感是一把"双刃剑" ………………………… 063

· 不能"伤"了宝宝的自尊心 ……………………………… 064

· 不能讽刺小宝宝哦 ………………………………………… 066

· 面对宝宝的过失要"冷静，再冷静" …………………… 067

· 宝宝是"豆芽菜"体型，怎么办 ………………………… 068

· 同情心是上天赐予宝宝的礼物 …………………………… 069

· 宝宝爱扔东西、爱撕书，妈咪闹心 ……………………… 071

· 小宝宝开始跟妈妈较劲儿 ………………………………… 072

· 嘘，宝宝有小秘密了 ……………………………………… 073

· 我们的宝宝好"缠人" …………………………………… 075

· 让宝宝爱上"涂鸦" ……………………………………… 076

· 宝宝还不能看电视 ………………………………………… 077

· 该让宝宝学会忍耐了 ……………………………………… 078

· 宝宝的表情大解密 ………………………………………… 080

· 让宝宝吃出聪明，挑不出"刺" ………………………… 081

· 秋千是宝宝最好的"摇篮" ……………………………… 082

· 洗澡要注意别感冒了 ……………………………………… 083

· 从小培养宝宝清淡的口味 ………………………………… 084

· 带宝宝旅行的必备物品 086

· 要注重宝宝的非智力因素 087

· 做个新时代的好爸爸 088

· 日本人餐桌上有"教子术" 089

· 宝宝不喜欢妈咪太唠叨 090

· 给两岁前宝宝看的书 091

· 咱们小宝宝怎么老是出汗呀 093

第四章···1岁10~12个月　多让宝宝穿穿衣，说说话

· 让宝宝玩玩"藏猫猫"，穿穿衣服 096

· 宝宝学穿衣服，妈咪有妙招 097

· 宝宝在不停地磨牙 098

· 面对宝宝不同的"尖叫"，妈咪有招数 099

· 要好好保护宝宝的灵性 101

· 宝宝能分清楚"性别"了 102

· "倔宝宝"极具成长潜力 103

· 饮食依然是宝宝大脑发育的关键 105

· 不要"带目的性"地培养宝宝的兴趣 106

· 家里有个主动的聪明宝宝 107

· 原来小宝宝也会抱怨 108

· 改变宝宝"黑白颠倒"小窍门 110

· 大力开发宝宝的右脑潜能 111

· 宝宝吃饭应注意 112

· 玩具噪声过大不利于宝宝健康 113

· 宝宝"恋母综合征"的表现 115

· 让宝宝爱上饺子吧 ……………………………………… 116
· 宝宝与糖的"恩怨" …………………………………… 117
· 为宝宝补充营养，父母不能"乱来" ………………… 118
· 不能让宝宝经常憋尿 …………………………………… 119
· 让宝宝"步"上正途 …………………………………… 121
· 夏季，给宝宝喝最好的蘑菇汤 ………………………… 122
· 给宝宝买一张安全的床 ………………………………… 123
· 爸爸对宝宝的性别影响最大 …………………………… 125
· 管教宝宝不能以毒攻"毒" …………………………… 126

第五章 …2岁0~3个月 可爱的小精灵想要交朋友了

· 小宝宝需要朋友了 ……………………………………… 130
· 宝宝要"抱抱" ………………………………………… 131
· 培养"高情商"的苗子 ………………………………… 132
· 宝宝的"恋物"情结 …………………………………… 133
· 内向宝宝的"大改造" ………………………………… 135
· "想方设法"提高宝宝的社交能力 …………………… 136
· 宝宝有个"幻想朋友" ………………………………… 137
· 换一种眼光看宝宝 ……………………………………… 138
· 为"造反者"辩护的理由 ……………………………… 140
· 妈咪最怕宝宝"口吃" ………………………………… 141
· 从小培养宝宝良好的人际关系 ………………………… 142
· 宝宝不宜过度食用零食与水果 ………………………… 144
· 拖鞋不利于宝宝的发育 ………………………………… 145
· 夏天来了，要好好护理宝宝 …………………………… 146

· 宝宝谦让也是需要勇气的哦 …………………… 148

· 宝宝可以适当"吃点亏" …………………… 149

· 让宝宝多运动，才更聪明 …………………… 150

· 让宝宝从小懂得感恩 …………………… 152

· 引导宝宝把玩具放回家 …………………… 153

· 从根本上让宝宝远离"积食" …………………… 154

· 为宝宝掏耳屎要注意 …………………… 156

· 适当的给宝宝一些"劣性刺激" …………………… 157

· 不能给宝宝"空头支票" …………………… 158

第六章…2岁4~6个月　小绅士讲文明，懂礼貌了

· 这个小客人好有礼貌哦 …………………… 162

· 咱宝宝是个热情的小主人 …………………… 163

· 懂事的宝宝最可爱 …………………… 164

· 小宝宝也会生气哦 …………………… 165

· 环境对孩子影响极大 …………………… 167

· 宝宝能够分清"多"与"少"了 …………………… 168

· 宝宝患了结核病要小心 …………………… 169

· 让宝宝的想象力快速萌芽 …………………… 171

· 宝宝的自我服务能力提高了 …………………… 172

· 幽默的宝宝不"油嘴滑舌" …………………… 173

· 兴趣是宝贵的资源 …………………… 174

· 宝宝智力开发越早越好 …………………… 176

· 给宝宝时间学会社交平衡 …………………… 177

· 教育孩子，不能违背原则 …………………… 178

· 宝宝"不听话"并非绝对是坏事情 180

· 改掉宝宝"喜新厌旧"的坏毛病 181

· 快速赶走宝宝的坏情绪 182

· 让宝宝认清楚自身的"情绪" 183

· 无需给孩子过多的金钱投入 185

· 对宝宝要用"开放型"家教 186

· 宝宝的心也是容易"感冒"的 187

· 宝宝会用脑过度吗 189

· 幼儿智商与环境关系密切 190

· 必要时,应让宝宝感到"愧疚" 191

第七章 ···2岁7~9个月 宝宝的小脾气忽然变大了

· 小家伙长脾气啦 194

· 要好好纠正宝宝的"臭脾气" 195

· 揭秘宝宝脾气变大的缘由 196

· "自言自语",宝宝寂寞了 197

· 妈咪不能大意宝宝的性格偏差 199

· 父母不能忽视宝宝的压力 200

· 不要太在意宝宝"说谎" 201

· 要容许宝宝伴着弱点成长 203

· 为宝宝买双合适的好鞋 204

· 9个"不"培养出宝宝健康心理 205

· 颜色代表宝宝的性格 206

· 爸爸妈妈不能揭宝宝的短哦 208

· 宝宝最爱模仿妈妈了 209

· 宝宝不喜欢父母出差 210

· 父母要引导宝宝勇敢面对"变化" 211

· 父母要多带小宝宝去户外活动 213

· 宝宝在"上蹿下跳" 214

· 父母是宝宝最爱的"玩具" 215

· 宠出宝宝的自信来 216

· 帮助宝宝认识奇妙的身体 217

· 如何阻止宝宝攻击他人 219

· 摔跤了，要自己爬起来 220

· 怕黑的宝宝不是"胆小鬼" 221

· 宝宝在不断地学习 223

· 让宝宝在游戏中成长吧 224

· "笨手笨脚"的聪明宝宝 225

第八章…2岁10~12个月　小家伙的独立宣言：该单独睡觉了

· 小家伙宣告独立了 228

· 让宝宝做自己的事 229

· 宝宝"反复"做同一件事了 230

· 不要给宝宝"包办" 231

· 自己的双手才最可靠 233

· 独立并非孤立 234

· 小宝宝需要支持 236

· 小脑袋该学会思考了 237

· 你的宝宝有创造性思维了吗 238

· 咱宝宝真懂规矩 240

· 塑造独立性强的宝宝 ·············· 241

· 做有个性的宝宝 ················· 242

· 我们宝宝真能干 ················· 244

· 让宝宝独立的"四部曲" ············ 245

· 宝宝不愿独睡，坏处多多 ··········· 246

· 宝宝适应独睡要"四步走" ··········· 247

· 爸爸妈妈可要把握好分寸 ··········· 249

· 聪明的宝宝善于观察 ·············· 250

· 唱歌能唱出宝宝的好嗓子 ··········· 251

· 多为你的宝宝讲故事 ·············· 252

· 让宝宝延迟半个小时吃巧克力 ········· 254

· 跟宝宝一起刷刷牙 ··············· 255

· 不要强求你的宝宝去午睡 ··········· 256

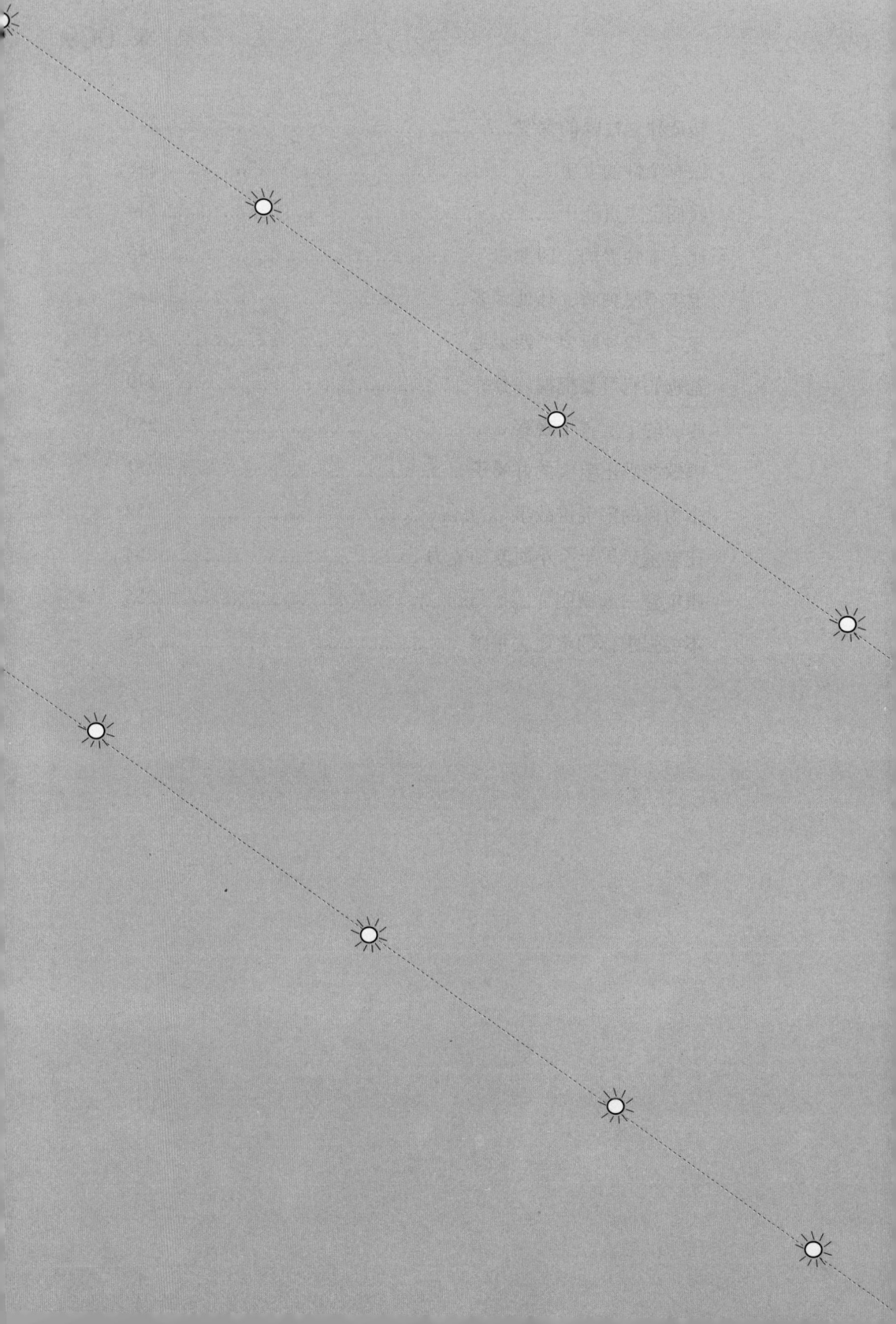

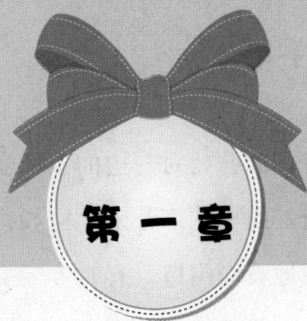

第 一 章

1岁0~3个月

爱自己，爱他人，也爱玩具

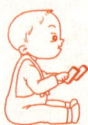

开始咿呀咿呀学语了

周岁生日一过，小宝宝们就开始对身边的事情变得越来越敏感了。有的时候，甚至还能辨别出爸爸、妈妈的声音来。比如，一听到爸爸回来的叫门声，宝宝便睁着眼睛骨碌碌地看向门口。有时宝宝一觉醒来，听见妈妈在隔壁的说话声，就会大声哭泣，希望妈妈能到身边来。有些时候，遇到不满意的事儿，还会含糊不清地发出一些单音节字来，表示小家伙在抗议。

原来，可爱的小家伙们在不知不觉地成长中已经产生了强烈的交流意识，他们也在默默努力着，希望尽快能用语言表达出来。一位新妈妈在逗她一周岁的宝宝：妈妈拿着小铃铛转着，并说，"叮铃，叮铃……"，一会儿，小铃铛就到了宝宝的手上，他也拿着转动，嘴里喊着："妈妈，妈妈。"这就是孩子发出的第一声妈妈，多么感人的场景啊！

大多数的宝宝，在1周岁左右开始就会有意识地说出一些单音字或者叠词，当然宝宝说话的能力相差很大。但如果宝宝在1周岁之后还迟迟不开口说话，爸爸妈妈就应该高度重视起来了。这时候，爸爸妈妈们就应该耐心地多做示范。一周岁大的宝宝，基本上能听懂大人说的话了。所以，在教宝宝说话时，一定要让他看清楚大人说话时的口型，并尽量配合使用丰富的表情和适当的手势。

但如果宝宝一直通过表情、动作、手势等向爸爸妈妈提出要求，这时，爸爸妈妈就要故意装作不明白，"逼"着他说出话来。比如，宝宝饿了，很着急地指着奶瓶。就要跟他说，"宝宝，你需要什么，说出来好不好？"

还有一点，是爸爸妈妈们得特别注意的，有时宝宝发出的音节大人可能觉得有意思很好笑，但这个时候绝不能笑话宝宝甚至也用含混不清的语言和宝宝对话，那样宝宝就有可能不愿意或者不敢和大人对话了。

所以宝宝在成长到咿呀学语的时候，爸爸妈妈得特别注意，平时多跟小宝宝说说话，聊聊天。并尽可能地让宝宝自己说话，在教他学说话的同时也要注意培养他的思维。如果你发现你的小宝宝说"不"的频率提高了，那么恭喜，这是宝宝想表明自己的立场，证明自己独立性所跨出的第一步。

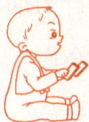

小宝宝开始"自省"了

通常情况下，自省是指深入了解自己的内心世界、情绪情感、行为动机并能加以调节的能力。但对于小宝宝们来说，这种自知自省的智力包括在三个方面：自我认识的能力、自我评价的能力，以及自我调节的能力。

自我认识指的是小宝宝开始对自己的身体、动作以及内心世界有了一定的把握。宝宝一岁左右，妈妈就可以指导宝宝逐渐认识身体的各个部分了。最好是在宝宝精力比较旺盛的时候，一边指着宝宝身体的各个部位，一边清楚而缓慢地说出相应名称。比如，妈妈可以先指着自己的耳朵说："妈妈的耳朵在这里。"而后手指在宝宝面前画大圈："宝宝的耳朵在哪里？在哪里？"可以重复问几遍以增加宝宝的注意力和兴趣，最后快速地指向宝宝的耳朵："在这里！"

自我评价就是指小宝宝通过与他人的对比所对自己产生的评价。比如，在跟别的同龄小朋友接触了一会儿之后，爸爸妈妈就可以问问小宝宝："宝宝，你自己说说，是你比较乖呢，还是跟你一起玩的那个小朋友比较乖？"得到答案之后，爸爸妈妈还要追问一下为什么。让小宝宝从小就明白，任何事情，只有能够说出理由来，才是最有说服力的。

自我调节则指的是小宝宝对自己行为举止的监督和校正。1岁之前的宝宝并不知道外在事物与他之间的关系，也不能将自己和外在的事物加以区分。比如有时候，大人们正在讨论比较重要的事情，小宝宝在一旁觉得自己被忽略了，于是就大声哭闹表示抗议。这时，家长不应该以打或者骂的手段来解决。这时，妈妈就该和他好好地交流："宝宝，现在我们有很重要的事情要谈，你自己先玩一会儿，等下我再跟你玩哦。还有你这样哭喊是不对的，妈妈不喜欢这样的宝宝哦。"其实，这样，宝宝意识里就明白了，"妈妈不喜欢我大声哭喊，妈妈谈完话就会跟我玩的。"于是就开始对自己之前的行为加以校正。反之，如果妈妈不是跟他好好地谈话，而是凶他。他就可能会产生阴影，可能一看到有人来就紧张，认为他们找妈妈说话，妈妈就会凶自己。继而产生认生的心理。

宝宝从一周岁开始，爸爸妈妈就要认真培养他在这三方面的能力了。同时，在公共场合，也应该引导宝宝正确看待自己的身份和位置，要让宝宝知道，他并不是在一切场合都是中心人物，以此来对他进行自我角色定位和转换的初步训练。

好东西要和大家一起分享

如何让宝宝从小就懂得分享呢？良好的品质与家教是分不开的。给予是一种快乐，学会和他人分享。尤其是分享"好的东西"，对宝宝的成长大有裨益。宝宝学会了与人分享好东西，就能更好地与他人相处，就会交到更多的朋友，也会得到更多的快乐。

把宝宝培养成一个善良、聪明、可爱、人见人爱的宝宝首先要做到让他学会分享。可以先从家人开始。比如，宝宝在吃东西的时候，可以对他说："这个看起来很好吃啊，可以让妈妈尝尝吗？"大多数的宝宝在这个时候都还是很大方的，会把食物送到妈妈的口边，这时，妈妈千万不能客气，当真要把东西咬一口，然后要夸奖宝宝，并鼓励宝宝跟其他家人一起来分享。然后带动家人一起来与宝宝分享东西，并夸奖宝宝。

比如，拿一盒饼干给宝宝，然后对他说，"宝宝，这个是你的了，你愿意分给谁吃呢？"最好是让他自己来分配，这时，宝宝应该很乐意与家人一起来分享食物了。

爸爸妈妈们教到这里，是不是任务就完成了呢？答案是否定的，主要还得让小宝宝学会与别的小朋友一起来分享。爸爸妈妈带宝宝到外面去玩，碰到别的小朋友，一定要教宝宝大方地和他们分享自己的零食和玩具。

但是，1周岁左右的小宝宝的自我意识正在"飞速"成长，自己的东西非常不愿意让别的小朋友来碰，这个时候妈妈就要耐心教育宝宝，让他建立和别人分享东西的意识。比如，宝宝带着小球出去玩，爸爸妈妈可以有意识地带上两个，一个让宝宝自己玩，一个让感兴趣的其他小朋友玩。如果宝宝不乐意，要告诉他："你们是好朋友啊，好朋友要一起玩。"再比如，可以带些多个人玩的玩具出去，然后叫上别的小朋友一起来玩，如果宝宝不乐意，就要告诉他，"游戏要和小朋友一起玩才有意思。"

在宝宝"自我意识"快速成长的同时，也要让他建立"好东西要和别人分享"的意识。这样，孩子在长大之后就不会养成孤僻的性格。同时，也说不定，就是因为他的善于分享，能给他的人生带来意想不到的收获。

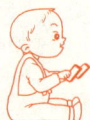

让宝宝学会爱与被爱吧

宝宝们在日常生活中不断重复的过程里，内心会萌生出对人的爱来。所以只要爸爸妈妈保持爱心与宝宝接触，这种爱心就一定能够传达给宝宝。所以千万不要认为"反正宝宝什么也不懂，跟他讲话也是对牛弹琴"，即使宝宝现在还不能完全听懂爸爸妈妈所说的话，但爸爸妈妈需要常常抱着他，随时随地跟他说话。宝宝虽然无法理解说话的内容，但是，却在听谈话的节奏和旋律，重要的是爸爸妈妈要将自己的心情传达给他。而且，多与宝宝"对话"能促使宝宝大脑更好的发育，为日后语言发展奠定良好的基础。

幼儿期是建立人与人信赖关系基础的时期，如果无法使宝宝切身感受到被爱的话，他也无法去爱别人。所以，为了培养宝宝的爱心，妈妈应当带着自己的爱，去紧紧地拥抱自己的宝宝。

据儿童教育的有关研究专家建议，从宝宝出生那天开始，妈妈们就应该多和宝宝说话，尽管他们还听不懂，但是，这样做有利于增进宝宝与爸爸妈妈之间的感情。并且有关研究的科学家认为：跟宝宝说话会增强他们的语言能力。

所以，多多与小宝宝进行交流，是爱的教育中最关键、最基本的一步。爱的教育，对宝宝的影响至关重要。即使宝宝本身有着再优秀的能力，如果缺乏爱的教育，如果无法保持情绪稳定，宝宝也无法发挥这些能力，因为他根本无法集中自己的注意力。这种影响对日后人格的形成也有很大的影响，所以爸爸妈妈们千万不可掉以轻心。

当然，爱的教育不仅仅是让宝宝体会到被爱，更重要的是让他们去学会爱，学会如何去爱自己，爱他人。虽然，这种教育是一个循序渐进的过程。

对一岁多的宝宝来说，爸爸妈妈在对他进行爱的教育时，要从极其细小的事物上着手。因为，宝宝们不仅人小，而且视野也小。例如：平时带着宝宝出去玩，他看见一朵很漂亮的花儿，就想"据为己有"。这时候，妈妈就要跟他说，"花儿是不能摘下来的，因为它也会疼。宝宝不是很怕疼吗，所以我们不能让那个花儿也疼。"然后再指着枝叶说，"这就像是花儿的爸爸妈妈，他们也舍不得让花儿离开。"

用爱教出来的孩子会极为善良，长大后，也很少会产生偏执的情绪。

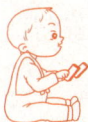

一二三，爬上山

童谣是为宝宝们作的短诗，强调格律和韵脚。童谣的内容特别重视情感和趣味，能够陶冶宝宝的性情，改变宝宝的气质，使他们更加活泼、爽朗、优雅、天真。

所以妈妈在宝宝能够听懂语言的时候，就要有意识地去念几段童谣给他听。妈妈可以先从摇篮曲开始，一步步强化宝宝的领悟力。摇篮曲是一种主要由妈妈或其他亲人吟唱给宝宝听的，用于催眠、教话、认物的简短童谣。一岁大小的宝宝，妈妈可以先从摇篮曲开始选择。

待宝宝的领悟力慢慢提高后，妈妈可以适当增加童谣的难度。在宝宝12～15个月的时候，妈妈可以念一些数数歌给宝宝听，让他边听边学。如传统的童谣《一二三》就很不错："一二三，爬上山，四五六，翻跟头，七八九，拍皮球，张开两只手，十个手指头。"在这期间，妈妈最好是配合一定的手势动作，变数字为形象，化抽象为具体，小宝宝也会更好地理解哦！

还有"头"字歌以其独特的句尾区别于其他类型童谣，深受宝宝们的喜爱。比如："小珍子，卷袖子，帮助妈妈扫屋子。擦桌子，擦椅子，拖得地板像镜子，照出一个好孩子。"之类，当然在宝宝一岁大小的时候，还不能领悟其中的意思，但这种童谣能让宝宝把握好语言节奏，待熟悉后，便会慢慢把握童谣中的意思。

宝宝在一周岁左右时，便开始有"意识"了，这时，妈妈不妨找一些问答式的童谣来刺激宝宝的大脑发育。这个可以配合视频跟生活中真实场景来进行。例如，朱晋杰的《什么好》："什么好？公鸡好，公鸡喔喔起得早。什么好？小鸭好，小鸭呷呷爱洗澡。什么好？小羊好，小羊细细吃青草。什么好？小兔好，小兔玩耍不吵闹。"妈妈可以在宝宝面前拍拍手，还可以放点视频和音乐来集中宝宝的注意力。

问答歌能启迪宝宝的心智，唤起宝宝对各种事物的注意，进而能够帮助宝宝认识和理解周围的世界。

童谣是早教的法宝之一，爸爸妈妈经常给宝宝念童谣、唱儿歌，不仅能促进宝宝的智力发育，还会增进宝宝与爸爸妈妈的感情。

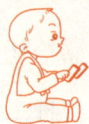

小宝宝该断奶啦

宝宝在成长到一岁左右时，就该给他断奶了。这对有些妈妈来说是件顺理成章的事，但对另一些妈妈来说则会遇到很大的麻烦。

断奶，不单单是妈妈的事，更多是宝宝的事。因为，在宝宝看来，断奶并不仅仅意味着吃不到妈妈的奶汁了，更是一种要与妈妈分离的感觉，因而他在情感上就不能接受了。这不是指宝宝还需要母乳中的营养，不是身体和生理上的需求，而是一种情感需求，所以，不能采取强制性的措施。

有些妈妈为了让宝宝断奶就会在乳头上抹辣椒、涂上可怕的带有颜色的药水、贴上胶布，甚至让一直与宝宝同睡的妈妈突然离开宝宝，躲到娘家或朋友家。其实这种方式都是不可取的，这样在一定程度上会伤害宝宝的感情，让他情绪不良。

一些妈妈会像赛跑抢时间一样，宝宝一过周岁就突然断奶。一瞬间，家里的奶瓶、奶嘴全部消失，把勺子和碗筷放到了宝宝面前。这样果断处理，可以防止孩子出现营养失衡和牙齿损伤等情况，而且晚断奶会使孩子的依赖心理增强，不利于其社会性和自立性的发展。但是从另一方面看，如果没有过渡期而突然断奶，宝宝因此受到的情绪冲击会造成更严重的后果。从发育上看，宝宝应该适时地断奶，但必须给予充足的时间，并遵循必要的程序。

很多妈妈发现断奶最困难的就是晚上睡觉的时候，有些宝宝已经习惯于晚上吸着妈妈乳头入睡，半夜醒来，只要妈妈把乳头往宝宝嘴里一放，宝宝吸几口奶，很快就会再次入睡。妈妈靠自己的乳头哄宝宝睡觉，断奶时大多会遇到困难。那该怎么办呢？这里并没有适合所有宝宝的办法，妈妈们可以自己视具体情况而定。

比如：如果妈妈不再和宝宝一起睡，宝宝哭几声，其他看护人哄一哄、拍一拍，宝宝就能再次入睡了，那是再好不过的，就这么坚持几天，断奶肯定会成功。或者当宝宝醒来时，妈妈通过其他方法，也能让宝宝再次入睡，如果宝宝没有长时间撕心裂肺地哭闹，那宝宝真是让你省心，断奶已经不成问题。

如果妈妈刚刚计划断奶，可以尝试着当宝宝半夜醒来时，不用母乳，而是用配方奶喂宝宝，这也会为断奶的顺利完成打下基础。

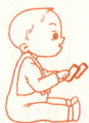

断奶后的宝宝吃什么

　　大多数宝宝在一周岁的时候便开始断奶了，因此妈妈们要特别注意，给宝宝吃的食物中，要有能够满足宝宝每天所需的热量和各种营养素。各种营养素之间的比例也要适当，才算是量足质好，才能保证宝宝生长发育的需要。

　　所以建议妈妈们给宝宝制订一个饮食平衡的计划，均衡地搭配各种食物之间的比例。如今还没有哪一种食物能完全满足宝宝的全部营养需要，所以要摄取足量的营养就必须从多方食物中获取。宝宝的食物大致包括以下六类：

　　淀粉类的食物：如谷类、薯类（含淀粉多的蔬菜有土豆、白薯、芋头、南瓜等），这类食物是糖类和植物蛋白的主要来源，也是维生素B的来源。

　　奶类和奶制品类：如奶粉、牛奶、酸奶等，是优质蛋白、叶酸、钙、维生素B_1、维生素B_{12}、维生素A的丰富来源。

　　蛋白质类食品如优质蛋白、微量元素、维生素B等主要是从肉、禽、鱼、虾、蛋、豆类食品中获取的。

　　蔬菜类食物包括黄红色蔬菜、深绿的蔬菜，瓜果中也含有丰富的维生素C、维生素A和叶酸。

　　水果类：水果是维生素、矿物质和食物纤维素的主要来源。

　　油脂类：油脂类主要包括猪油和植物油，其中以植物油为好，它的主要作用是供给热能。

　　宝宝每天的饮食中这6类食物的大致需要量是：奶类250毫升，蛋白质类食物50克，蔬菜类150克，水果类75克，淀粉类200克，油脂类15克。各类食物的品种可根据市场季节供应情况进行调整。妈妈可以每周做个简单的饮食计划，做到买菜时心中有数，从而落实宝宝的饮食平衡的计划。

1岁以后，宝宝的饮食习惯就会发生巨大的变化，对饮食开始挑剔，进食非常容易受外界因素影响，任何响声，任何事情，都能让宝宝停下来看一看，听一听；即使没有什么影响，宝宝也可能会停下来玩一会儿，会把妈妈喂到嘴里的饭菜故意吐出来，或嘟嘟地吹泡玩。

这时，爸爸妈妈可以一再强调一下食物，或者对宝宝说，"妈妈可喜欢吃这个了，你再不吃的话，妈妈就把它吃完了哦。"总之，一定要想办法让宝宝集中注意力。从小培养宝宝良好的饮食习惯，这将让宝宝受益一生！

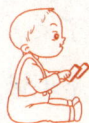

宝宝"拒绝"食物怎么办

很多妈妈都会有这样的经验：会走路的宝宝吃饭难。其实，对于一个刚刚开始学习走路的宝宝来说，拒绝妈妈精心准备的饭菜是很常见也很正常的行为。因为他现在正在树立自己的独立意识：他想让妈妈知道，现在他要自己负责自己的事情了。

而且宝宝正在从事学习走路这种令人兴奋的运动，他实在太忙，没有时间吃饭了。这个时候，妈妈不必担心宝宝会饿着，也不要期望他会长时间地坐下来吃饭。如果他是真的饿了，就会自己要求吃东西。如果妈妈总是强迫宝宝吃饭，只会破坏他的胃口，使他厌食。所以，妈妈不用为了让他多吃一口而想方设法，甚至大动干戈。心理学家指出，强迫孩子吃饭会影响孩子的性格，容易使孩子变得太过固执。

宝宝之所以不能好好地吃饭，是因为他不饿。妈妈可以在宝宝吃了几口就不好好吃的时候，心平气和地说"好了，宝宝吃饱了"，然后把碗收掉。等宝宝感到特别想吃东西时，再把食物端到他面前。

如果宝宝拒绝某一种食物，妈妈可以换种吃法。因为宝宝可能只是不喜欢目前的吃法，而不是这种食物本身，所以妈妈可以换一种制作方法试试。例如蔬菜，不管你是切碎煮烂还是凉拌，他都不吃，那就做成馅包在饺子或包子里吧。

还有一点是妈妈要特别注意的，就是不要因为宝宝吃得多而表扬他，也不要因为他吃得少显得失望，否则就会把吃饭这种本来很愉快的事情变成宝宝的压力。更不能引诱宝宝说："吃一口菜，我就给你糖吃。"这是不对的，这样做只会让宝宝更加觉得菜是不好吃的，同时也增加了其对糖的欲望。

所以，在宝宝拒绝食物的时候，妈妈应该做的不是"贿赂"，而是"引诱"。例如，妈妈可以很夸张地在宝宝面前进食，并做出非常可口的样子来。如果成功地吸引来了宝宝的注意力，妈妈就对他说："宝宝，你是不是也饿了，想吃东西啦？"这个时候，绝大多数的宝宝都不会再拒绝妈妈送到嘴边的食物了。

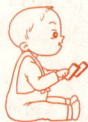

跟宝宝一起做运动

研究表明：在相对固定的时间段带宝宝做运动，会促进宝宝的身体发育，帮助宝宝养成热爱运动的习惯。

当宝宝还在蹒跚学步的时候，爸爸妈妈就可以拉着宝宝的手，一边走一边引导他观察周围的景象。在安全的地方也可以放开宝宝，让他独自行走，自己去发觉道路边有意思的事物——小花儿、小草儿以及路边跑来的小狗，这些东西都能引发他的兴趣。

爸爸妈妈还可以找时间去跟宝宝一起爬楼梯或者台阶，因为这是宝宝最喜欢的运动，爬楼梯不仅能锻炼宝宝的手脚，还可以锻炼1岁宝宝的全身运动协调能力。爸爸妈妈可以先牵着宝宝的手，爬一些矮的楼梯或台阶，然后循序渐进，做好保护措施，为宝宝自己去爬做好准备。

当宝宝会走路、会爬路的时候，他就会变得非常爱推东西，看上去，他们以观察物体运动和知道自己能使物体移动为乐。实际上，推东西还能使宝宝感到自己强壮又有力量。多让宝宝推东西，可以培养宝宝的自信心并锻炼身体协调性。爸爸妈妈可以给宝宝选几种非常轻巧的玩具让他推动，例如小推车或其他小型玩具。等他熟练后，可以给他一个纸箱推一推，如果他还不过瘾，就在纸箱里加点东西增加重量——他肯定会以为自己是可以移山的愚公或者是大力水手，什么困难都挡不住！爸爸妈妈喊口号："一二三，推！"然后假装使劲推动其中一个玩具，这样，给宝宝做一个示范动作。接下来，就轮到宝宝表演了。爸爸妈妈要重复数"一二三"并微笑着鼓励宝宝伸出胳膊去推东西。如果以后小家伙每天嘴里都嘟囔着"一二三"，那么，他一定是非常喜欢这个游戏了。

推车、小汽车、拖拉鸭子，这些玩具都可以拖在地上，用一根绳子拉着一边走一边发出哗哗的声音——有的玩具还有音乐，这些会使宝宝的心情非常愉快。所以，爸爸妈妈应该给宝宝多准备几个推拉玩具，小家伙就会爱不释手。如果是宝宝正在学习走路，这些玩具会增加宝宝走路的兴趣，他就很有可能会从此爱上走路。

爸爸妈妈平时多跟宝宝一起做运动，分享孩子成长的乐趣，这样不仅有利于孩子的成长，也会使宝宝跟爸爸妈妈之间变得更加亲密！

了解宝宝的成长发育指标

刚出生的宝宝软软嫩嫩，一门心思只会吃喝拉撒。但慢慢地，在妈妈的呵护下，他一点一点地学会了翻身、站立、爬行、迈步。宝宝过完第一个生日后，手脚更加灵活起来，而且还会时不时地发出点声音来，模仿妈妈的动作逗人开心。看着如此可爱的宝宝，妈妈沉浸在幸福与喜悦中。

不过，妈妈也别总是感慨，还得赶紧来看看接下来的三个月内宝宝的成长发育指标，毕竟宝宝的健康成长是眼下至关紧要的事。

宝宝在13～15个月的时候，身长比周岁时平均增长了2.7～2.8厘米，也就是每个月增长0.9厘米左右。男宝宝身长在73.4～85.0厘米，平均身长为79.2厘米。女宝宝身长在71.9～83.9厘米，平均身长为77.9厘米。

体重比周岁时平均增长0.6～0.9千克，也就是每个月增长0.2～0.3千克。男宝宝体重一般为8.1～12.6千克，平均体重为10.4千克。女宝宝体重一般为7.7～11.9千克，平均体重为9.8千克。

妈妈可以参照以上的数据，看看宝宝的生长发育情况是否达标。如果数据相距较大，建议妈妈们及时向医生咨询。

除了身体指数之外，妈妈也要十分注意宝宝的心理发展指标是否达到要求。13～15个月大的宝宝多数能行走自如，很少因身体失去平衡而跌倒。而且他们都会用手和脚爬着上楼梯。而且这个时候，宝宝的精细动作发育水平有了很大的提高，比如：把东西放进瓶中，宝宝能再次拿出或者倒出。而且，他还能用笔在纸上自行乱画涂鸦了。同时，宝宝的认知能力也应该有所提高，比如：知道书的概念，还会动不动就翻翻。能够认出红颜色来。

在语言方面则要求宝宝能说10~19个有含义的字，但发音不一定要清楚。宝宝还能有选择性地看书中的图。目光能随大人翻动的手，从一页到另一页，从一个细节到另一个细节观看画面；宝宝在这个年龄段也应该能顺利地指出自己或他人的两三个身体部位来。

爸爸妈妈疼爱宝宝，就不要老是沉浸在幸福喜悦中，而应该关注宝宝的生长发育。让小家伙身体棒棒，智慧超群！

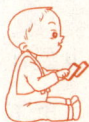

给宝宝自己的"小空间"

对于满了一周岁的宝宝来说，他一方面既依赖着爸爸妈妈，另一方面，又渴望着有自己的"小天地"。所以，爸爸妈妈不需要二十四小时陪着宝宝，要给他独立的空间，让他思考思考问题。

让宝宝待在他自己的"小天地"里，能帮助他建立独立感。这时他的想象力开始萌芽，这个"小天地"很快就会变成一座堡垒、一个洞穴，甚至一艘宇宙飞船。所以，为宝宝建立一个属于他自己的小天地吧。它可以让宝宝锻炼认知能力、思维能力、创造力和想象力，还能进一步认识空间关系。

例如，爸爸妈妈可以在一大片地板中间放置一张轻便的小桌子，用一条床单或毯子把桌子盖起来，让桌下形成一个小"房子"。毯子向上翻起一个角，变成门，带着宝宝一起爬进去。关上门，即把毯子的一角放下来，享受你们的新天地。如果宝宝觉得很舒适，让他享受一下独自待在里面的乐趣。如果他的新房子有点暗，可以给他一个手电筒，也可以在床单或箱子上面画出房子的细节，让它看起来更漂亮。让宝宝在里面放玩具、枕头，或是一把小椅子。

需要注意的是，爸爸妈妈要确定宝宝自己一个人待在"房子"里面不会害怕。如果他不喜欢房子被完全遮起来，可以留一角敞开着。

以上的方法是通过"游戏"的方式，给宝宝提供自己的"小天地"。其实，在日常生活中，爸爸妈妈也该下意识地给他提供自己的小空间。让他尽可能地自己玩，自己动脑筋。

爸爸妈妈在陪宝宝玩了一段时间之后，就要把一小部分时间腾给宝宝自己。这样，他不仅不会觉得受冷落了，而且还会玩得更加尽兴。

独立性要从小就开始培养，所以，不能让宝宝除了睡觉之外，就是跟爸爸妈妈在一起。这样会产生很严重的依赖心理。

给宝宝自己的"小空间"，不仅是让他置身在一个独立的空间里，也要让他的小思维拥有自己独立的"空间"。不能是大人让他怎么玩就怎么玩，更不要让他平时的游戏都是被动的。爸爸妈妈可以让宝宝独立完成一个小游戏，过一会儿再去看看宝宝，然后鼓励他说："宝宝真棒！"这样，得到爸爸妈妈的肯定后，宝宝就会更有信心去独立完成了。

让宝宝的目光更加"犀利"

如果妈妈第一次教宝宝认识了"红色"，就要让宝宝渐渐懂得除了第一次教过的东西是红色之外，还有其他东西也是红色的，也就是说让宝宝扩充红色的概念。

之前宝宝学过认红色，但往往只会指认妈妈教过的头一件东西，还不太懂得还有许多东西都是红色的。这时，妈妈可以准备五六个不同颜色的积木或塑料玩具，其中仅有一个是红色的，看看宝宝能否找出来。然后妈妈再把其中两个玩具换成红色的，看看宝宝能否将这两个红色的挑出来。如果能较快地找出来就要抱起宝宝亲亲，表示称赞。这就意味着宝宝脑海中对红色的概念已经很明显了。

培养宝宝的视觉，妈妈还可以给宝宝准备几本书，让宝宝翻一翻、看一看里边的图片。在锻炼宝宝视觉的过程中，妈妈可以把宝宝常看的硬皮书递给宝宝，看他是否会把书正过来看，从第一页把书打开又合上。经常看书的宝宝不会把书倒着看，他认识书中几个熟悉的图。让他按大人讲的物名指出已认识的东西，再学一两种新的。学认新物名时最好同时看到实物，如杯、碗、筷，将实物和图放在一起，使宝宝容易学会。看完书后，告诉宝宝："读完了，把书合上，放进盒子里。"这个要让宝宝自己做，以养成看完书就收好的习惯。

妈妈要注意的是：宝宝刚开始学习时只要求他能正看图画，不倒着看书。慢慢地就去学习打开和合上书本，不要求学会逐页地翻，因为宝宝的手指还不够灵活。妈妈要让宝宝学会认识书内一两种东西。还有，让宝宝学翻的书最好是硬纸的厚页书，书页结实不容易撕破和啃咬。薄纸的书要用透明塑料口袋将书页逐页套上，重新钉好，防止宝宝撕书甚至将书放入口中啃咬。

锻炼宝宝的视力就得要让宝宝的眼珠子转动得十分灵活，妈妈可以经常用手指在宝宝面前一上一下，一左一右或者画圈圈。还可以让宝宝看些复杂的图案之类的东西，但要注意不能让宝宝盯着同一件东西太久，这样会造成视觉疲劳，使宝宝产生厌倦心理，就得不偿失了。保护宝宝的眼睛还要注意避免强光直射，在宝宝睡觉的时候最好是把灯关上或者调弱点。

宝宝要有合理的饮食小习惯

爸爸妈妈都希望宝宝不挑食，拥有最健康的饮食生活。其实，饮食可以说是一种习惯。因此，爸爸妈妈在宝宝最初开始接触各种各样的食物的时候，就要帮助他适应一种健康的饮食生活。

在宝宝成长的过程中，爸爸妈妈首先要以身作则，自己保持一个良好的饮食习惯。如果爸爸妈妈不挑拣蔬菜的味道，什么都吃，并且常常吃一些粗粮，在饭桌上准备足够而适量的鱼、肉，宝宝就会把这样的饮食习惯看作自然而然，而不会产生挑食的模仿效应了。

其次，这个年龄段的宝宝应该要把牛奶当做日常主食。经研究发现，绝大多数宝宝每天不能摄取足够的牛奶。儿童时期是骨骼发育的关键时期，宝宝每天需要大概两杯牛奶，来帮助骨骼强健生长。

儿童时期的肥胖似乎不能归罪于任何一种食物的效应，但专家们严肃地指出：那些五颜六色的、无比诱人的、甜甜的碳酸饮料，其实正在冲击着孩子的生活，这就是最大的问题所在。所以爸爸妈妈可以自己给孩子榨一些100%的鲜果汁。当然，最好的解渴饮品其实还是白开水。

再次，宝宝吃东西是要讲究规律的，如果一天到晚吃个不停，就会使他逐渐丧失真正饿的感觉。他觉得无聊了吃东西、觉得紧张或烦躁了吃东西、玩儿的时候吃东西、在路途上吃东西……这种习惯不仅会导致宝宝发胖，还会使他因为不正常吃饭而营养不良。

1岁左右的宝宝，应该每天吃3顿饭，两次加餐，每餐之间相隔3~4小时。这时候是宝宝身体结构旺盛发育的时期，所以每天要按时、按顿、按量

（或适量）给他吃东西。

随着年龄的增长，宝宝逐渐会接触到更多的人：邻居、亲戚、小伙伴等等。很可能爸爸妈妈在家坚持着健康绿色的饮食习惯，但亲朋好友却会拿着"垃圾食品"来诱惑宝宝。遇到这样的情况，爸爸妈妈可以尽量向亲友说明自己的原则，请他们不要用这些东西来哄逗孩子，也不要在孩子面前强调这些东西有多好吃。再有就是，要耐心地、温和地给宝宝讲为什么不能吃那些垃圾食品，用的语言和讲的道理都要尽量简单浅易，不要怕小宝宝听不懂你的话。久而久之，他就能牢记在心，并且形成自己的潜意识，来帮助他抵制诱惑，判断自己的饮食选取了。

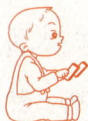

陪着宝宝一起玩

由于身心发展的特点不同，各个年龄段的宝宝所喜欢的玩具也不同。玩具的种类有很多，包括：益智类玩具、动作类玩具、语言类玩具、建筑玩具、模仿游戏类玩具等。爸爸妈妈在和宝宝一起玩玩具的时候，不要把游戏设计的太复杂，因为就算是简单的游戏也能教会宝宝很多道理，比如教宝宝把玩具拿出来和放进去。

在练习放下和投入的基础上，妈妈可以将宝宝的玩具一件一件地放进"百宝箱"里，边做边说"放进去"，然后再边说"拿出来"，边把玩具一件一件地拿出来，并让宝宝模仿。这时，还可以让孩子从一大堆玩具中挑出一个来（如让他将小彩球拿出来），可以连续练习几次。这样不仅能促进手、眼、脑的协调发展，还可增强宝宝的认知能力。

妈妈还可以把宝宝喜欢的小玩具放进一个盒子里，然后在宝宝面前摇摇盒子，问："咦，盒子里面什么在响？"并引导宝宝打开盒子，让宝宝把盒子里的玩具拿出来。妈妈也可以用指令性的语言要求宝宝把他认识的某个物品放进盒子里，然后关上盒子摇一摇，再打开盒子取物，如此反复进行。

很多的宝宝在1岁时都能用手指出自己的鼻子、眼睛了，现在不仅要求宝宝能指出来，还要说出来。多数宝宝由于经常找不准要发的音，因而说不出身体部位的名称，这时妈妈可以帮助提醒一下，让他多练习几次，这样印象就会加深了。

妈妈可与宝宝玩"小手在哪里"的游戏，让宝宝听口令"举手、藏手、伸手"来教宝宝发"手"的音。

妈妈伸出手来与宝宝握手，并挠挠宝宝的手心，告诉宝宝："大手拉小手，大手小手拍一拍。"妈妈还可以在宝宝手上涂颜色，让宝宝印手印，以加深对手的认识。

妈妈和宝宝面对面坐着，捏捏宝宝的手说："宝宝的小手，手，手。"再捏捏宝宝的脚说："宝宝的小脚，脚，脚。"引导宝宝注意自己的手、脚。然后再打开宝宝的手掌，唱手指谣："小不点儿睡着了，小胖子睡着了，大个子睡着了，妈妈睡着了，爸爸睡着了。"同时，分别按下小指、无名指、中指、食指、大拇指。

这样，妈妈在跟宝宝玩的同时也在逐步提高宝宝的认知力和语言表达能力。

和小宝宝轻松地交流吧

宝宝在一岁以后便进入了语言学习的高峰期，一天大概可以学习20个单字。但他却还不会用语言来表达自己的感受，和这么大的宝宝交流是一件复杂的事情，虽然爸爸妈妈又是解释又是比划，可他似乎还是没听懂，照样我行我素。这不是爸爸妈妈的表达能力出了问题，很可能是因为爸爸妈妈没有选择那些小宝宝能轻易理解的词汇。

宝宝在一岁左右的时候，对时间概念还很模糊，他根本不知道10分钟有多长。假如妈妈说"5分钟后我们要出去走走。"这对宝宝来讲并没有太大的意义。所以妈妈在向他解释时间时，最好用描述一系列事件来代替时间的概念，向他解释最先发生了什么，接下来要发生什么。比如上面"5分钟"的概念，妈妈就可以解释为："我们洗好脸梳好头，然后穿上衣服就可以出门了。"

爸爸妈妈在向宝宝描述关于安全问题的时候，要注重用词简洁，尽量只用单个词，比如"烫"、"危险"。有些父母的解释通常太过啰嗦，比如"不要靠近热水"、"不要在马路上玩"，宝宝并不能理解为什么不能靠近热水，为什么不能去马路上玩，这就会使原本要向他表达的安全问题完全得不到宝宝的重视。其实说一个"烫"就是告诉宝宝"热水很烫，不能靠近"，说"危险"意思就是说"马路上车多，不是宝宝玩耍的地方"，这样宝宝自然就会懂得什么是该做的，什么是不该做的了。

爸爸妈妈在跟宝宝沟通时，最重要的是要选择恰当、有效的词语，这样才能使自己与宝宝之间的交流变得清楚和顺畅。

爸爸妈妈在日常生活中要尽量少用叠词跟宝宝交流，因为其语言尚处于单词句阶段，所以常常会发出一些重叠的音，如"抱抱"、"饭饭"、"帽帽"等。有些爸爸妈妈会在日常生活中也用叠词来跟宝宝说话，如"宝宝，快来吃饭饭了"、"宝宝快看狗狗，它在汪汪叫呢"等。这样就会误导宝宝的语言发展，使宝宝更晚进入到会完整说话的阶段。所以，爸爸妈妈要在与宝宝的交流过程中尽量使用正确的词语和语序，并引导宝宝尽量少用叠词说话。

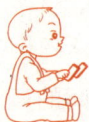

小宝宝腹泻了

对爸爸妈妈来说，宝宝能够健康快乐地成长就是他们最欣慰的事。宝宝的一举一动都牵动着爸爸妈妈的心。但宝宝通常在这个时候都是抵抗力差、免疫力低的。所以，爸爸妈妈应该对宝宝疾病的预防和护理采取措施。

腹泻是婴幼儿最常见的消化道综合征，在整个育儿过程中，宝宝没有发生过腹泻的并不多见。如母乳喂养的宝宝，大便不成形，一天七八次，有时还会发绿，有奶瓣，水分稍多，肠道既没有致病菌感染，也没有病毒感染，也没有脂肪泻，肠功能紊乱，消化不良等，这就是生理性腹泻。

生理性腹泻是难以避免的。所谓生理性腹泻，不是疾病，和生理性溢乳、生理性贫血、生理性黄疸、功能性腹痛等是一样的概念。宝宝不会一直吃着母乳长大，也不会一直吃着牛奶长大，这种饮食结构的变化迟早要发生，这也是婴儿在食物改变中出现的生理现象。

所以，如果宝宝是生理性腹泻，妈妈千万不要给他乱吃药，尤其是抗生素类药物更不能盲目服用，如果服用了抗生素，就会杀灭肠道内非致病菌，使肠道菌群失调，还可能出现伪膜性肠炎，把本来正常的肠道环境破坏了。这就是"医源性疾病"，它是由于不当治疗引发的疾病。肠道内环境被破坏后，接着就会出现肠功能失调症状，还会使本来不致病的细菌成为致病菌，使能够被正常菌群抑制的致病菌繁殖，达到致病的数量。因此，爸爸妈妈要避免这种"医源性疾病"的发生。

有一些宝宝白天睡得还好，一到晚上就哭个没完，从生下来就这样。这可能是宝宝有轻微脑障碍综合征，就是儿童期的多动综合征，但这毕竟是极少见的。父母不要轻易认为宝宝有病，要耐心等待，宝宝总有一天会好起来的。

同时，爸爸妈妈也得特别注意：千万不要和宝宝在半夜玩。因为一旦养成这样的习惯，父母可就惨了，白天工作，晚上还要陪宝宝玩，时间一长，对宝宝也就不会有好脾气了，就会对宝宝不理不睬，于是宝宝就开始哭闹，一来二去，成了闹夜的宝宝，邻居也受影响，宝宝的睡眠问题就拉开了序幕。让宝宝能有好的睡眠质量，爸爸妈妈就得让宝宝的睡眠变得有规律。要知道，好的睡眠可是宝宝身体健康的第一步。

不同季节，给宝宝不同的爱

在春季的时候，爸爸妈妈要注意预防宝宝的病毒性感冒。如果前一个冬季爸爸妈妈都没怎么带宝宝到户外去，开春后，宝宝开始到户外活动，一开始可能会不适应，可能会感冒发烧。但妈妈不要为此就不敢把宝宝带到户外了。

夏季气温高，有利于细菌的生长繁殖，这个时候，宝宝本身也减少了消化酶的分泌，使得消化功能降低，所以爸爸妈妈一定要把住"病从口入"这一关，注意饮食卫生，不要强迫宝宝过多进食，慎吃熟食成品。

夏季，很多爸爸妈妈常常把宝宝的头剃得光溜溜的，以防止长痱子。其实这样不好，头发剃得过光，头皮完全暴露在日光下，被日光晒得"冒油"，会损伤毛囊。因此剃短寸就可以了。

爸爸妈妈还得注意，不要让冷风直接吹到宝宝，不要让腹部着凉，可吃西瓜解暑，不要吃冰箱内储存的食品，这么大的宝宝不宜吃冷饮。

夏季不是断奶的时节，因为夏季小儿的消化功能降低，食欲低下。断奶后小儿不适应，过度哭闹。牛乳不易吸收消化，容易被污染，母乳是最好的食品。因此，等到秋季断奶最好。

秋季气温不恒定，忽冷忽热，特别是一天之中温差较大，往往是早晚凉爽，正午也许就闷热，太阳灼人。如宝宝不能及时增减衣物，就会造成凉热不均，易患感冒。而且秋季湿度下降，空气逐渐干燥，应多给小儿喝水，注意保持室内的湿度。

其实对宝宝来说，感冒最大的诱因是出汗后受凉。这个年龄段的宝宝正学着走路，有的刚刚学会走路，非常喜欢自己走路，活动量比较大，过早地加衣服会使小儿大量出汗，易致外感风寒，所以不要过早给宝宝加衣服。

秋末则是秋季腹泻的流行季节，宝宝一旦腹泻就要及时去看医生。

冬季，带宝宝做户外活动时，要预防冻疮，主要是手脚和两腮容易受冻。从户外回来后，可用温水洗洗宝宝的脸和手，轻轻揉一揉，促进血液循环。宝宝的末梢循环差，即使戴手套，也会发生冻疮；在户外时，妈妈不时地给宝宝捂捂手，捂捂小脸蛋，也是很有效的。如果今年冬天发生冻疮了，明年发生冻疮的机会就很高了，有时在初冬就可发生，所以要避免冻疮。

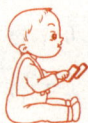

每天为宝宝念念书

为了培养宝宝读书的兴趣，妈妈可以在宝宝过完周岁生日后，每天坚持着给他念书。妈妈在给宝宝念书的时候，首先要消除那些让宝宝分心的事，把他想要的东西给他，例如奶瓶、玩具。其次，妈妈在念书的过程中，要尽量做到表情丰富、情感丰富。比如，读到有小动物的时候，妈妈可以学着动物的样子，用手做个犄角，或是捏着鼻子学动物叫。如果宝宝看到妈妈这样做很兴奋，那么就要抓住这个机会，和他一起享受这份快乐，甚至可以一起鼓掌。这样他就会着迷在听你读书中。但是，如果宝宝实在不愿意听你读书，一直在你腿上扭来扭去想要下来玩，这时候最好先把书放起来，等宝宝情绪好点，再去试着读书给他听。有关的研究专家提醒我们，读书给宝宝也要看宝宝是不是愿意，不能强迫宝宝。

妈妈每天可以给宝宝多读几次书。只要挑选妈妈和宝宝心情很好、很放松的时间，比如午睡醒来之后，晚上上床睡觉之前，都会更容易接受书中的故事，更喜欢读书时间。帮宝宝养成读书的习惯，有一些细节上的技巧。首先，刚开始给宝宝读书时，速度可以快一点，你可以简单读一下故事内容，让他也有个适应的过程。等他习惯听你读书后，就要放慢读书的速度，给宝宝留下思考的时间。其次，读书的时候尽量要把书放在宝宝眼前，让你们俩都能看清楚上面的图画。最后，尽早让宝宝享受读书的乐趣。

妈妈在给宝宝读书时，要掌握好音调。最好使用高声调和富有表现力的声音说话。说话的速度要放慢，吐字要更清楚，让宝宝听清楚每个字，分辨出每个字发音的不同。据有关的研究发现，宝宝喜欢妈妈和他交流的时候，使用那些比较夸张的声音。还有就是听歌曲里抑扬顿挫的声调。

如果宝宝喜欢妈妈所读的内容，就多给他重复几遍。有关的研究专家认为，和宝宝说话时，不断地重复可以让宝宝加深对这些语言的印象，有利于宝宝学习语言。而且宝宝熟悉了这些故事后，就能在你下一次读给他听的时候感到舒适、安全、自信，因为他已经很了解了。

经研究表明，妈妈每天坚持为宝宝念一念书，就会养成宝宝从小就爱阅读的好习惯。

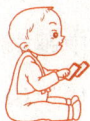

小家伙迷上音乐了

音乐不仅可以开发宝宝的智力，还能使小家伙快乐地成长。

妈妈可以让宝宝听着优美的音乐吃奶。进食可以说是一件愉悦又放松的事情，而且宝宝吃奶不是在吃快餐，因此，在给宝宝喂奶时妈妈可以选择放一些优美平缓的音乐，就像那些高级餐厅里进餐时的背景音乐，让小家伙边吃边听，好好地享受。说不定，在不知不觉中，还能让他食欲大增。

其次，让宝宝枕着音乐睡觉也是件美妙的事情，这时，妈妈可以为宝宝选择一些轻柔的摇篮曲。而且，有爱心的妈妈也可以自己轻轻地哼一曲催宝宝入睡，因为妈妈的歌声对宝宝来说简直就是天籁之音。入睡前的时光是非常温馨的亲子时刻，这时让宝宝听着安静柔和的音乐，不仅有助于宝宝的睡眠，也激发了宝宝对音乐的感觉。

平时妈妈也可以放一些节奏活泼的音乐，与宝宝一起玩耍。这时，宝宝会在无形中把乐感和自己的心情联系在一起，而这种对音乐的感受又会很自然地被宝宝记忆在大脑里。如此不断积累对音乐的印象，就能提高宝宝对音乐旋律的感受，而宝宝的智能也会从中受到启发。

如果宝宝有"闹睡"的现象，每到入睡前都会大哭一阵子，那么，这时妈妈可以让他听一听莫扎特的《小夜曲》、《土耳其进行曲》、《摇篮曲》等，这些曲子具有催眠的作用，可以使吵闹的宝宝安静下来入睡。

需要注意的是：妈妈要掌握好欣赏音乐的时间。因为宝宝的有意注意持续时间很短，每次倾听音乐最好控制在5~10分钟，以免时间过长，使宝宝感到疲倦，失去了兴趣。

在日常生活中音乐无处不在。妈妈让宝宝在音乐中成长，就要带宝宝到大自然中，去倾听各种声音，感受自然界中的音乐美。各种鸟儿、虫儿、小动物的叫声，马路上各种车辆的行进声，风声、雨声……都能够激发宝宝倾听、探索自然界奥秘的欲望。音乐还能引发宝宝的思考，让他在生活中越来越快地提高自己的领悟力。同时，优美的旋律也使宝宝处于一个轻松愉悦的环境中，有利于身心健康。

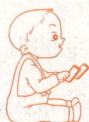

关心一下宝宝的睡眠吧

睡眠对宝宝来说也是很重要的，正常情况下，宝宝睡觉时应该是安静、舒坦的，头部微汗，呼吸均匀无声。但当宝宝患病时，睡眠就会出现异常改变，如烦躁、啼哭、易惊醒、入睡后全身干涩、面红、呼吸粗糙急速、脉搏比正常标准快，这预示着一些疾病的来临。所以，妈妈要细心观察宝宝的睡态，及时了解宝宝的身体信息，预防疾病的发生。

如果宝宝入睡后撩衣蹬被，并伴有两颧骨部位及口唇发红、口渴，喜欢冷饮或者大量喝水，有的还有手足心发热等症状。这是阴虚肺热所致，提示宝宝多半患上了呼吸系统的疾病，如感冒、肺炎、肺结核等。爸爸妈妈应尽早带宝宝去医院诊治，在医生的指导下服用药物，进行防治。

还有一种情况是，宝宝入睡后面朝下，屁股高抬，并伴有口舌溃疡、烦躁、惊恐不安等病状。这是"心经热"所致，可能是由于宝宝患了各种急性热病后余热未净，提示宝宝的病情尚未痊愈，需要继续治疗，以免病情复发。

如果宝宝入睡后翻来覆去，反复折腾，常伴有口臭气促、腹部胀满、口干、口唇发红、舌苔黄厚、大便干燥等症状。则是胃内有宿食的缘故。爸爸妈妈最好是带宝宝去看小儿科。现在的饮食结构让儿童罹患成人病的比例越来越高，所以应谨防宝宝患上胃炎、胃溃疡等胃肠道疾病。

如果宝宝睡眠时哭闹不停，时常摇头，用手抓耳，有时还伴有发烧现象。这可能是在提示家长，宝宝患上了外耳道炎、湿疹，或是中耳炎，应赶紧带他去看耳科。

宝宝入睡后四肢抖动，出现"一惊一乍"的现象。这时，爸爸妈妈可以回忆一下，宝宝在白天是否过于疲劳或精神受过强烈刺激。如果没有，那么就要引起注意了，宝宝有可能存在睡眠障碍或者神经系统的病变。

有时宝宝入睡后用手去搔抓屁股。爸爸妈妈应细心查看，如果宝宝的肛门周围可见到白线头样的小虫爬动，则可能是蛲虫病。这是儿童时期的常见病，应带宝宝到医院就诊，进行医治。

如果当宝宝熟睡时，特别是仰卧睡眠时，鼾声不止，张口呼吸。这是因为宝宝腺样体、扁桃体肥大影响呼吸所致。爸爸妈妈需带宝宝到医院详细检查，如果有必要，可手术摘除扁桃体。

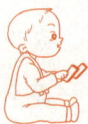

宝宝会模仿动物的叫声了

宝宝在一岁大的时候，能够学会4种动物的叫声。妈妈可以对他讲一个"动物音乐会"的故事，让宝宝模仿动物叫，如拿出小猫玩具，发出"喵喵"的叫声；拿出小羊的图画，发出"咩咩"的声音，宝宝听到声音觉得好笑，就会跟着学叫；再学习牛叫"哞哞"，鸡叫"喔喔"……以后凡是拿出玩具或图画，孩子都会很快乐地发出特有的叫声，这样会很好地促进宝宝开口说话的兴趣。

正确发音是语言交流的基础，如果发音不准确，宝宝和别人进行语言交流时就会造成很大的障碍。

因此，妈妈在训练宝宝语言能力的同时，首先应做到教宝宝正确发音。在具体的实践中，妈妈可先给宝宝示范正确的发音方法，最关键的是要让宝宝看见妈妈发音时的正确嘴形，并让宝宝仔细观察与模仿。实践证明，这种方法反复几次以后，宝宝就会试着发出正确的声音了。

妈妈可以结合宝宝的生活，教宝宝学发重叠音。有些宝宝会发出重叠音来表示某种东西，如喵喵（猫）、汪汪（狗）、嘀嘀（汽车）、帽帽（帽子）等，这种现象相当普遍，有人称之为"儿语"。不过爸爸妈妈同宝宝说话时不必将就宝宝说这种"儿语"。爸爸妈妈对宝宝说话时，应当直接说猫，使宝宝尽快从"儿语"过渡到正确的语言上来。不过也不必批评或者禁止宝宝说重叠音，因为宝宝发重叠音较为方便，是一种过渡期的发音方法，如果批评或禁止就会使宝宝不敢发音，会影响宝宝学习的积极性。

在学会称呼爸爸妈妈，会说一些单字期间，宝宝比较安静，不如以前那么爱发出无意义的声音了。这个时期被称为沉默期。有些宝宝沉默期很短暂，有些宝宝沉默期较为长一些。在沉默期宝宝会用手指物，或者自己过去拿取东西，而不发出声音。这种现象是正常了，爸爸妈妈不必太担心。

1岁大的宝宝能理解父母同他讲的话，但不能完全听懂父母之间所说的话。但是父母之间的争吵宝宝还是知道的，如果爸爸妈妈之间有不同意见，应避免当着宝宝争论。这个时候，宝宝会听爸爸妈妈的话，做爸爸妈妈要求做的事。如让宝宝去拿东西、走过来、不要动等，宝宝都能听得懂并照着办。宝宝注意听父母讲话，并有听懂的表情，有时点头表示同意，有时摇头表示反抗或不同意。

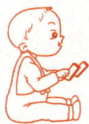

和小宝宝一起捡豆子

其实，生活中有很多东西可以给宝宝当"玩具"。爸爸妈妈可以将家里用过的一些带盖的盒子、瓶子、杯子给宝宝当玩具玩。当然，爸爸妈妈先要吸引宝宝的注意力，让他看到你在摆弄这些瓶子与盖子。同时，一边给宝宝讲解一边示范给他看，你是怎么把一个瓶盖打开，再盖上的。随后，将瓶子和盖子递到宝宝的手里，让宝宝模仿，教给宝宝如何打开，怎样盖上。开始的时候，宝宝只能拿起瓶和盖分别玩，然后无意识地相碰，慢慢地就能够偶尔把瓶盖放到瓶子口上。

当宝宝每一次成功地配上瓶盖之后，爸爸妈妈要立刻鼓掌，给予赞扬和鼓励。当他熟悉了这个玩法之后，家长可以再给他另一个不同的盒子与盖子，他又会专心致志地打开、盖上。待他练得熟练后，再给他一些不同大小、形状的瓶子、盒子、杯子等，放在一起，让他通过练习配盖，学习认识不同物体的大小、形状的差异。宝宝在这种打开、盖上，以及选择配盖的简单游戏中，可以促进他手、眼、脑的协调能力快速发展，这样不仅可使宝宝学会许多操作技能，还可以大大地促进孩子动作智商的发展。

妈妈还可以经常让宝宝进行倒豆、捡豆训练。妈妈先为宝宝准备两个广口塑料瓶子，其中一个放上豆子数粒，让宝宝练习将豆子倒出。开始时，妈妈一只手扶住空瓶，另一只手稍微扶一下宝宝拿瓶子的那只小手，帮助宝宝将盛豆子的那一个瓶子的瓶口对准空瓶子的瓶口，将豆子往空瓶子里倒，然后再倒回去。逐渐地将两个瓶子都交给宝宝拿着倒来倒去，慢慢地就不往外撒了。

再准备两个小盘和两个瓶子，让宝宝把豆子倒进盘子里，这时宝宝会把注意力放在捏取盘子里的豆子上。等孩子捏起豆粒之后，再引导宝宝将捏起的豆子装进瓶子里，宝宝如果都能放到瓶子里，就及时给予鼓励。待宝宝的小手逐渐熟练以后，妈妈可以与宝宝一起捡豆子玩，告诉宝宝与妈妈进行比赛，看看宝宝与妈妈两个人谁捡得快、装得快，以提高宝宝的兴趣。

爸爸陪宝宝玩的游戏

爸爸在平时休闲的时候可以多陪陪宝宝。很多年轻的爸爸不知道怎么跟宝宝玩才好，这里给年轻的爸爸提供些建议。

爸爸可以与宝宝一起搭高楼，搭积木是宝宝空间知觉和手、眼、脑协调水平的重要标志。宝宝在开始搭时总搭不上、放歪或掉下来，爸爸可以在旁稍微扶一下。当宝宝放好一个的时候，爸爸要拍手给予表扬，以增强宝宝搭高楼的兴趣和成功的满足感。

爸爸还可以让宝宝自己随意搭积木，看宝宝搭出来的东西像什么，给它取个名作为鼓励，以发展宝宝的想象力。有了想象的空间，宝宝觉得积木很有意思，就乐意玩积木了。待宝宝搭好后，这时爸爸要高兴地夸奖宝宝，说这个长方形的XX棒极了。然后再亲亲他，宝宝会受宠若惊，在惊喜之余会记住长方形是什么样的。爸爸还可以给宝宝做示范，让他对形状有个概念。爸爸将圆形、方形、三角形的形板，分别放入相应的洞穴内，然后取出圆形的形板交给孩子，并示意让他将形板放进圆形洞内。孩子开始模仿时可能放不准，往这里放一下，往那里放一下，最后总算放进去了，高兴极了，爸爸随即夸奖他，鼓励他，他也十分高兴地连拍手带笑。成功的喜悦会进一步促使他继续放方形、三角形，当宝宝放不准确的时候，爸爸就搭一把手，协助他，最后总会都放进去。

爸爸给宝宝做一次示范，把硬币投入窄缝里，硬币不见了，用手摇盒子能发出声音。爸爸再打开存钱盒，把硬币取走，再摇盒子就没有声音了。

爸爸给宝宝一个硬币，看宝宝能不能准确地将硬币投入存钱盒中。宝宝拿着硬币用食指在盒面上推来推去，硬币仍在盒子表面上。爸爸再次示范，用食指、拇指捏住硬币，把硬币的边缘插进窄缝里。这回宝宝首先捏紧硬币，把硬币准确地插到窄缝里去，并且拿起盒子来摇出声音。爸爸高兴地把宝宝举起并夸他"真棒"。爸爸留给宝宝3个硬币让他自己练习。

在这个游戏中，爸爸要注意：要看好宝宝，不要让宝宝把硬币吞下肚，引起呛噎的危险。在把硬币给宝宝之前，应把硬币放在醋里浸泡2~3小时去掉污垢，再用清洁剂清洗干净。

投硬币游戏让宝宝的手学会捏稳硬币，并准确地把硬币投入窄缝里，可以锻炼手和眼的协调性。

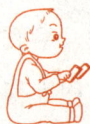

锻炼乖宝宝的小点滴

宝宝都喜欢布娃娃或布狗熊等玩具，他们会像妈妈关怀自己一样去关怀布娃娃，抱着它拍拍，哄它不哭，让它睡下，给它盖上毛巾等。爸爸妈妈应鼓励宝宝关心小伙伴，让他学会关心别人、照顾别人。

有的家长认为男孩子玩娃娃没有出息，其实在独生子女的家庭中，宝宝倍受关怀，应当让宝宝学会关爱别人。应当加倍珍惜宝宝自发的关怀别人的举动，让爸爸妈妈同宝宝一起去照料娃娃，以培养宝宝的爱心。

让宝宝学会独自玩耍。在大人视线范围内，为孩子准备他喜欢的玩具和活动用具，如娃娃、汽车、积木、插片等，让他独自玩。孩子的玩乐是没有我们大人那么强的目的性的，他们只需要体验快乐情绪，玩具是孩子幻想中的玩伴，在他们看来，玩具和真实的朋友类似。所以在孩子专心致志地独自玩耍的时候，家长不要惊扰他，也不要破坏其兴趣，只需要给予尊重和理解就可以了。但是，当宝宝提出问题的时候，家长一定要实事求是地认真回答，不能搪塞或敷衍了事，不能让孩子感觉到自己是孤单的，而是让孩子感觉到自己可以随时得到大人的关心和帮助。

妈妈用纸画两张脸，一张是笑脸，另一张是哭脸。妈妈问宝宝"谁在哭?"让宝宝找出哭脸；又问"谁在笑?"让宝宝找出笑脸。让宝宝装一个哭脸，看宝宝装得像不像。

如果宝宝装得不像，妈妈装一个哭脸给宝宝看，让宝宝照着做一次。再让宝宝装一个笑脸，宝宝可以装得很像，因为宝宝也觉得很好笑。学会装不同表情的脸，是让宝宝学会看人的表情，通过面部的表情推测别人在想什么，是高兴还是不高兴，从而纠正自己的行为，这是与人相处所必须的。

当宝宝长到这个阶段，爸爸妈妈要告诉他应乐于把食物和玩具和其他伙伴分享，比如说，可以给他讲一讲小动物分享物品的故事。在家里来了小客人时家长应给他两份食物，告诉他自己留一份，另一份应该给小客人，并及时夸奖他的这种行为；玩玩具时，应和小客人一起玩，共同分享快乐。如果是到别人家做客，家长最好带上一些可以分享的东西，让宝宝送给小伙伴。

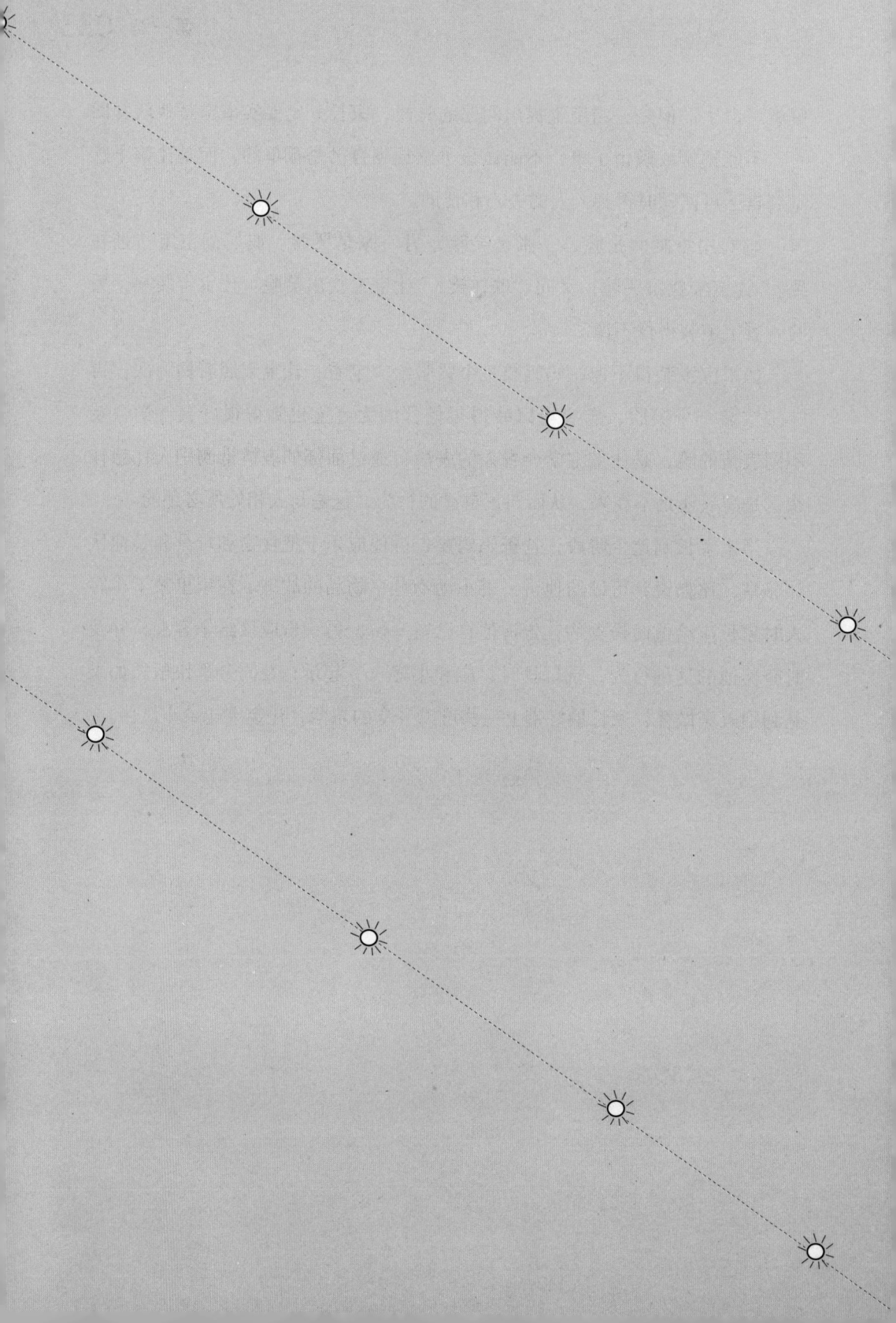

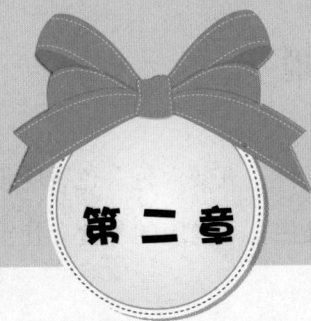

第 二 章

1岁4~6个月

爱吃零食的宝宝也是乖宝宝

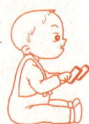

宝宝爱上零食啦

　　爱吃零食是宝宝们的天性，五颜六色、色香味俱全的零食丰富了宝宝们的饮食生活，但爸爸妈妈又担心不健康的零食会让宝宝"胖从口入"、"病从口入"。

　　交大医学院妇幼儿童与少年卫生学教研室潘建平教授认为：零食对宝宝获取充足营养有一定作用，为了健康，一些家长不给孩子吃零食，这种想法也不对。宝宝胃口较小，在正餐之间摄取适量零食有益健康。

　　周玲教授说，并非所有零食都不利于健康，儿童青少年膳食中的零食也可提供能量、纤维、维生素等，目前儿童青少年膳食结构与质量尚不合理，而部分营养素可通过零食来补充，如脱水干燥类果品含有蛋白质、维生素、脂类和微量元素等多种营养成分，质地坚韧，有利于儿童牙齿发育，可适当食用。而细嚼慢咽更有利于帮助消化。乳制品、果蔬等容易吸收，也利于消化，都可多食用。她还指出，即将发布的消费指南不但对儿童青少年喜欢的零食进行分级，还将详细公布一些日常零食的营养成分、膳食营养素每次参考摄入量及频次等，指导家长选择。

　　目前市场上提供给宝宝的零食越来越丰富，有些家长也往往以零食作为对宝宝的奖励，这些都增加了宝宝对零食的喜爱。

　　但很多宝宝因吃零食而减少正常饭量，影响食欲和肠胃功能，有些宝宝饥饿时就吃糖果、饼干等零食，时间长了可能诱发低血糖、胃炎等疾病；有的宝宝喜欢过多食用高热量零食，这样容易导致肥胖，出现蛀牙……

　　零食有利有弊，如何趋利避害？专家指出，爸爸妈妈要约束宝宝吃零食的习惯，引导宝宝以正餐为主。

潘教授说，可以给宝宝吃零食，但爸爸妈妈在给宝宝购买零食时要遵循几个原则：含有高糖、高盐、高热量的甜食应少给宝宝吃，以防引起肥胖、蛀牙；含有色素、碳酸的饮料和膨化食品、腌制食品、油炸食物，也要少给宝宝吃。专家还提醒家长，餐前半小时要限制宝宝摄入零食，晚上不要多吃零食。

针对一些宝宝只吃零食、很少吃饭的情况，潘教授建议，在限制宝宝零食无效时，最好去医院检查一下宝宝是否因缺乏某种微量元素，排除疾病原因，以尽快对症防治。

目前宝宝们吃零食的比例较高，而有数据统计显示，超过80%的零食都是家长给的。因此，许多爸爸妈妈的营养知识亟待提高。

宝宝该加餐了

相比一周岁的时候，宝宝的胃口明显有了增加。随着宝宝乳牙的陆续萌出，宝宝的咀嚼消化吸收功能比起前一段时间，变得成熟了许多。因此，在喂养方面，与之前满周岁时略有一些变化。爸爸妈妈不妨把给宝宝的每天进餐次数改为5~6次，正常3餐之间，上午与下午各加一次点心。还可以继续在每天加喂一个鸡蛋和250克牛奶。

这个阶段宝宝的膳食，要尽可能安排得花色品种多样化一些，荤素搭配，粗细粮食交替，保证每天都能够摄入足量的蛋白质、脂肪、糖类以及维生素和矿物质等综合营养素。

而且，这段时间，爸爸妈妈要特别注意，培养宝宝良好的饮食习惯，能够让宝宝保持较好的食欲，避免出现挑食、偏食，防止每天吃过多的零食，因为婴幼儿的营养不良情况，大多是因为不良饮食习惯，致使摄入食物的营养成分不够全面、均衡，影响到宝宝正常的生长发育。

为了保证宝宝每天能够摄入生长发育所需的维生素C、胡萝卜素、钙、铁、磷等，应当给孩子多吃一些黄、绿色新鲜蔬菜，如油菜、菠菜、西蓝花、土豆、胡萝卜、西红柿、柿子椒、红薯等。萝卜、白菜、芥菜头、土豆等蔬菜所含的维生素、矿物质虽然比黄、绿色蔬菜低一点，但也具有人体不可缺少的营养素。

爸爸妈妈给宝宝制定食谱时，应当考虑给他吃一定量的维生素C，含维生素C较多的水果有橘柑类、枣、山楂、猕猴桃、草莓等。除此之外，每天仍然需要加服鱼肝油2次，每次3滴；钙片每天2次，每次1克。

在这个阶段让宝宝养成良好的饮食习惯，会让他一生受益匪浅。下面，给爸爸妈妈提供一个宝宝的一日食谱：

早餐　上午8：00　母乳或配方奶150毫升，面包25克，荷包蛋1个

加餐　上午10：00　饼干（蛋糕）少许，酸奶50~100毫升

午餐　中午12：00　稠粥1碗，肉末炒豆腐60克

加餐　下午15：00　香蕉或苹果100克，小点心一块

晚餐　下午18：00　米饭1克，珍珠丸子汤1碗

晚点　晚上21：00　母乳或配方奶250毫升

小宝宝变得非常爱动了

在不知不觉中，宝宝已经成长到了16个月大，那么妈妈是否知道这个阶段宝宝身体发育有哪些特点呢？以及对于这个月龄的宝宝养育重点又是什么呢？

宝宝这个时候的运动能力有了很大的提高，他已经掌握完美的走路技

能，走得非常稳，能蹲下来捡东西然后站起来继续走，也可以抬脚踢球，甚至用手抛球，扶栏杆上、下楼梯，开始学跑等等。

妈妈如果仔细观察，还会得知宝宝已经会模仿画线条，会翻书看书，从小瓶中取物，将4块积木搭成木塔，然后推倒了。但这个时期的孩子使用一只手比另一只手可能多一些。

宝宝的生活自理能力也提高了不少，他能脱去简单衣物，包括帽子和袜子，已经能做到白天不尿裤子了。这时，妈妈应帮助宝宝建立良好的生活习惯（如睡眠、饮食、个人卫生等方面）。

宝宝在这个月龄段还能认识自己在镜子里的样子，认识实物、图片、五官，经过训练后也可以根据形状和颜色进行分类。并且能听懂简单的词语，能执行简单命令，能说出几个单独的词，背诵简单的儿歌。所以妈妈在与宝宝说话时要用成人语言，以扩大他的词汇量。

16个月大的宝宝在情绪、情感方面也有了一定的发育。开始对黑暗和动物产生恐惧，因此宝宝会产生分离焦虑，所以爸爸妈妈要注意关心和呵护宝宝，使他有安全感。

宝宝的社会性发展则表现在：他渐渐喜欢和小朋友在一起玩了，但还不会分享，常抢夺玩具和物品。喜欢观察并模仿成人或大孩子的行为。所以如果妈妈干活时宝宝要求"帮助"你，只要不是危险的事，不要拒绝他。

了解了这个月龄段宝宝身体发育的特点后，妈妈是否知道这个月龄段宝宝养育的重点了呢？

宝宝相比于之前，运动量已经扩大了很多倍，因此，妈妈一定要让宝宝的营养跟上宝宝成长的步伐。如果宝宝的正餐吃得少，妈妈就要给宝宝准备加餐用的"零食"，来补充宝宝所需的营养。

然而，营养要全面、适当、平衡。所以在对宝宝吃的问题上，首先要摒弃"能吃就尽量吃，喜欢吃啥就吃啥"的习俗，应提倡缺啥补啥、科学搭配、合理进食的方法，才能确保宝宝的聪明与健康。

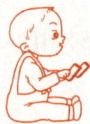

吃这些食物可以补脑哦

爱吃的宝宝能更健康地成长。如果宝宝非常爱吃零食，这是个好的现象，爸爸妈妈可以给他准备些有利于宝宝脑力发育的零食。让宝宝在享受美味的同时能更健康地成长。

日本营养学家近年来的研究结果表明，宝宝的脑力发展取决于所摄食物营养素是否平衡。有专家们指出，下列8种营养物质对宝宝脑力发育至关重要：

（1）脂肪。充足的脂肪能加快脑功能发育速度，而食草类家畜的脂肪最易被宝宝所吸收。所以爸爸妈妈一定要让宝宝每天能摄取足够量的脂肪。

（2）维生素C。人的智商高低，与血液中的维生素C含量密切相关。充足的维生素C能使宝宝脑功能敏锐，维生素C可以在草莓、金针菇、桔子和西红柿中摄取。

（3）钙。足量的钙质能使大脑保持持续工作，因此海产品、鱼类和骨头汤应是宝宝常见的桌上菜。

（4）蛋白质。蛋白质是保证大脑从事复杂智力活动的基本物质，从鸡蛋、鱼类、奶类、豆制品等富含蛋白质的食物中可以获取。

（5）维生素B。此类物质可调节脑神经功能和起营养神经作用，并可预防精神障碍，所以应该让宝宝多吃桃、谷类、芝麻、蘑菇等食物。

（6）维生素A。维生素A是促进大脑发育的物质，动物肝脏、胡萝卜、鱼卵和奶油中维生素A的含量特别丰富。

（7）维生素E。富含维生素E的食物有花生、麦类、青豌豆和植物油等，此种物质能促进脑细胞增生，保持脑细胞的活力。

（8）糖。糖是脑细胞活动的基本能源。宝宝摄取糖类，原则上应多吃淀粉类食物来转换获得，辅以枣、桂圆、蜂蜜等含糖食品，切忌过分地直接摄取砂糖及甜食。

因为生长发育的进程，宝宝接触到的东西越来越多，有很多开始学步的孩子食欲会变得比以前有所下降，还有一些会表现出挑食。而且这个时期的宝宝，对于食物的喜好会表现得没有规律性，因此，不要总是强求宝宝以同样的方式吃东西。

维生素A和维生素D属于脂溶性营养素，可以在人体内储存，但是，在人体内达到一定浓度时，会出现中毒症状，进而造成肾脏功能的损害，甚至会令身体软组织钙化。因此，给宝宝补充各类维生素时，一定要严格遵守医生确定的量。

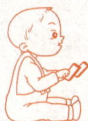

给"垃圾"食品找代替品

很多宝宝喜欢油炸类的"垃圾"食品，却拒绝营养丰富的水果蔬菜。遇到这样的情况，爸爸妈妈应该怎么办呢？这样，爸爸妈妈可以做一些新的零食配方出来，用足够的创造性把健康的食物打扮得"漂漂亮亮"，兴许就能得到宝宝的"青睐"了。

爸爸妈妈可以通过给食物"改头换面"，试试变换更多不同质感和口味的食物，来满足宝宝无论是视觉还是味觉的需求，同时还可以使宝宝营养更均衡。

假设喜欢饼干、薯片的孩子完全拒绝胡萝卜条和芹菜条，爸爸妈妈可以用300毫升橙味矿泉水或鲜榨果汁来代替。因为橙味矿泉水含有维生素C及叶酸，可以提供专家建议的每日所需维生素C量的50%以上。同时鲜榨果汁富含钙质和维生素D，糖含量较低。还可以用半个全小麦皮塔饼面包加2茶匙鹰嘴豆泥来代替，因为皮塔饼和鹰嘴豆泥脂肪含量低，纤维含量高，而且把皮塔饼面包撕成小块的动作可以减缓嘴部无意识地咀嚼。

油炸的薯条可以用烘烤的土豆片来代替。因为烘烤的土豆片比油炸薯条有营养一些。烘烤制品不含有转脂肪。转脂肪是在液体蔬菜油经过处理变成固态的过程产生的，如人造黄油和酥油脂，研究显示它胆固醇含量非常高，增加了冠心病的危险。

一些营养丰富的食物通过爸爸妈妈创造性的打扮之后，也能成为宝宝受欢迎的"零食"。

比如：1个中等大小苹果，切片，1茶匙脱脂焦糖蘸汁。如果递给宝宝一个苹果，尽管苹果甜美诱人，但很有可能被他直接退回来。但将苹果切片，同时浇一些蜜糖在上面，或者将微波炉溶化好的巧克力汁浇在苹果片或草莓上，也许会受到宝宝的欢迎。

不同食物的合理搭配也能给宝宝提供丰富的口感。如：200克覆盆子优酪乳，配料是100克原味低脂酸奶，1/2杯新鲜或冷冻覆盆子，1茶匙香草汁，2块冰块。这两种冷饮食品都提供25%的儿童每日所需钙质，但是优酪乳含有更多的蛋白质和大量的纤维。覆盆子营养丰富，是高能量水果之一，糖含量低，纤维含量高，富含预防疾病的抗氧化素。

牛奶的浓度不是越高越好

爸爸妈妈应注意的是，给宝宝冲牛奶时，奶粉的浓度不宜过高。原则上是宁可把牛奶冲得淡点，也不要太浓了。

重庆市有一位年轻的妈妈长期使用刻度不准的奶瓶给宝宝冲奶粉喝，结果宝宝因长期食用浓度过高的奶粉出现脱发、面黄肌瘦等营养不良情况。一些家长可能会感觉奇怪，奶粉浓度越高不是越有营养吗，怎么会导致孩子营养不良呢？

重庆食品工业研究所副所长周令国介绍，婴幼儿喝奶后，属消化器官的胃肠会通过渗透等原理，吸收有助生长发育的营养物质。如果冲调出的奶粉浓度过高，导致婴儿无法消化吸收，最终导致跟奶清营养不足的后果一致，即营养不良。此外，奶粉浓度过高，会使血管壁压力增加，影响幼儿智力发育及器官健康。喝浓度过高的牛奶，宝宝不仅无法吸收里面的营养物质，还会加重消化系统的负担。

在给宝宝冲奶粉时，除了避免奶粉浓度过高，爸爸妈妈还要注意：第一，提倡用煮开了冷却到40℃左右的自来水冲奶粉。这是因为水温过高会破坏奶粉中的营养物质。不建议用富含矿物质的矿泉水冲奶粉，否则，容易引发婴儿消化不良和便秘。也不建议用开水冲奶粉，否则乳清蛋白产生凝块，影响孩子的消化吸收。第二，冲奶粉时要先加水，后加奶粉。这是因为如果先加奶粉，后加水，仍加到原定刻度，奶就加浓了。先加水，后加奶粉，虽然从奶瓶刻度上看，冲得奶粉量多了，但浓度却是合适的。

幼儿时期是宝宝体格发育最迅速的一个阶段。一方面，宝宝必须摄入各种营养丰富且易于消化吸收的食物来满足生长发育的需要，另一方面，又由于这个时期，宝宝的消化功能尚未成熟，如果喂养不当就可能导致消化功能紊乱、腹泻、营养不良等疾病的发生。由此可见，宝宝是否健康与喂食方法是否正确有直接的关系。只有喂食正确，才能保证宝宝发育所需的各种营养，增强体质，让宝宝健康成长，避免疾病的发生。

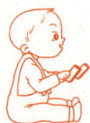

宝宝最喜欢哪些食物

宝宝的不断成长，能够食用越来越多的食物了。但在宝宝的喂养问题上，妈妈得特别注意以下五个禁忌。

一忌硬、粗、生。婴幼儿咀嚼和消化机能尚未发育完善，消化能力较弱，不能充分消化吸收营养，因此，供给的辅食或饮食应软、细、熟，如将蔬菜挤出菜汁、切成菜泥，瘦肉切成肉末等。

二忌咀嚼喂养。有些妈妈喂养婴儿时，习惯于先将食物放在自己嘴里咀嚼，再吐在小勺里或口对口喂养，这样做的目的是怕孩子嚼不烂，想帮帮忙。其实，这样做反而不利于婴幼儿消化机能的成熟。

如果能根据宝宝的年龄特点和消化程度选择食物，烹调时做到细、软、烂，宝宝虽然没有牙齿或牙齿未长齐，咀嚼能力差，仍是能够消化的。咀嚼喂养是一种不卫生的习惯，它会将大人口中的致病微生物如细菌、病毒等传染给孩子，而孩子抵抗能力差，很容易因此而引起疾病。

三忌饮食单调。婴幼儿对单调食物容易产生厌倦。为了增进婴幼儿的食欲和避免偏食，保持充分合理的营养，在可能的情况下，应使食物品种丰富多样，色、香、味俱全，主食粗细交替，辅食荤素搭配，每天加1~2次点心。这样，既可以增进孩子的食欲，又可达到平衡膳食的目的。

四忌盲目食用强化食品。当前，市场上供应的婴幼儿食品中，经过强化的食品很多。倘若盲目地选购各种各样的强化食品给婴幼儿食用，就有发生中毒的危险。家长应仔细阅读食品外包装上所标明的营养素含量。

如遇几种食品中强化营养素是一样的，就只能选购一种，否则对婴幼儿有害。必要时家长应征求医生或专家的意见。

五忌强填硬塞。婴幼儿在正常情况下知道饥饱，当孩子不愿吃时，不要强填硬塞。中国有句俗话，抚养孩子要"三分饥饿，三分寒"，孩子才能生长得更好。家长应多尊重孩子的意愿，食量由他们自己定，不要强迫孩子进食，否则，孩子听腻了就会产生逆反心理，过于强求还容易使孩子产生消化不良。

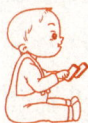

宝宝突然厌食了，怎么办

宝宝可能平时胃口很好，但有时候突然就不爱吃饭了，每次妈妈给他吃东西，他总是一脸的反抗。遇到这样的问题，妈妈该采取怎样的应对方式呢？

NO.1 改善胃口加点醋。据营养学家介绍，这个办法可以改善宝宝的厌食情况。做菜的时候可以适当添加一些香醋、米醋等佐料，使胃酸变浓、增多，起到生津开胃、增强胃肠蠕动、促进食物消化的作用，从而增强宝宝的食欲。此外，在菜里适量加醋能帮助吸收营养，研究数据指出烹饪时放醋的菜可提高人体营养吸收率。

NO.2 别宠别吼，换个喂养方式。宝宝对吃饭的感觉是很敏感的，吃饭的时候家人对食物的态度、对他的责骂都会影响到宝宝的情绪。比如家人越是围着他转，越是追着他喂，他就越抗拒，产生逆反心理。这个时候，爸爸妈妈可以试试捧着饭自己吃两口，假装很美味很享受的样子，这样，说不定小家伙会屁颠屁颠地跑过来和你抢着吃呢。

NO.3 换个饭碗，装少点饭。宝宝看着饭碗里的饭太多也会感到很厌烦。妈妈可以换个方式，给他一个大一点的碗捧着吃，又或者装少一点的饭，让宝宝从心理上先接受这个分量，而后逐渐增加饭量。夏天的时候切忌暴饮暴食，宜少吃多餐。宝宝消化器官还很娇嫩，零食、冷饮这类食物不能吃个不停，否则伤了脾胃就会导致宝宝伤食，出现厌食现象。

NO.4　拒绝油炸食品，多吃以下四类食物。

1.鱼、肉、鸡蛋等富含蛋白质的食物；

2.牛奶、酸奶和其他奶制品；

3.大米、马铃薯、面包、面条和其他碳水化合物；

4.水果和蔬菜。

妈妈从这四个方面采取措施，一定会改变宝宝厌食的状况。说不定还会让宝宝胃口大增，这也能让他更加健康快乐地成长。同时，妈妈得注意的是：宝宝的食物中，不宜加入过多的白糖，容易引起龋齿，可用婴幼儿葡萄糖替代。也不宜加入过多食盐，以免增加肾脏的负担。对于辣椒、酒、花椒等刺激性调味品应严格杜绝。

小宝宝不能吃过多的豆腐

豆腐柔软易吞咽，富含蛋白质和钙，是较适合宝宝的食物之一。但是妈妈要注意，宝宝是不宜天天吃豆腐的，一次食用也不可过量。

豆腐是以黄豆、青豆、黑豆为原料，经浸泡、磨浆、过滤、煮浆、加细、凝固和成型等工序加工而成的最大众化的烹饪原料之一。豆腐及豆腐制品的蛋白质含量比大豆高，而且豆腐蛋白属完全蛋白，不仅含有人体必需的八种氨基酸，而且其比例也接近人体需要，营养效价较高。豆腐还含有脂肪、碳水化合物、维生素和矿物质等。中医理论认为，豆腐味甘性凉，入脾、胃、大肠经，具有益气和中、生津润燥、清热解毒的功效，可用以治疗赤眼、消渴，解硫磺、烧酒毒等。可豆腐虽好，多吃也有弊，过量食入也会危害健康。

宝宝如果过量食用豆腐，就会引起消化不良。豆腐中含有极为丰富的蛋白质，一次食用过多不仅会阻碍人体对铁的吸收，而且容易引起蛋白质消化不良，出现腹胀、腹泻等不适症状。在正常情况下，人吃进体内的植物蛋白质经过代谢变化，最后大部分成为含氮废物，由肾脏排出体外。宝宝肾脏排泄废物的能力不是很好，因此若不注意饮食，大量食用豆腐，摄入过多的植物性蛋白质，势必会使体内生成的含氮废物增多，加重肾脏的负担，不利于身体健康。

美国医学专家指出，豆制品中含有极为丰富的蛋氨酸，蛋氨酸在酶的作用下可转化为半胱氨酸。半胱氨酸会损伤动脉管壁内皮细胞，易使胆固醇和甘油三酯沉积于动脉壁上，促使动脉硬化形成。因此，过量摄入豆腐可能会导致动脉硬化。

而且制作豆腐的大豆含有一种叫皂角苷的物质，它不仅能预防动脉粥样硬化，而且还能促进人体内碘的排泄。长期过量食用豆腐很容易引起碘缺乏，导致碘缺乏病。

因此，妈妈在为宝宝制作豆腐类的零食时，也要注意量的适度。妈妈可以尝试着多种食物变换着让宝宝食用，这样不仅可以避免某种食物摄入过多过量，还可以充分补充宝宝所需的各类营养物质。

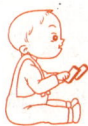

宝宝吃蔬菜，有讲究

蔬菜中含有丰富的维生素、矿物质、糖类、氨基酸、纤维素，还有黄酮类、双黄酮等功能因子，是宝宝生长发育不可缺少的食物。但如果吃法不当，就会使其中的营养物质丢失或遭到部分破坏，甚至还会影响宝宝的健康。

有些从超市里买来的蔬菜，从外观上看很干净，于是有些妈咪在烹调前只是略用水冲一下。其实，一般的蔬菜都有不少残留的农药，如果不彻底清洗，对宝宝的健康会产生很多危害。因此，妈妈应该将买回的新鲜蔬菜放在清水里浸泡20分钟左右，让农药充分溶解在水中，然后用清水反复冲洗；或在淘米水中浸泡10分钟后，再反复用水冲洗干净。

有些妈妈习惯将蔬菜切成小块后再清洗，这种做法破坏了蔬菜的营养。殊不知，蔬菜中许多营养素是水溶性的，蔬菜被切细经洗涤后，会损失大量的营养物质。因此，妈妈要记住，蔬菜应该先洗、后切。

蔬菜中的维生素都怕热、怕煮，维生素C遇热更容易氧化。据测定，蔬菜烧煮的时间如果过久，其中的维生素C会损失60%左右。因此，妈妈可以用大火快炒蔬菜，这样不仅色美味好，而且菜里的营养素损失得也最少。若在烧菜时加些醋，还很利于维生素的保存。

有时给宝宝单独做的菜往往吃不了，有些妈妈就把菜留到次日再给宝宝吃。殊不知这样做会使维生素C、维生素B大量损失，隔夜菜即使放在冰箱内也很容易被细菌污染，引起变质，甚至会发生食物中毒。所以，妈妈每次烧的菜量不要太多，最好是现烧现吃，这样既卫生又有营养。

一些妈妈在给宝宝做菜粥、菜饺时，往往把菜馅汁水挤掉。这样做的后果是将菜中70%的维生素及矿物质都丢弃了。妈妈做馅时应将蔬菜和肉等一起剁碎、搅拌时最好让菜汁渗到馅中。做成其他菜肴时，记住给宝宝既吃菜又要喝汤。

蔬菜经过煮、炒、涮后，或多或少都会损失其中的维生素C，但宝宝尚还年幼，胃肠功能还较弱，生吃太多的蔬菜往往不容易消化，吃多了会影响胃肠功能。妈妈为了避免胡萝卜、南瓜、青椒等蔬菜中的维生素C被破坏，烹调时最好蘸上面粉油炸一下，就可避免维生素C被过多地破坏掉，还易被肠道吸收。

妈妈还应该注意：多数蔬菜适宜的保存温度是3～10℃，但黄瓜不能低于10℃，否则会变软，并渗出透明的液体，清香味也会荡然全无。菠菜中富含多种维生素，是很有营养的蔬菜，于是一些妈妈就大量地给宝宝吃，其实，菠菜中含有大量草酸，不宜给宝宝吃得过多。

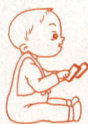

豆奶比牛奶更健康

母乳、牛奶作为宝宝主要的一种饮食，它们的作用是不言而喻的，那么豆奶呢？妈妈们选择它时总难免会心存顾忌，但不容置疑的是，豆奶对宝宝的确有好处。

对肥胖宝宝来说，喝豆奶比喝牛奶更有利健康，因为大豆血糖指数为15%，而牛奶为30%。但如果宝宝正处于生长发育期，对脂肪的需求量还很大，因此，仍不建议用豆奶代替牛奶给宝宝喝，最好的做法是牛奶和豆奶都喝。

牛奶含乳糖，在亚洲黄种人中有70%的人不吸收乳糖，而豆奶所含的寡糖，会被人体100%的吸收利用。因此，豆奶更适合对乳糖过敏的宝宝食用。

豆奶含有丰富的不饱和脂肪酸、大豆皂甙、卵磷脂等几十种对人体有益的物质，这些物质具有增强宝宝免疫力的功能，另外，豆奶里还含有5种抗癌物质，能起到一定的抗癌作用。

既然，豆奶具有那么多的好处，那么，有些妈妈一定会问，它是否能完全代替牛奶呢？答案是否定的。豆奶仍不能完全代替牛奶，这是因为豆奶中的脂肪含量不及牛奶的30%，钙质也只有牛奶的20%，磷质约为牛奶的25%，因此，不宜用它直接代替牛奶喂养小宝宝。

为了增强宝宝的抵抗力，妈妈可以有计划地让宝宝常喝豆奶。比如，一天中，早上妈妈可以用豆奶来喂养宝宝，晚上的时候便用牛奶来喂养。

当然，对于正常的婴幼儿，只要适当注意科学喂养，一般不会产生营养性疾患。为了宝宝的健康成长，爸爸妈妈应该谨记宝宝在饮食上的禁忌：

1.忌多食。宝宝吃多，热量过剩，易发胖会形成弓形腿、扁平足，还会造成发育不匀称。

2.忌暴食。宝宝对喜欢吃的东西，吃得过多、过饱会造成厌食或消化不良。

3.忌偏食。偏食会出现营养不均衡，影响身体智力的正常发育。

4.忌吃凉食。吃凉的会引起胃寒胃疼。

5.忌烫食。食物过烫会烫坏口腔黏膜和食道。

6.忌骂食。宝宝在吃饭时受到爸爸妈妈的训斥，因恐惧和气愤引起消化功能紊乱，时间久了就会面黄肌瘦，造成营养不良。

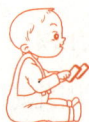

宝宝发烧时，吃什么最好

宝宝在发烧期间，适合少量多餐，以清淡、易消化的流质或半流质食物为主，如藕粉、代乳粉、粥、鸡蛋羹、面片汤等。

有些爸爸妈妈以为，宝宝发烧必会消耗大量体力，便迫不及待地为宝宝提供大量营养及高热量食物。其实，发高烧的宝宝，必须以出汗的形式去蒸发热能以至消耗足量水分。因此，发烧期间的宝宝，最需要补充的是水分而非食物。发烧期间，宝宝消化系统功能障碍，胃肠道的蠕动因而减慢，宝宝通常食欲下降，若强迫宝宝进食，反而引致呕吐及腹泻等。

伴有咳嗽、多痰的宝宝，由于不会咯痰，往往咽到胃里，剧烈咳嗽还会引起胃部不适，若进食过多，容易出现呕吐。因此，爸爸妈妈要特别注意，不宜让孩子过量进食，不宜吃海鲜或过咸、太甜、过油腻的菜肴，以防引起过敏或刺激呼吸道，加重症状。但是，宝宝发烧期间也不应该盲目忌口，以防宝宝营养不良，抵抗力下降。

宝宝在发烧期间的食谱有：

西瓜汁：新鲜的西瓜，去籽取瓤，榨汁，频服。如发烧时不伴有其他症状，可以吃少量冰西瓜汁之类的冷饮，帮助降温、利尿。

代乳粉：主要为植物蛋白，营养与牛奶相似，但易消化及吸收，可根据幼儿的年龄及需要稀释饮用。

绿豆汤：将绿豆加水煮烂，再加适量的糖或盐便可。绿豆有清热解毒及祛暑的疗效，而且水分充足、营养丰富。

小米粥：以植物蛋白及碳水化合物为主，不但营养丰富，热量适中，最适合病弱的幼儿食用。

牛奶米汤：米汤含丰富的碳水化合物，可提供充足的水分及热量，容易被肠胃消化，而且米汤中的碳水化合物，可使牛奶中的酪蛋白不易消化分子变成易于消化及吸收的分子。牛奶米汤的制法非常简单，只需将米略洗，加入清水煲烂，滤去米渣，加入牛奶调匀即可。

宝宝发热爸爸妈妈不要慌，有了以上退热的常识，每24小时检测体温。如果发现宝宝伴有烦躁不安、嗜睡、严重呕吐、发绀、呼吸困难、抽风、超高烧等情况就应紧急就诊。

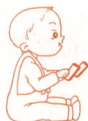

宝宝感冒，妈咪纠结

1岁多的小宝宝抵抗力不是很好，老感冒。一感冒，接着就会引起食欲不振等一系列的问题，这可急坏了妈咪们。妈妈们担心这担心那，生怕没有好好照料到宝宝。其实，宝宝感冒了，妈咪不必过于着急。妈妈可以精心制作几样可口的食物来调养宝宝的感冒。

百合枸杞猪肉粥是调养宝宝阴虚的最佳食物。阴虚的宝宝一般偏瘦，睡觉多汗，容易心烦，易口渴、舌红、舌苔少。因而，这类宝宝容易因汗多而着凉、感冒，建议食用"百合枸杞肉片粥"来滋补。

食谱原料：百合20~30克、枸杞10克、猪肉碎和米适量。

制作方法：先将米煮成粥，然后放入百合、枸杞、猪肉碎丁一起煮至熟为止。

山药猪肉粥是"气虚"宝宝的最佳食谱。气虚的宝宝一般偏胖、虚胖，有薄薄的舌苔、舌不红，这类宝宝因为体质虚弱，也容易感冒，适合的食谱是"山药猪肉粥"。

食谱原料：山药20克（或生山药切片）、猪肉末和大米适量。

制作方法：先将大米煮成粥，将山药、猪肉末一起煮至熟为止。

对于已经感冒的宝宝来说，需要通过清淡、有营养的饮食来调理。"寒性感冒"宝宝的最佳选择食谱是葱白粳米粥。

如果你的宝宝在感冒初期，有以下的症状：咳嗽、痰多且稀、鼻涕清稀、舌苔白白的、大便白而干、尿很多、不爱喝水，一般就是寒性感冒，多是因为寒性、着凉所致的感冒。这时，宝宝适合的食谱就是"葱白粳米粥。"

食谱原料：葱白（葱的根部）5~6段，生姜6~7片、粳米适量。

制作方法：先将粳米煮成粥，同时将葱白放入粥中，快好时放入生姜煮5~10分钟后就可熄火。

薄荷牛蒡子粥则是"热性感冒宝宝"食谱。倘若宝宝在感冒初期的症状为：痰咳不出来、咽疼、爱喝水、有黏稠的鼻涕、舌头红色、舌苔变黄、脉搏也比平常快，一般是热性感冒。这时，你就需要给宝宝煮"薄荷牛蒡子粥"。

食谱原料：薄荷6克、牛蒡子10克、粳米适量。

制作方法：先将牛蒡子单煮15分钟，取出牛蒡子，留下汁水备用。将粳米煮成粥，10分钟后放入薄荷，在粥快好时，放入牛蒡子汁水，煮5分钟即可。

在流行性感冒高发的季节，妈妈应该为宝宝做好预防感冒的措施。玉屏风散是防感冒的最佳食谱。

食谱原料：西洋参或党参10克、白术10克、防风6克。

制作方法：将西洋参或党参、白术、防风用水煮开后，取汁水当茶喝。也可服用玉屏风口服液，此方可帮助宝宝有效预防感冒，提高免疫力。

小宝宝要食补了

在宝宝的喂养问题上，妈妈一定要在食疗上下功夫。宝宝能够健康成长是妈妈最大的心愿，有的家长给宝宝补这补那，各种营养品恨不得都加在宝宝身上，其实，食补才是最利于营养物质吸收的，我们常吃的很多食物也都是给宝宝食补的好选择。

酸牛奶中的蛋白质和脂肪比牛奶更易消化吸收，铁、钙、磷等各种元素的利用率更高，还可促进宝宝食欲，增强消化功能，有效地抑制肠道病菌的繁殖。因而，常喝酸牛奶不仅可增强抗病力，还可治疗习惯性便秘、婴幼儿消化不良性腹泻等病症。

小米中含有丰富的B族维生素，虽然脂肪含量较低，但大多为不饱和脂肪酸，而B族维生素及不饱和脂肪酸都是生长发育必需的营养。特别是不饱和脂肪酸，对宝宝的大脑发育大有益处。

宝宝生长发育比大人们需要更多的胡萝卜素，胡萝卜素具有保护宝宝呼吸道免受感染、促进视力发育的功效，缺乏胡萝卜素的宝宝容易经常患呼吸道感染。胡萝卜中含有大量的维生素A。如果经常在饮食上给安排一些，十分有益于宝宝的健康。

西红柿中含有大量的维生素C，宝宝多吃西红柿，多摄取维生素C，能够提高宝宝的抗病防病能力，减少呼吸道感染的发病率。当宝宝的皮肤受到过多日晒或紫外线灼伤时，多吃一些熟西红柿，还可帮助皮肤组织快速修复。

除此之外，大脑发育很需要维生素B_1，而西红柿中维生素B_1的含量十分丰富，宝宝多吃些西红柿可促进脑发育。

苹果的营养价值非常高，其中的果酸可促进消化吸收，纤维素可促进排便；果胶可制止轻度腹泻。苹果所富含的锌元素有助于宝宝增强抵抗力，因此，多给宝宝食用苹果会预防很多疾病。

蘑菇属于益菌类食品，含有多种氨基酸和多种酶，特别是香菇中含有香菇多糖，它可抑制包括白血病在内的多种恶性肿瘤。另外，常吃蘑菇或喝蘑菇汤可提高人体的免疫功能，不易患呼吸道感染，还可净化血液中的毒素，对预防小儿白血病很有帮助。

苦瓜中含有一种活性蛋白质，能激发人体免疫系统的防御功能，增强免疫细胞的活力，从而增强身体的抗病力。特别是盛夏酷暑时宝宝比大人更容易上火，夏季经常吃些苦瓜，有助于宝宝消除暑热，或预防中暑、胃肠炎、咽喉炎、皮肤疔肿等疾病。

黑木耳柔软肥厚，食而不腻，味美可口，如果经常食用，可将肠道中的毒素带出，净化宝宝肠胃；还可降低血黏度，防止发生心脏病。现今，很多宝宝体重超重，血脂偏高，从小多吃一些黑木耳对日后的健康大有益处。

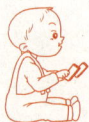

宝宝爱健康爱红薯

红薯，又名甘薯、地瓜、山芋、红苕等，是人们熟悉而又喜爱的食品之一。红薯虽然其貌不扬，但却以它那独有的"内在美"，征服了大小朋友们，也颇受宝宝的喜爱。红薯不仅廉价，而且营养丰富，富含蛋白质、淀粉、果胶、氨基酸、膳食纤维、胡萝卜素、维生素A、维生素B、维生素C、维生素E以及钾、铁、铜、硒、钙等10余种微量元素，并获得了"营养最均衡食品"的殊荣。

红薯中含有大量的膳食纤维，能够有效刺激宝宝消化道的蠕动和消化液的分泌；同时它还能够增强肠胃蠕动，通便排毒，降低肠道疾病的发生率；而且膳食纤维作为食物中的充盈物质，可以增加宝宝的饱腹感。

红薯中含有丰富的粘蛋白，这是一种多糖和蛋白质的混合物。它能促进胆固醇的排泄、维护动脉血管的弹性、有效地保护心脏，而且它对呼吸道、消化道、关节腔等都有很好的润滑作用。

红薯中还富含维生素C，因而吃红薯还可以起到增强人体细胞的抗病毒作用和肝脏的解毒能力，对提高人体免疫力有很大的作用；同时维生素C还有维持牙齿、骨骼、血管和肌肉的正常功能；促进钙、铁的吸收；防止坏血病等有益的作用。

红薯中还有丰富的胡萝卜素，胡萝卜素被人体吸收后可转化为维生素A，对保护眼睛起着重要的作用。它可以有效的防治眼睛干涩和疲劳；同时对皮肤的干燥也可起到缓解的作用，而且它还可以增强呼吸道黏膜的抵抗力，从而降低上呼吸道感染的发病率。

红薯中所含的赖氨酸，不仅是人体所必需的八种必须氨基酸之一，而且它能调节体内代谢平衡，能促进人体发育，增强免疫功能，对宝宝的身体健康和骨骼发育都有着重要的作用。同时赖氨酸还有提高中枢神经组织功能的作用，有助于提升宝宝的智力，增强记忆力。

值得一提的是，红薯还是一种难得的生理碱性食品，它可以中和体内因食肉、鱼、蛋、米、面等而产生的过多的酸性物质，维持宝宝身体的酸碱平衡，从而积极维护健康，增强体力和抗病能力。

红薯的好处虽枚不胜举，但也并非完物。如果红薯吃的不合适，还可能引起烧心、腹胀、泛酸等症状，而且如果吃了没有熟透的红薯，则难以消化，使得身体感到不适。因此建议妈妈给宝宝吃红薯不要一次吃太多，而且最好趁热吃。

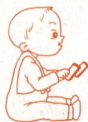

多吃糖和肉导致宝宝"坏脾气"

据科学研究，多吃糖和肉容易导致宝宝脾气坏。因此，爸爸妈妈一定要注意幼儿饮食搭配的科学性、营养性，这样才有益于宝宝的身心健康，甚至能影响到宝宝一生的性格。

现代医学研究发现，宝宝的异常行为与饮食有关，造成宝宝脾气不好，除了爸爸妈妈的娇惯、溺爱及教育方法不当外，还与吃高糖和肉类饮食过多有关。吃过多的糖在体内代谢会消耗大量的维生素B_1，容易造成体内维生素B_1缺乏，使体内的丙酮酸、乳酸等酸性物质增加，宝宝会出现情绪不稳定，易激惹、哭闹、躁动等坏脾气。

比如：吃早饭时，妈妈给宝宝蒸了一碗水蒸蛋，还有馒头夹香蕉，他却不想吃。他拿着小匙在水蒸蛋碗里戳来戳去，还撒了一桌子。妈妈批评他，他把小勺一扔，哇啦啦地大哭。这便是宝宝坏脾气的体现。

有些宝宝喜欢吃肉，蔬菜吃得少，以致血中的儿茶酚胺水平较高，引起脾气暴躁好怒，而常吃素，血中5-羟色胺水平增高，能使人心境平静，性情温和。饮食中的维生素C、维生素B_1、维生素B_2、维生素B_6不足，都会影响调节神经功能、无知觉和记忆功能。所以，爸爸妈妈在宝宝的日常饮食中给宝宝少吃糖多吃菜，少吃肉多吃豆，粗细搭配，荤素搭配。

很多爸爸妈妈表示宝宝不喜欢吃蔬菜，这点令全家十分头疼。其实，没有宝宝不喜欢吃蔬菜，他们可能不太喜欢吃难咀嚼的蔬菜。而冬瓜、土豆、黄瓜、西红柿都喜欢吃，颜色深的蔬菜营养价值较高，因此，对不爱吃蔬菜的幼儿应该选择颜色深的部分来吃。

对于吃饭不好的幼儿，爸爸妈妈可以找一些吃得好的小朋友和他一起进餐，这种感官上的刺激训练，比起爸爸妈妈口头上的要求有着直观的引导作用。婴幼儿进餐时，不要把肉、菜和饭搅拌在一起喂，这样会影响肉和菜的口感及宝宝的食欲；时间长了，幼儿会出现恶心感。正确的方法是把饭菜烧得有味道些，甜甜咸咸的。当然，偶尔一两次还是无可厚非的。

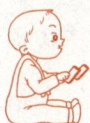

用蔬菜汁给宝宝当饮料

蔬菜汁不仅富含人体需要的各种维生素，而且制法也很简单，将蔬菜洗净切成小片，放入榨汁机中搅拌即可，饮用时可用糖、蜂蜜或混合鲜果汁调味。妈妈可以用蔬菜汁给宝宝当饮料食用，绝对是无色素、健康绿色环保的饮品。

每天让宝宝喝上一定数量的鲜胡萝卜汁，能改善整个机体的状况。胡萝卜汁能提高宝宝的食欲和对感染的抵抗力。

芹菜味道清香，可以增强宝宝的食欲。在天气干燥炎热的时候，清晨起床后给宝宝喝上一杯芹菜汁，感觉会好得多。在两餐之间最好也喝些芹菜汁。由于芹菜的根叶含有丰富的维生素A、维生素B_1、维生素B_2、维生素C等，故而芹菜汁尤其适合于维生素缺乏的宝宝饮用。

白菜对于促进造血机能的恢复、阻止糖类转变成脂肪、防止血清胆固醇沉积等具有良好的功效。白菜汁中的维生素A，可以促进幼儿发育成长和预防夜盲症。白菜汁所含的硒，除有助于防治弱视外，还有助于增强人体内白细胞的杀菌力和抵抗重金属对机体的毒害。当牙龈感染引起牙周病时，饮用白菜和胡萝卜混合汁，不仅可以为人体供应大量维生素C，同时还可以清洁口腔。

医学专家认为，宝宝每天吃上1~2个番茄，就可以满足一天维生素C的需要。喝上两杯番茄汁，可以得到一昼夜所需要的维生素C的一半。番茄含有大量柠檬酸和苹果酸，对整个机体的新陈代谢过程大有补益，可促进胃液生成，加强对油腻食物的消化。番茄中的维生素有保护血管的作用，并能改善心脏的工作。

医学家排列的黄瓜汁医用价值表上，利尿功效名列前茅。黄瓜汁在强健心脏和血管方面也占有重要位置，黄瓜汁还可使神经系统镇静和强健，能增强记忆力。因此，多喝黄瓜汁会有利于宝宝的智力发育。黄瓜汁还对牙龈损坏及对牙周病的防治也有一定的功效。黄瓜汁所含的许多元素都是头发和指甲生长发育所需要的，能预防头发脱落和指甲劈裂。

以上列举的几样蔬菜都是最常见的，妈妈可以坚持每天让宝宝喝上几杯新鲜的蔬菜汁，从小养个棒棒的身体！

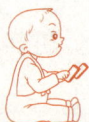

巧克力和蛋类，不是多吃无妨

巧克力是一种以可可豆为主要原料制成的含糖食品，它的味道香甜，食后回味无穷，很受宝宝的喜爱。如果爸爸妈妈想了解宝宝多吃巧克力好不好，就必须先了解巧克力的营养价值到底有多大。

巧克力主要成分是糖（每100克含糖65.9克）和脂肪（每100克含脂肪27.4克），因此，巧克力提供的热量比较高，每100克纯巧克力的总热能可达$2.226 \times 10^6 \sim 2.310 \times 10^6$焦耳。许多舞蹈演员、运动员、重体力劳动者在消耗热能较多的情况下吃巧克力，可供给能量，振奋精神。但是巧克力含蛋白质很少（每100克含蛋白质仅5.5克），含维生素也非常少，而这些营养素同样是宝宝生长发育中所必需的。

科学的饮食结构中，蛋白质、脂肪和糖类，这三大能源物质应各占一定比例，即蛋白质占10%～15%，脂肪占30%～35%，糖类占50%～60%。但巧克力与这个适合宝宝需要的营养比例相差很大，它不能完全满足宝宝生长发育中的营养需要，因此吃过多的巧克力对宝宝是无益的。

也许，很多爸爸妈妈对宝宝不能多吃巧克力表示理解，但却觉得蛋类食品营养丰富，宝宝多吃也无妨。

蛋类食品中含有丰富的蛋白质、钙、磷、铁和多种维生素，对宝宝成长有一定的益处，但食之过多，会给婴幼儿带来不良的后果。

营养专家认为，1～1.5岁的宝宝，最好只吃蛋黄，且每天不宜超过一个；1.5～2岁时，可隔日吃一个蛋（包括蛋黄和蛋白）；年龄稍大一些后，才可以每天吃两个蛋。假如宝宝的粪便中，发现有如蛋白状的物质，则说明宝宝的肠胃不大好，不能很好地吸收蛋白质，对于这些宝宝，最好把蛋黄加入其他食物中一起喂食。如果宝宝正在出疹，更要注意暂不要吃蛋，以免增加胃肠负担。

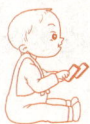

在零食中为宝宝补充维生素

这个阶段，宝宝处于生长发育的高峰期，多种维生素与他们的健康发育密切相关，例如脑和神经的快速发育需要维生素A和B族维生素的辅助，健全的免疫系统离不开维生素A、维生素C、维生素E的补充。而缺乏维生素A、维生素D则会影响宝宝的骨骼发育，缺乏维生素B_6、维生素B_{12}等维生素还有可能引起贫血。

管理学中有个"木桶理论"：如果一个木桶由许多块木板组成，并且这些木板长短不一，那么决定这个木桶最大容量的不是最长而是最短的那块木板。宝宝的营养状况也好比一个木桶，各种维生素就是一块块必不可缺的木板，任一维生素"短板"的出现都会影响宝宝的生长发育。

一两岁的宝宝是最容易出现各种维生素缺乏的，首先，在饮食方面，母乳中普遍缺乏维生素D，母乳中维生素A、维生素B、维生素C等的含量受乳母饮食影响大，如果乳母本身膳食不均衡，那么母乳中必然会缺乏这些维生素，从而影响母乳喂养小宝宝的维生素摄入。配方奶中虽然已经加入了各种维生素，但配方奶粉保存时间过长；或用滚烫的开水冲调，用微波炉加热等，都容易破坏配方奶中的维生素。6个月以后的宝宝需要从单一乳类逐步过渡到成人饮食，在这期间，宝宝的维生素摄入很大程度上依赖膳食平衡，如果辅食添加不合理，或者宝宝挑食、偏食，比如新鲜蔬菜、水果吃得少会引起维生素C缺乏，肉类吃得少会引起维生素A、维生素E、维生素B_{12}不足等。其次，宝宝由于免疫功能不成熟，容易出现腹泻、发热等，这些也会影响到维生素的吸收，并增加维生素的消耗，从而导致宝宝各种维生素的缺乏。比如，腹泻容易影响多种维生素的吸收并使维生素流失增加，而发热会增加维生素A、B族维生素的消耗。

针对宝宝缺乏维生素的问题，妈妈可以参考本章中的一些食谱，精心为宝宝做一些能补充维生素的"零食"。很快，妈妈就会发现：原来，爱吃零食的宝宝也是乖宝宝！

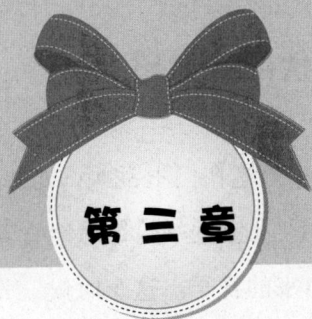

第 三 章

1岁7~9个月

小家伙也有羞耻感了

正确呵护小家伙的羞耻感

一位母亲看到宝宝拿着彩笔在门上乱画，母亲的第一反应就是忍不住对着他大吼："不许画，放下！"宝宝一脸惊恐地看着母亲，好像明白他做错了，低下头，一副快要哭出来的样子。这个时候，其实在宝宝的心里，已经产生了一种心理学家称之为的"羞耻感"的东西。

羞耻感是他人出现负性评价的指示剂，它意味着应该及时调整自己的行为。所以，尽管羞耻本身是种不太愉快的心理体验，但是对于孩子来说，也是他们衡量自己行为、适应社会生活的工具。传统看法认为羞耻感会伤害到孩子的心理健康，因此反对让孩子产生羞耻感。其实，让孩子真正受伤害的，并不是羞耻感，而是父母无法帮助孩子从羞愧中复原过来。因为，长久的羞耻感会让孩子自我封闭、易怒甚至产生暴力倾向。

比如上文的事例中，为了保护了孩子的心灵，不会让其产生强烈的羞耻感，从而耿耿于怀，母亲唠叨了一会儿，告诉女儿色笔只能画在纸上，然后她抱着女儿想到她们可以一起做一件事："刷墙壁！"她女儿再度亮起双眼，开心地跑去拿海绵。

羞耻感大约在宝宝1岁7个月大的时候出现，那么，家长该如何对待幼儿的羞耻感呢？

总体来说，父母要善于观察、分析孩子羞耻心理因素的产生与发展。一般来看，孩子在如下情况时羞耻心有明显的外向反应：1、自己做了错事或说了错话的时候。2、受到老师或家长批评的时候。3、申请加入某种组织或要求参加一项活动而未被准许的时候。4、公布"好孩子"名单而没有自己的时候。

这时父母要善于配合幼儿园，细心体察孩子羞耻心理的微妙变化，审慎地去触及孩子最敏感的心灵，引导他们向健康的方向发展。要善于运用他们的羞耻心，去激发他们歉然、反悔的情绪；抓住这一思想转化的契机，动之以情，晓之以理，导之以行。

我们要尊重孩子的人格和自尊心，切不可挖苦、斥责、羞辱甚至体罚，这样会使孩子幼小的心灵受到创伤，日久会磨掉他们的羞耻心。孩子一旦失去羞耻心，对自己的不良行为习以为常，反而会不求上进。

宝宝的羞耻感是一把"双刃剑"

一方面，宝宝在对自己的行为感到羞耻之后，就会基于别人反馈的负面信息调整自己的行为，从而做出符合他人期待的行为，以避免再次体验到不愉快的羞耻感，从这个意义上说，它扮演了一种促进宝宝正常"社会化"的作用。反之，如果宝宝没有了羞耻感，就可能无视别人对自身行为的评价，即使做出违反社会规则或者对他人有负面伤害的行为也在所不惜，长此以往，宝宝的发展就可能走向歧途。

另一方面，如果宝宝对某些情境过于敏感，动辄产生羞耻感，就可能在这类不愉快的情绪体验下变得缩手缩脚，害怕碰壁，不敢面对可能引起失败的情景，甚至在积累了过多的羞耻感受之后产生焦躁、攻击等负性行为。

因此，作为家长，面对宝宝不同情境下的羞耻感应该加以区别对待。

家长要去保护宝宝的某类羞耻感。对于那些能够唤起宝宝的自我保护意识、有助于宝宝根据社会规则调整自身行为的羞耻感，我们一定要给予细心的呵护，比如，宝宝在羞耻感的作用下，拒绝当着别人的面试用小马桶，这对于一个宝宝来说，就是对自身隐私的一种保护，这对于她今后遵循健康的社会公德、最大限度地避免性侵犯有着一定的积极作用，在这种情况下，需要爸爸妈妈充分尊重他的感受，不强迫他去试用。

家长还应该帮宝宝化解羞耻感。对于那种由于过分敏感而产生的羞耻感，由于他们对一个人的日常行为中扮演着消极的抑制作用，爸爸妈妈就有必要帮助宝宝尽快从这种羞耻感中复原出来，比如，一个有点口吃的宝宝来到一群小朋友中间，好不容易在妈妈的鼓励下融入他们，结果却因为说话不流利遭到了个别小朋友的耻笑，这个宝宝就有可能产生深重的羞耻感，甚至在这种阴影之下变得不愿意和别人交往，在这种情况下，妈妈就需要及时对宝宝进行疏导，引导宝宝学会坦然地面对别人的不礼貌行为，增强抗挫折的能力。

最后通过唤起宝宝的羞耻感调整他们的行为。一旦宝宝产生了对某种行为的羞耻感，就很容易回避这类行为，明白了这一点，我们在引导宝宝放弃某种行为时，就不妨从唤起宝宝对该种行为的羞耻感入手，比如，如果宝宝不慎学会了随地吐痰，我们就可以想办法通过看绘本的主题故事、观察别人对吐痰者的反应、榜样示范之类的教育让宝宝明白随地吐痰是一种不符合社会公德的行为，做出这种行为的人是要受到鄙视的等来唤起宝宝相应的羞耻感，从而让宝宝对这种行为产生内在的排斥，这要比强制性的镇压效果好得多！

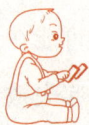

不能"伤"了宝宝的自尊心

每个人都有自尊心，它是一种要求得到别人尊重的情感，是激发人们积极向上的动力。一岁多的宝宝虽小，也有较强的自尊心，他们在人格上也享有与成人平等的权力。宝宝的心理比较脆弱，极易受到损伤，成人尊重他们的自尊心，就会使其产生愉快、自信、向上的情绪，这是宝宝接受教育的最佳状态。相反，若挫伤了他们的自尊心，就会使其产生自卑感，性格也会变得固执任性，难以教育。

两岁前的宝宝特别依恋爸爸妈妈，因此，年轻爸爸妈妈应该每天花一点时间听听宝宝的诉说、提问，并为宝宝念儿歌，讲故事。也许只要花30分钟，爸爸妈妈自己也可以轻松一下，就能给宝宝带来极大的满足和快乐。

一岁多的宝宝也许还不会用语言表达自己的想法或不能清楚地表达自己的想法。如果爸爸妈妈能够真正学会倾听，多鼓励宝宝大胆地说话，既能促进宝宝语言的发展，也有利于发展亲子关系，使宝宝感觉受尊重，以促进宝宝心理健康的发展。

爸爸妈妈还应当允许宝宝发表意见，首先要多让宝宝参与成人的活动。有时，爸爸妈妈只顾自己说话，或者只顾自己看电视、娱乐，将宝宝"晾"在一旁，这样会使宝宝感到受冷落。应鼓励宝宝参与进来，让宝宝觉得你真的把他"当回事儿"。比如在给宝宝布置房间时征求宝宝的意见，问宝宝喜欢什么样的小床；喜欢什么颜色的窗帘；喜欢把玩具放在哪里……这样，宝宝觉得自己受重视，自己的意见受到了关注，就会产生自我成就感，并体验到平等，同时也能学会对自己的行为负责。

这个时候，宝宝还小，自然可能有很多事情都不会做，这是很正常的。当宝宝说"不会"时，爸爸妈妈不要把他拿来同别的宝宝作比较。这样的比较只会使"不如别人"的宝宝变得很自卑。通过自卑感而产生羞耻感，这样不利于宝宝的成长。

其实，小宝宝的自尊心也常伴着羞耻感出现，爸爸妈妈正确呵护宝宝的羞耻感，同时也是维护宝宝的自尊心。然而，培养宝宝的自尊心不是一朝一夕就能完成的，爸爸妈妈要有耐心、细心，关心爱护宝宝，使宝宝的自尊心得到健康发展。爸爸妈妈千万不要认为宝宝还小，没什么自尊心可言。其实，一岁多的宝宝已经有一定的"意识"和"感知"了。因而，他们再小，也有自己的自尊心。

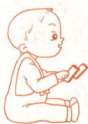

不能讽刺小宝宝哦

从小培养宝宝的自尊心会让他受益一生，那么爸爸妈妈究竟该如何去培养呢？除了孜孜不倦地教导之外还有一些是爸爸妈妈不能做的。例如：

爸爸妈妈不能简单粗暴的对待宝宝，这会使宝宝在愤恨中失去自尊，而应循循善诱，就事论理，使宝宝在不知不觉中建立自尊。宝宝有强烈的"自我中心"意识，作为爸爸妈妈要善于抓住生活中的点滴小事，向宝宝讲清简单的道理，教育和培养宝宝从他人的位置考虑问题的习惯，逐渐摆脱"自我中心"意识，使宝宝觉得人与人是平等的，从而懂得只有尊重别人，别人才能尊重自己的道理。

爸爸妈妈不能讽刺、挖苦宝宝，这会使宝宝产生自卑而失去自尊，应积极鼓励，适当赞扬或给予奖励，使宝宝在自豪中建立自尊。宝宝争强好胜，有上进心，并且希望得到成人的赞许，但由于年幼无知，难免出现过错或做事不如大人意。对此，不能过多责备宝宝，而应抓住其微小的进步，激发宝宝的积极性，使他们克服不足，让他们在不断的进步中增强自尊心和自信心。

爸爸妈妈不能对宝宝冷漠、厌烦，这会使宝宝在失望中失去自尊，应为宝宝创造表现自己的机会，使宝宝在满足之中建立自尊。宝宝爱表现自己，喜欢做事，更喜欢成功，成人不要怕烦怕脏，让宝宝退缩一角，而应尽可能地给他们创造机会，施展他们的才华，并用爱抚的微笑，诚恳的赞许，鼓励宝宝进步。这样不但使宝宝增强了自信心，还可以培养父母与宝宝之间的感情。

爸爸妈妈不能对宝宝管教过严，这会使宝宝在畏怯中失去自尊，应把宝宝当做独立的主体，使宝宝在平等之中建立自尊。父母不要把宝宝当成自己的私有品，用命令的口吻跟宝宝讲话，用成人的标准要求宝宝。作为父母应该鼓励宝宝大胆发表自己的见解，鼓励宝宝与成人争辩是非，如果成人确实说错了，做错了，应坦诚地承认，并向宝宝道歉，使宝宝觉得父母是尊重他的，自己也应该尊重父母和别人。

当然，一味地表扬、奖励、赞许宝宝，会使宝宝产生虚荣心。必要的批评，慎重的处罚，也是培养宝宝自尊心的一种很好的手段。它是一种冷却剂，可以使宝宝冷静地检点自己的言行，修正自己的错误。

面对宝宝的过失要"冷静，再冷静"

很多年轻的爸爸妈妈在对待宝宝做错事情的问题上不够有耐心，甚至容易对宝宝"动怒"，比如，小贝在吃饭的时候总是会不小心摔碗掉筷的，为此，他也已经多次被爸爸妈妈"训斥"了。以至于每次吃饭他都得小心翼翼的，吃得很不安心。但对小贝来说那碗筷好像还是很难驾驭的样子，他越是小心越会乱了手脚。这不，吃得好好的，"砰"地一声，小贝的碗又被摔了个粉碎。全家人都还没来得及反应过来是怎么一回事，小贝便哇哇大哭起来。怎么劝都劝不了，小贝就在一个劲地哭。

其实，经过爸爸妈妈的多次"训斥"后，在小贝幼小的心灵里已经产生了一种羞耻感。他的哭闹一方面是在责备自己怎么又不小心了，一方面则是为了躲避爸爸妈妈的"训斥"。但长久下去，便给孩子带来极大的心理阴影，不利于其成长发育。

爸爸妈妈应该明白"人非圣贤，孰能无过"这个道理，再说，宝宝这么小，不出错，那就更不可能了。宝宝如果犯的是同一种错误，这也很正常爸爸妈妈正确的做法是：可以对宝宝说明自己的感受，并以一种关心孩子的口吻表达出来："当你做某某事时，我感到……"，如"当你把玩具扔到小妹妹床上时我感到很生气，那样做会碰伤她的。"请注意说话的语气和内容，既要让宝宝明白自己错在那里，又要保护他的自尊心。

年轻折爸爸妈妈可以从宝宝1岁半左右起，为宝宝建立一套简单、明了、容易操作的行为规则，让他知道什么是对的，什么是错的；哪些可以做，哪些不可以做。给他一个宽松而具有规则的环境，使他逐渐学会自律。

爸爸妈妈还要多对宝宝进行纵向比较，即将宝宝的"今天"与"昨天"比较，发现并肯定宝宝的每一次进步，那怕进步是一丁点的，它都会给宝宝带来惊喜与鼓励。当宝宝请求帮助时，父母不要包办代替，而应该表示相信宝宝的能力，鼓励他："你以前做得很好，现在你会做得更好"等。同时你也可以教宝宝一些实用技巧，让他自己尝试一下，以体验成功的喜悦。

宝宝是"豆芽菜"体型，怎么办

爸爸妈妈都知道宝宝在幼儿时期生长发育具有着非凡的意义，那么爸爸妈妈如何来辨别宝宝的体型是否是适当的呢？如果宝宝成长成了"豆芽菜"体型又该怎么办？

"豆芽菜"体型有比较明确的医学标准，即看胸廓（胸围）的大小。胸围过小者说明宝宝属于或趋向于"豆芽菜"体型。新生儿的胸围一般小于头围约1～2厘米。随着以后的发育增快，胸廓的发育速度明显快于头部，宝宝在一周岁左右时胸围就与头围基本相同，都是46厘米左右。周岁以后宝宝的胸围逐渐超过头围，超过的数值大约等于宝宝的岁数，例如，2岁宝宝的胸围大于头围约2厘米，如果测量得出的胸围明显低于宝宝时尖的年龄胸围标准，就可以认定宝宝是"豆芽菜"体型。而"豆芽菜"体型除了说明胸廓包括胸部的皮下脂肪、胸部肌肉与骨骼较小外，还表明胸腔内的脏器如心脏、纵隔以及肺脏的发育质量不太好，严重的还会造成相应的缺铁性贫血、佝偻病、缺锌等病症。

爸爸妈妈一旦发现宝宝的体型开始朝"豆芽菜"的趋势发展，就要特别增加宝宝的运动量。

如果宝宝的"豆芽菜"体型和消瘦不是由于器质性疾病，如遗传、内分泌的关系引起的，就可以在加强营养和正常用餐后一两个月开始锻炼，以帮助改善体型。当然在选择项目时要讲究科学性，开始要少参加耐力性项目的运动，即不要做耗费精力太多的活动。因为这些运动消耗能量较多，不利于肌肉、骨骼的增长，也无法慢慢扩大胸廓。正确的做法是应该以调整运动能力为主，包括平衡性、敏捷性、柔软性和灵巧性的活动和运动。

例如，爸爸妈妈可以带宝宝多去户外走走，也可以让宝宝开始学着如何快走或者是跑步。妈妈可以给宝宝准备几个小气球，让宝宝在草坪上追赶嬉戏。这时候宝宝对阳光下的七彩泡泡也很有兴趣了，妈妈可以给宝宝吹泡泡，让宝宝随着泡泡"奔跑"。

从这刻开始，爸爸妈妈也不要经常抱着宝宝了，而是应该让他自己多走走。爸爸最好是每天都带着宝宝去爬爬楼梯，这对宝宝平衡性和敏捷性的培养很有帮助。而运动更是让宝宝早点摆脱"豆芽菜"体型的最佳选择！

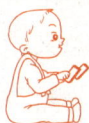

同情心是上天赐予宝宝的礼物

同情心会成就一个孩子。"人之初，性本善"，宝宝的同情心是与生俱来的，是上天赐予宝宝的第一份礼物。因为一个富有同情心的人是善良的，会懂得为他人着想、不做违背原则的事。富有同情心的人基本都具备了极高的道德水平，然而"小胜凭智，大胜靠德"，由此可见富有同情心是成就大胜的基本。

美国纽约大学心理学教授马丁·霍夫曼最近进行了一个实验：把一个婴儿放在另一个正在哭泣的小宝宝旁边，通常的结果是，两个宝宝都会大哭起来。但当研究人员用小宝宝自己的哭泣声录下来再播放给他听的时候，小宝宝却很少跟着哭了。6个月大的时候，他通常不会跟着别人哭了，反而是冲着哭泣的小伙伴做鬼脸。13个月到15个月的时候，他就会开始主动去安抚哭泣的小伙伴了，甚至还找来妈妈帮忙。

这就意味着宝宝从出生开始就有一种自然形成的同情心了，他能从其他人的情绪中形成共鸣。只是这种同情心会随着年龄的增长而逐渐消退。

这就要求爸爸妈妈帮助宝宝好好守护这份上天赐予他的礼物，宝宝虽小，但他迫切渴望与他人互动、一对一的相处以及眼神的交流。作为父母，无需用益智玩具和海报塞满宝宝的房间，因为一个孩子学习社会交往、情感交流比物质享受要重要得多：他第一次凝视父母的目光，他第一次用微笑回应他人给予他的微笑……一点一滴，宝宝都在不知不觉中不断地改变着。毋庸置疑，从小培养宝宝的爱心和同情心很重要，妈妈可以带着宝宝去做善事。例如：鼓励宝宝把吃剩的食物留给那些流浪猫、流浪狗。

同心情和爱心是一种能力，需要爸爸妈妈给宝宝做榜样，也需要爸爸妈妈去刻意培养。例如，当看到宝宝在撕书的时候，妈妈可以走过去跟他说："宝宝，你不能这样做哦，书也是会疼的。"同时，父母要在日常生活中教会孩子善待他人、物。虽然这个时候的宝宝还不能真正明白这样做的意义，但在父母的潜移默化之下，就会形成一种习惯，一种有大爱的习惯。当然，全靠父母给宝宝营造了爱的环境，才守住了宝宝在做人之初所具备的美好品质！

宝宝爱扔东西、爱撕书，妈咪闹心

小宝宝似乎进入了一个奇怪的阶段：他把玩具扔得满地都是，而且一看到有书，就不管不顾地大撕一番。这种状况可是让妈咪分外头疼啊，宝宝这是不是"中邪"了呢？

其实每个宝宝都有一个开始喜欢扔东西的阶段。抓起什么扔什么，而且越扔越开心。"扔东西"是宝宝学习过程中的必经阶段。宝宝到了一定的阶段，就会对事物的因果联系非常感兴趣。通过一次次将玩具扔到地上，小家伙发现了"地心引力"。不管是扔玩具、勺子或者杯子，任何东西对他们而言都是一样的。只要拿到手上，就都可以扔出去。每一个小小的新发现在宝宝看来都是不可思议的事。

父母不应草率地将宝宝"扔东西"的行为定义为"攻击性行为"。有时宝宝是在探索与发现，有时宝宝是想向大人传达某些信息。例如当他把空杯子扔到地上时，可能是想告诉你，他渴了或者还想再喝些水。父母要细心留意宝宝的需求。

凡事都有一个限度。在宝宝探索的过程中，父母可以做一些必要的规矩和限制。例如可以告诉宝宝什么东西可以扔，什么东西不能扔。球可以扔着做游戏，但食物就不可以扔在地上。这样一段时间后，宝宝就形成了是非观，扔东西的行为会慢慢消失。

同样的道理，"撕书"也是宝宝成长必经的一个阶段。他学着大人的样子，开始"啃书"了，然而，一个偶然的机会，他发现了书原来是能被"撕"碎的。于是，他便开始反复"试验"，把书撕得不亦乐乎。

很多家长一见到宝宝在撕书，就大喝一声去制止。其实这样，宝宝非但没有停止"恶行"，反而更加变本加厉了。因为宝宝压根就没意识到自己是在搞破坏，恰好家长的这一声激发了宝宝的好奇心和逆反心理。最好的方法是：妈咪不妨找来胶水，宝宝撕破了多少就粘好多少。并细心地告诉他，书是用来看的，不是用来撕的。经过一段时间后，宝宝"撕书"的问题就能基本得到解决了。

"扔东西"、"撕书"的宝宝闹腾得不得了，不过这可是宝宝们成长的必经阶段哦，因此需要妈妈们耐心地陪宝宝度过这段"闹心"的时间。

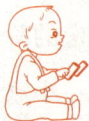

小宝宝开始跟妈妈较劲儿

很多妈妈会觉得宝宝怎么越长越不听话了呢，是不是自己的教育方式不恰当？几个月前宝宝还很乖，但过了一岁半后，便慢慢开始处处跟妈妈"作对"了。

妈妈们面对宝宝的一些"无理取闹"的情况真是太头疼了，你刚收拾完玩具，希望他能乖乖地去睡觉，结果他噼里啪啦又给倒了一地。你带他去逛街，出门前还还兴奋，结果一到商场，非要闹着回家。面对他们这些莫名的反应，爸爸妈妈绞尽脑汁也难以理解，有时就难免会有一些言语和动作上的小暴力。

因为孩子们的表达能力和词汇量都比较有限，不足以清楚地表达自己的心情和感受，他们只能以行动，甚至是比较夸张的行动来传达他想传达的重点。虽然有的时候孩子的情绪发作会让你觉得不可理喻，但他们这些怪异的表现却总有一个有理有据的缘由：争取独立、要求平静的生活或者是处于某种欲望之中。

例如：一个一岁零七个月的宝宝，一进卧室就一头扑向一叠妈妈刚刚叠好的干净衣服。妈妈温和地对她说："宝宝，别碰那些衣服。"也回头冲你笑笑。妈妈的声音变得更加严厉了："你离那些衣服远点儿！"他却开始用脚踢那些衣服，很开心的样子。最后，妈妈开始大声嚷嚷了："马上给我停下来！"宝宝停了下来，明显是被妈妈的声音吓到了。

其实这个时候宝宝心思是："如果你想让我别那么做，只要说'不行'就可以了。我听不懂你说的什么'你离那些衣服远点儿！'是什么意思。那个句子太复杂了。还有，为什么你不肯让我碰那些衣服呢？我明明刚才看见你也在弄它们呀，你可以，我为什么不能呢？"

这个时候的宝宝对词汇的记忆和理解能力有限。所以如果你说"不要碰桌子"，宝宝的大脑很容易忽略句子的前一部分，也就是说，他听到的很可能是"碰桌子"。所以，如果你想阻止他做什么事，还不如简单地告诉他："不行！"并且重复几次，因为我不能确定说一次宝宝就听清楚了。要想效果再好一些，还可以找到另外一件宝宝可以做的事，转移他的注意力，并满足他想找点乐子的愿望。

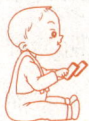

嘘，宝宝有小秘密了

宝宝快两岁了，开始有了自己的小"秘密"，这是爸爸妈妈以前从来都没有发现过的。

现在宝宝已经能分清楚左手右手了，他可能开始频繁地转换左右手。其实，根据胎儿行为研究中心最近的研究发现，小宝宝用右手或左手的习惯早在你怀孕十周的时候就养成了。但宝宝要成长到一岁半左右才能表现出明显的左右手优势，父母可以跟他们玩一些左右手倒腾玩具的游戏，这对他们双手精细动作的发展以及大脑的发育都会非常有帮助。

宝宝意识到自己左手右手的区别后，便开始"神秘"地藏着自己的手了。妈咪有时候很不解，其实这是小宝宝正在不断发现自己身体秘密的表现呢！

可能看上去宝宝对那些一起玩耍的孩子毫不理睬，有时甚至还会因为抢玩具发生冲突，但就是宝宝的这些小玩伴正在帮助他们累积终身受用的社交技巧。这个时候，宝宝跟他的小玩伴之间的感情也能影响到自己的"情绪"了。比如，如果父母把正跟小玩伴玩得起劲的宝宝领走，小宝宝就会很不高兴，有的宝宝甚至还会哭闹着表示抗议。这表明小玩伴对宝宝会产生非常重大的影响。争抢对他们来说更多的是游戏的一个组成部分。正是在这样的游戏当中，他们会不断调整自己交往的模式，最终找到适合自己的方式，获得更多的社会交往技巧，并因此变得更富有团队观念。

爸爸妈妈还可以让宝宝在音乐中学习数数，加利福尼亚大学的一项研究发现，那些学习音乐的学龄前儿童在数学测验中的空间感和时间感更强，此外，他们还会比那些没有受到过音乐培训的孩子更早学会复杂的数学问题。

这也是一些宝宝在听音乐的时候突然蹦出几个数字来的原因。音乐旋律隐含了节奏，本质上是数的序列，对宝宝空间感和时间感的形成，以及将来学习数学非常有帮助。而且音乐由各种各样的声响组成，是提升宝宝听觉敏感度的好素材，有助于宝宝学习语言。另外，音乐总是在表现各种感情，而一两岁的宝宝可以很敏感地鉴别这些情感，对其情感发育也有好处。

一些妈妈会发现，宝宝在听音乐的时候开始有了一些奇怪的举动。嘘，别打扰到小宝宝，他正在用心地"学习"呢！

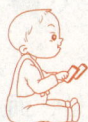

我们的宝宝好"缠人"

宝宝缠人本是一种满足需求的正常表现，大多出现在半岁到两岁之间。这个年龄的幼儿正处于学习爬行、走路的阶段，需要借助别人的拥抱来移动身体，所以常会吵着"要人抱"。

有的宝宝平时一直很乖，由保姆带着不哭也不闹，看到别的宝宝在玩，他会主动加入，和小朋友一起玩得很开心。可他回家一看到妈妈，就会变得特缠人，老是嚷嚷着"妈妈抱"，而且不达到目的不罢休，这究竟是怎么回事呢？

宝宝从很小的时候开始，就会对生活中的人和事表现出个人的喜好，不但会对照顾者表现出喜爱，也会对陌生人有"怕生"的反应。宝宝通常会以依赖、缠人的方式表达他对照顾者的喜爱及需要，缠人的问题由此而产生。

理智上父母都能理解宝宝缠人、想要被人拥抱的心理需求，只是他们被宝宝缠得太紧时，免不了会有逃脱的想法。传统的育儿观念认为，不要太满足宝宝"要人抱"的需求，否则宝宝日后会养成依赖的个性。

许多研究证实：婴幼儿阶段依恋关系的满足（幼儿与照顾者间的亲密关系），是宝宝对他人产生信任感的基础，也是建立安全感的关键所在。因此，妈妈不妨接纳宝宝在这阶段的缠人行为。

面对缠人的小宝宝，父母首先要满足宝宝缠人的需求，否则爸爸妈妈会发现，宝宝的需求越得不到满足，就会越强烈地表达需求，哭闹的情形没完没了。其次要逐渐转换亲子间相处的方式。抱宝宝不是唯一让宝宝感到满足的方法。在这期间，妈妈有必要为宝宝调整个人的作息制度，或是改变家事处理的步骤，尽量多陪伴宝宝，鼓励宝宝玩玩具和肢体活动，或是为宝宝讲讲故事、唱唱儿歌，将宝宝的注意力转移到其他事物上。这样一来，妈妈会发现，宝宝在充满安全的环境中，能放心地去探索环境中的其他事物，缠人、要人抱的问题就会随着成长而逐渐消失。

有的父母觉得宝宝都满了一岁半了，不应该太"烦人"才好。于是，面对宝宝依赖性"缠人"特别没有耐心，甚至还"凶"宝宝。爸爸妈妈应该静下心好好想想：宝宝是因为他爱爸爸妈妈，才老是"缠"着他们的。

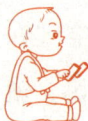

让宝宝爱上"涂鸦"

宝宝满了一岁半之后，妈妈就可以用笔和纸给他来当玩具了。让他慢慢地去学会如何正确地握笔，慢慢地学会去涂鸦。

这个时候，宝宝对形状、颜色都有了一定的感知。但他可能还不会握笔，也不知道笔是用来干什么的，这就需要妈妈不厌其烦地给他做示范。

妈妈让宝宝从小就爱上涂鸦吧，这样，宝宝将来就可能会爱上写字或者画画。这样，也是为宝宝以后的学习打基础。对于宝宝来说，画画是不依靠父母帮助的，而是进行自我探索和创造的领域之一。宝宝的画，是他情绪的反应和创造力的体现。专家指出，知识可以教，但创造不能教。妈妈可以从小教宝宝去涂鸦，却不要在意他涂鸦的内容，毕竟这个时候的宝宝太小，他的笔尖还表达不出他的情绪来。

宝宝第一次拿着笔在纸上涂鸦的时候，他可能连笔都抓不稳。但是，当他看到了笔在纸上划出的痕迹的时候，便开始有兴趣了。这时，妈妈可以教宝宝去画一些简单的形状，例如圆形、三角形、矩形。并用实例向宝宝讲解：吃饭的桌子是圆形的、咱们的衣柜是矩形的、晾衣服的三脚架是三角形的。待宝宝基本掌握了图形的形状之后，接下来妈妈的任务就是教宝宝去认颜色了。妈妈可以在纸上画出几个不同的图形，然后再分别涂上不同的颜色，并告诉宝宝：圆形上涂的是红色，三角形上涂的是黄色，矩形上涂的是蓝色。然后多次打乱顺序，让宝宝去认、让宝宝自己去涂颜色。

这样，妈妈教会了宝宝如何去画简单的图形和涂不同的颜色，并告诉他可以任意组合。于是妈妈的任务就圆满完成了，接下来全看宝宝的表现：小家伙开始在纸上涂涂抹抹起来，几个图形、几种色彩恣意搭配，玩得可起劲了。

其实绘画的真正意义在于满足宝宝涂鸦的欲望与本能，让他养成独立创造的习惯，并且勇于表达自我。但妈妈一旦发现宝宝的画与众不同，显露出创造力的苗头，妈妈就可以让他说说画里的内容。这样，他还能够增进了与人的交流沟通能力和独立思考能力。

宝宝还不能看电视

我们常常看到很多年轻的妈妈抱着宝宝在看电视，其实这对宝宝的健康极为不利。因为电视机荧光屏在高能电子束的撞击下会产生X射线，宝宝对X射线的反应比成年人要敏感得多。

经常受X射线照射到的宝宝会产生厌食症，生长发育、眼睛及智力的发育都会受到影响。成人长时间的看电视，会感觉眼睛又干又涩，有时还会眼睛发胀、头疼，甚至影响睡眠，成人尚且如此，何况是眼睛还处在生长发育的婴幼儿呢！电视对他们眼睛的伤害将是终身的，也是难以逆转的。因此，妈妈最好不要让宝宝看电视哦！

很多医学专家都建议2岁以内的婴幼儿不要看电视，2～5岁的宝宝看电视的时间不宜超过半小时。可现实生活中，很少有父母能控制好宝宝看电视的时间，这就使得患近视、斜视、弱视的宝宝越来越多，且患病的年龄也越来越小。因此，父母对婴幼儿视力发育的好坏起到了至关重要的作用，千万不要为了省事，就把宝宝放在电视机前不管，久而久之，这对孩子的视力将造成极大的损害。

除了不能看电视之外，父母还要注意其他事项，避免宝宝的眼睛受到外伤。宝宝一般都比较好动，并且好奇心又强，而2岁以内的孩子走路又不太稳，所以家长要特别注意家中的物品及摆饰，以防对宝宝的眼睛造成伤害。一些有棱有角的物品最好加上软垫，所有尖锐的生活用品，如牙签、铅笔、剪刀、叉子、筷子等，都应小心收藏。

家中各种洗涤剂、杀虫剂、香水等物品也应小心放置，避免幼儿使用。一旦发现宝宝眼睛受到化学物质的伤害，应该立即用大量清水冲洗，边冲边让宝宝转动眼球，持续15分钟，冲洗完毕后送宝宝去医院治疗。用清水冲洗眼睛，是缩短化学物质在眼内停留的时间及降低化学物质的浓度，使其对眼睛的侵蚀降到最低程度，这是治疗的关键。所以家长遇到这种突发事件时，一定要沉着、冷静，不用清水冲洗，或只简简单单地冲洗一下就送到医院，这都可能延误治疗，造成终身遗憾。

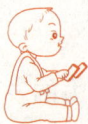

该让宝宝学会忍耐了

缺乏耐性的宝宝会出现三种倾向：过度的暴力性、依赖性及散慢性。

暴力性是宝宝缺乏耐性的最大特征。不管是谁让宝宝做不愿做的事或得不到想要的东西时他就失控地尖叫、骂人或打小朋友等。刚开始自己还会自责，不过一旦形成习惯，自责感就会消失，连父母的劝导都听不进去，反而会使性子、发火。

依赖性是指碰到稍微陌生或困难的问题，便丧失了独自解决问题的意志，转而向别人求助，这种依赖性会使宝宝渐渐变得意志薄弱。

没有耐性的宝宝做事肯定没有持久性，因而会显得注意力低下、散漫。玩玩具时，看看这个拿拿那个；参加钢琴、美术、书法等学习班，没有一个能坚持下去。

研究表明，从很小的时候开始，宝宝就开始喜欢观看人的面容了。据观察，即使宝宝在生理上困倦或饥饿时，看见熟悉的面容也会微笑、手足挥动。这说明宝宝不仅有生理需要而且也有社会性需要。但有的妈妈忽视了宝宝这种最初的反应，只是满足他的生理需求，对宝宝的无理取闹也无条件地迁就忍让，这样宝宝就会形成不正确的是非观，养成许多不良习惯甚至影响一生。因此，爸爸妈妈们应注意以下几个方面，让宝宝学会忍耐：

统一是非标准，在宝宝饮食、排便、睡眠、卫生、礼貌等方面建立良好的制度。严格执行并取得全家人的共识与行动的一致。如宝宝睡醒之后会躺着自己玩，这就是做得好；如果没缘由地大哭大闹，就是表现不好。此时，无论谁都不要理会他，慢慢地宝宝就知道了自己做得不对。但是，宝宝还不太会说话，不能用语言完整地表达自己的需要，只会用哭表示自己的感觉。所以，成人要学会判断宝宝哭的真正原因，以便及时对症处理。利用表情动作、简单的语言对宝宝的行为加以肯定或否定。丰富宝宝的生活，只有丰富多彩的活动，才能给宝宝更多的锻炼机会。

其次，爸爸妈妈要给宝宝足够的空间，让孩子学会自己处理生活中简单的事情，防止宝宝产生极强的依赖性。当父母发现宝宝注意力低下、散漫时，更不能放之任之，爸爸妈妈要监督孩子一段时间，让他即使没兴趣做了，也还能坚持下去。这样有利于改善孩子的散漫性。

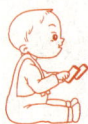

宝宝的表情大解密

有些小宝宝天生就是"表情控",很多时候,更是不愿说话,要爸爸妈妈来猜。可是,面对宝宝的这些表情密码,爸爸妈妈了解多少呢?

比如,宝宝突然咧嘴笑了。宝宝微笑、发出"啊啊"声与父母"交流",或眼睛发光,兴奋而卖力地舞动着小手和小脚,是最让爸爸妈妈放心的表现,因为这是他们感到舒服和安全的表现。确实,宝宝的笑对其身心发展极为有利,因此当宝宝面带微笑时,家长应该充满爱心地回应,或跟着一起笑,或是一起"呀呀学语",让宝宝更开心、笑得更灿烂,家长也可以轻轻抚摸或亲吻宝宝的面颊以示鼓励,这会让宝宝心情更加愉悦。

那么宝宝瘪嘴哭了呢?当宝宝啼哭时,家长应该仔细分辨宝宝不同的哭声,揣摩宝宝的要求,适时满足宝宝的需求。当宝宝瘪起小嘴,一副受了委屈的样子,这是要哭的先兆。如果宝宝此时把头转向妈妈,张开小嘴做出急急忙忙寻找的样子,嘴里还做着吸吮的动作,这就说明宝宝饿了,需要赶紧给宝宝喂奶。如果宝宝的哭声抑扬顿错,响亮且有节奏感,妈妈不必担忧,这时哭泣是宝宝在练习发声,对宝宝的身体是有好处的。另外,宝宝在嘈杂的环境中很容易受到干扰,但只能用大叫、大哭、大闹来表达自己的烦恼。此时,家长应该带宝宝去安静的地方,或是给点好吃好玩的东西让宝宝安静下来。

宝宝有时还会出现咧嘴或是上唇紧含下唇的表情,这是想小便的信号;当宝宝想大便时,则通常先是眉筋突暴,然后脸部发红,目光发呆,有明显的"内急"反应。当宝宝出现以上反应时,父母应让宝宝及时排出大小便,或者检查更换尿布。家长应通过观察宝宝的表情,了解婴儿大小便的规律,从而加以引导，这有利于逐步培养宝宝的自控能力和良好的习惯。

宝宝的眼睛总是明亮有神，转动灵活自如，当宝宝出现无精打采或眼神无光的情形时，爸爸妈妈们就要提高警惕了，这很可能是宝宝有疾病的先兆。若发现宝宝的眼神黯然无光、呆滞少神，就要特别细心地注意宝宝的一举一动，发现问题及时去医院检查。另外，如果宝宝突然变得很少笑，小脸严肃，表情呆板，应该注意检查微量元素。

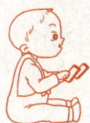

让宝宝吃出聪明，挑不出"刺"

鱼类营养丰富，极其适合幼儿食用。但对吃饭尚不熟练的孩子来说，择鱼刺难度较大，父母常常要替孩子择刺，影响进餐速度和气氛，有时一些未择干净的鱼刺还会扎伤孩子。这让爸爸妈妈无比纠结。

有三款"鱼肴"是挑不出刺来的，能让宝宝又方便又安全地吃鱼。

让宝宝增进食欲，预防营养不良，妈妈可以做三色鱼丸。原料：青鱼（或草鱼）肉100克，胡萝卜、青椒、葱姜末各10克、花生油10毫升、肉汤150毫升、鸡蛋1枚、水发木耳5克，芝麻油、食盐、料酒、淀粉、葱姜水各适量。

制作方法是将鱼肉去刺，斩泥，分3次加蛋清、食盐、葱姜水、淀粉和适量肉汤顺一个方向搅均。再将鱼肉泥挤成丸子，逐个放入80℃的水锅中，旺火氽熟、捞出。然后将胡萝卜、青椒、木耳切丁。起油锅，旺火下葱姜末煸香，再放入胡萝卜、青椒、木耳，略炒，添入所余肉汤。待胡萝卜熟后，用水淀粉勾芡，下入鱼丸，淋上芝麻油即成。

熘鱼片也是妈妈不错的选择。原料：鳜鱼一条，胡萝卜片、青椒片各20克、花生油、酱油、米醋10毫升，食盐10克，植物油30毫升（实耗15毫升），鸡蛋清1个，食盐、料酒、淀粉适量。

制作方法是先将鱼去头后，片成两片，去骨去皮，取中段肉约150克切成1~2毫米厚的片，再在鱼片中放入鸡蛋清1个，食盐、料酒、淀粉各适量，拌匀。旺火起油锅，油四五成热时滑入鱼片，小心翻炒，至鱼片变成乳白色断生后，捞出。锅内留底油，下入葱姜蒜末炒香，再下入胡萝卜片、水发木耳和青椒片，接着下入食盐、料酒适量，待菜炒熟后，下入鱼片，略翻炒即可。

拌鱼米能给宝宝补充钙、铁，还能健脑益智，增进食欲。原料为鲜黄花鱼1尾，食盐、米醋、味精、芝麻油、香菜末、葱姜末各适量。

制作方法是将鱼按常法洗净蒸熟后，去骨刺，净肉斩碎。鱼肉与调味料拌均，撒上香菜末即可。但妈妈们需要注意：拌鱼米不宜让宝宝过量食用，以免生痰发疮。还有小黄鱼的钙、铁含量为大黄鱼的3倍。

秋千是宝宝最好的"摇篮"

一些爸爸妈妈会发现，秋千对宝宝来说简直是魔术。晃动和声音使他睡得极香。它就像妈妈的第二只手。

但是，当宝宝尖叫时不能把他放在秋千里。宝宝荡秋千的规则是：如果你把放声大哭的宝宝放进秋千里，你所期待的就只能是一个荡着秋千哭闹的小家伙！有关秋千（也包括弹簧椅）的一件鲜为人知的事情是：它并不能使发疯般的宝宝安静下来。可是一旦宝宝的哭声停下来，秋千就可以使他保持安静并渐渐睡着。所以，一定要在宝宝平静下来后再把他放在秋千里。

在襁褓中荡秋千的宝宝安静的时间会更长一些。不过，爸爸妈妈还需要用秋千椅上的皮带从他两腿间穿过把他系牢。如果座椅太直，宝宝可能无法支撑住自己的脑袋。所以要把它尽量向后放平，或使用带摇篮的秋千。

宝宝被放在秋千里时可能还会哭。记住，只有急促的动作才能引发安静的生理反射。所以如果他又哭了的话，抓住秋千的靠背前后晃动，频率为每秒三次，幅度不超过两三厘米，只要20秒，他就会再次放松下来。

在宝宝睡熟之前，摇晃的频率一定不要太慢。哭闹的宝宝只有在被快速晃动时才能睡着，并且整晚都睡得很好。在离他头部3~5厘米处制造高音噪声，在他睡熟后再关小，这样就不会惊醒他了。

在"催眠五部曲"的协同作用下，宝宝会慢慢体会到荡秋千的快乐，之后你只要把他放到里面，他就会非常开心。比如妈妈让宝宝躺在自己膝上睡着，但当她把宝宝放到秋千里时，他又开始嚎啕大哭了。妈妈因为害怕过度刺激哭闹的宝宝，把秋千设定在慢速上面，但这种运动对炮仗似的小家伙来说显得太温柔了。于是妈妈就改变了做法，她把宝宝的胳膊裹紧，打开电吹风让她短时间内安静下来。然后她飞快地将她放到秋千里，用手快而有力地晃了几秒钟。宝宝看上去很乖，妈妈就把秋千设定在高速位置。一切都来得很突然，哄宝宝变成了小事一桩，秋千一下子成为了最好的摇篮。

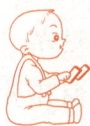

洗澡要注意别感冒了

秋冬季节爸爸妈妈在给宝宝洗澡的时候要注意千万不能让他感冒了，因而，在洗澡之前，要先把物品准备好：浴巾、暖灯、毛巾、衣服、浴液等等。门也要关好，中间不能开开关关。迅速洗好，而且千万不能吹风，特别是比较猛烈的风，否则绝对会感冒。

妈妈应该先用取暖器把浴室温度提升，把水放好（偏热的），准备好宝宝要换的衣服及一块大的浴巾，还有块小的毛巾（擦干用）。等浴室温度上升了，再进去洗。洗澡前最好准备4瓶开水（视浴盆的大小而定），准备洗澡的时候把开水全部倒进浴盆，这样整个浴室就会充满雾气，就会变得很暖和。而取暖器还是要一直开着。

妈妈可以将宝宝放在桶里洗，去超市买一个超大号的木桶，洗净将热水调节好，然后将宝宝放在桶里面，并且给宝宝拿一个平时喜欢玩的玩具，记住水要放满，因为水放满了宝宝坐下去时，好多水会溢出来，宝宝看到会很开心！妈妈可以用手托着宝宝的小屁股，不必让宝宝完全坐下，半蹲就可以了。洗澡前要先量好水温，再在宝宝的洗澡盆旁边放上一个取暖器，增加周边环境的温度，然后快速地脱掉宝宝的衣服，帮宝宝洗好后稍等一会再穿衣服，穿衣服前要先把衣服放在取暖器旁加温。

宝宝洗澡的时间最好是吃完东西半个小时后，而且洗澡前可以跟他玩闹一小会儿，因为这样他的身体比较暖和。要特别注意洗澡水不能一盆水从头洗到尾，中间要不停地加热水，不能怕麻烦。冬天水冷得快，一开始就用太热的水会烫着宝宝，可是如果一开始水温刚好，洗到一半水就凉了，只有在中间加上两次热水，才能保证宝宝的洗澡水一直温暖。

第一步先洗头：擦干头部再脱去宝宝的内衣，洗澡的时间不要过长，洗完澡后立即将宝宝的身体和头发擦干，给宝宝包裹严实后，将浴室门打开略等两分钟再将宝宝抱出来，这样也好给宝宝提供一个适应温度变化的过程。进房后再给宝宝穿外套或者直接放进被窝；过几分钟后给宝宝喝一瓶温开水补充水分。

从小培养宝宝清淡的口味

儿童高血压、肥胖、高脂血症、糖尿病是现在儿童期最常见的"成人病"，发病率有上升趋势，主要与饮食结构不合理及不良饮食习惯有关。如小儿喜食口味重的、过咸、过甜、糖份高的食品。

喜欢重口味的孩子，往往调味品食用较多，"钠"的摄取量也随之增加，久而久之，血压上升，造成高血压。甜食、油炸食品、饮料，热量较高，过多摄取会形成肥胖，而与肥胖相关的慢性病，如糖尿病、高脂血症、动脉硬化、高血压、冠心病、痛风等也随之而来。这些病"与食俱进"，慢慢积累，可能在小儿时期没有明显症状，只是胖，多数父母还认为小孩"胖"好，不重视，后来就发展为成人病。

为了防止宝宝患"成人病"，爸爸妈妈要从小培养宝宝清淡的口味。幼儿食品要口味清淡，强调原汁原味，不能过甜、过咸或口味太重，还要平衡饮食。人的口味是后天形成的饮食习惯，因而父母应有意识地引导宝宝养成健康的口味习惯。

经常吃较咸的食物，宝宝会对咸度产生耐受，越吃越咸。大量流行病学调查资料证实，盐吃得越多患高血压的风险就越大。而且3岁之前，肾脏排钠功能还不完善，过量的钠盐对婴幼儿肾脏是一种负担。

有些妈妈担心不加盐口味不好，宝宝不爱吃，会"没力气、没脚劲"，喂宝宝时总喜欢自己先尝尝咸淡。其实，宝宝对咸的敏感度远高于成人，这种敏感度随年龄增长而逐渐降低，如果以父母"正好"的咸淡来喂宝宝就过咸了。宝宝平时喝的奶，还有蛋黄、鱼泥、肉泥、蔬菜、水果泥等天然食品中都含有一定量的钠，足够宝宝的生理需要。

和咸味一样，甜味也是越吃越重的。而且宝宝与生俱来就喜欢甜、鲜味，不喜欢苦、涩、酸味。在喂食过程中，遇到涩涩的绿叶蔬菜水、酸酸的果汁水或淡淡的营养米粉，宝宝可能会出现难看的表情或用舌头顶出来。妈妈不必担心，这不是宝宝不愿吃、不喜欢吃，不要因此而放弃或是加糖。

一些超市出售婴儿食品（如米粉、瓶装食品）不加糖、不加盐、不加调味品，口味清淡，大人可能觉得不好吃，但更符合宝宝生理发育和科学喂养原理。千万不要挑选或制作一些口味重的食品给宝宝吃，以免加重宝宝肝脏负担。

妈妈对已经有口味偏好的宝宝，要耐心地慢慢纠正，如慢慢减淡食物口味、把清淡的食物做得更有趣、和其他宝宝一起吃、营造良好的进食环境等。

带宝宝旅行的必备物品

带着宝宝一起旅行与平常旅游最大的不同就是，随身行李箱里几乎装满了宝宝的物品。在往行李箱里拼命塞行李时，妈妈应该有一个基本目标：必须要准备齐全，同时要尽量少带随身背包。但有些物品是在旅行过程中必须要随身携带的。

比如尿片用品，在为宝宝准备旅行过程中的尿片时，妈妈需要做最坏的打算。如果在平时宝宝每天排便两次，那么就设想在路上可能会达到3~4次。如果平时宝宝的粪便都是半成型的，那么就设想在路上它们会是稀的、容易滴漏的。因此，建议妈妈随身多携带一些尿片、湿巾和小的塑料垃圾袋（杂货店购物袋就非常好用）。

换洗衣物也是宝宝的必备物品。想一下宝宝平时一天需要几件换洗衣物，然后旅行过程中需要增加一倍的数量，并且将它们放在随身的行李袋中。然后按照同样的方法为自己准备衣物，因为妈妈和宝宝一定都不会喜欢穿着带有便渍和污渍的衣服坐在那里。同样要记得在行李袋中预留一定的空间用来存放你和宝宝脱下的脏衣服。

宝宝在这个年龄段已经可以自己玩耍了，那么带上一条毯子、一个填充玩具也是不错的主意。除此之外，一定要带足卫生纸和湿巾，然后在包里剩余的空间放上其他妈妈自己需要的东西。

很多妈妈都觉得带着宝宝一起去旅行是件非常棘手的事，不仅在旅途中会遇到各种各样的麻烦，还会因为要照顾宝宝而不能尽兴地旅行。其实也不完全是如此，说不定正是因为有宝宝的陪伴，而给旅途带来了不一样的惊喜！

而且，旅行也能让宝宝更好地成长，不仅丰富了宝宝的经历，还开拓了他的视野。在旅行的过程中，爸爸妈妈还可以有意识地、因地制宜地教宝宝认识或了解一些东西。比如：在路途中，宝宝因无聊而无理取闹的时候，爸爸妈妈要告诉他必须得忍耐。这时候，可以跟他讲讲这次旅途的安排，来吸引小家伙的注意力。

当然，要想带着宝宝的旅行变得舒适惬意的话，爸爸妈妈一定别忘了带足宝宝的必用品哦！

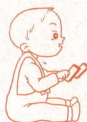

要注重宝宝的非智力因素

在日常生活中，有些家长只重视抓宝宝的观察力、记忆力、思维力、想象力等智力因素方面的培养，而却往往忽视了对宝宝的兴趣、意志、情感、毅力等非智力因素方面的培养。毫无疑问，这种做法是有失偏颇的。非智力因素对宝宝的影响力也同等重要！

固然，培养宝宝成才必须有智力因素作基础，但是不能因此而只重视抓宝宝的智力因素培养，而忽视宝宝的非智力因素培养。因为非智力因素对宝宝的成才也是非常重要的。智力因素和非智力因素，对于宝宝的成才来说，好比是一只鸟的两只翅膀，只用一只翅膀，是不可能飞高的。美国心理学家推孟对105名最成功者和同样数量的不成功者作过分析，发现二者的差异主要是取得成功的坚持力、为实现目标不断积累成果的能力、自信心和克服自卑感的能力、适当的适应能力和实现目标的内驱力。

而以上这几个方面，主要属于非智力因素方面。美国精神病学家凡林特在研究中也发现，唯智力型的早期教育不是培养宝宝成才的成功方法，用这种方法培养出来的宝宝，往往小时候智力处于中上水平，有的甚至是佼佼者，但长大以后，他们往往就黯然无色，远远地落在一般同学的后边。可见，非智力因素对于宝宝的成才起着十分重要的作用。"天才出于勤奋"、"勤能补拙"这些名言，说的也是这个道理。

所以，父母在教育宝宝的过程中，要摆正培养智力因素和培养非智力因素的位置，即不仅要重视抓宝宝的智力开发，也要重视抓宝宝的非智力因素培养。在具体实践中，一方面，要在开发宝宝的智力方面加大投资。另一方面，还要在培养宝宝具有纯正的动机、良好的心理和情感、强烈的兴趣、坚强的意志、坚韧不拔的毅力等方面下大力气。只有这样，才能把宝宝培养成为有用的人才。

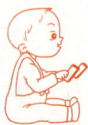

做个新时代的好爸爸

从传统爸爸到"新新老爸"，经历了一场细腻而艰难的演变。人们对"父亲"的关注，好像从来没有像现在这样强烈。当我们还无法给新时代爸爸一个准确定义时，一系列新名词就扑面而来：养育型爸爸、学习型爸爸、双性爸爸、Modern爸爸……在对这些词还未深入体会前，"新新老爸"的时代悄然来临。

说起传统爸爸，很多人都会想起朱自清《背影》中那个始终用缄默来表达深沉父爱的男人。而在如今这是崇尚表达和交流的时代，对"新新老爸"来说，"儿子，我爱你！"却可以脱口而出。传统父亲几乎就是威严的代名词，而"新新老爸"却擅长刚柔相济。他们有很男人的一面，但是又可以很平等地和孩子交流；当孩子违反了规则时，他们会坚持到底，不讲情面，但是他们不会用粗暴的武力来解决问题。和传统父亲比起来，"新父亲"们的性情更丰富了。他们可以让孩子在自己身上同时体验到刚强和柔软。

这曾经是女人们择偶的重要标准，而今套在"新父亲"们身上也并不为过。就像《天天饮食》中的那句"男人下厨房，绝对新时尚"一样，而今厨房不再是妈妈们的绝对领地，"谁有时间谁做"，或者"妈妈照顾孩子，老公制作美食"的分工方式越来越常见了。然而，对于那些坚决要做时尚潮流的领军人物的男人们来说，就连居家服饰也是绝对马虎不得的。于是，一群戴着款式新颖围裙的"新新老爸"出现了！

换个通俗的说法就是做爸爸先要学习。亲子教育让爸爸们认识到，自己不是孩子天然的教育者，而是需要在育儿实践中不断地学习和摸索。

在人们传统理念中，如果下班以后你推掉饭局的理由是要回家陪孩子，肯定会遭到男同事们的耻笑——太不男人了！然而，在育儿环境逐渐改善的今天，育儿讲座的课堂上，父亲的身影也越来越多地出现。一些父亲们还会为探讨育儿话题专门搞一次"新新老爸"聚会。

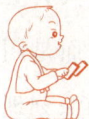

日本人餐桌上有"教子术"

对儿童教育，日本人在注意加强德、智、体、美、劳等方面教育的同时，还非常注重强化"食育"。

日本人的餐桌犹如课桌，夫妇俩会经常不失时机地对宝宝进行"食育"。吃饭时无论是品尝山珍海味或是粗茶淡饭，都不忘类似于中国"汗滴禾下土，粒粒皆辛苦"的教育，让宝宝知道庄稼的春种秋收，都是老百姓出力流汗，辛勤劳动得来的。除了传统教育外，还让宝宝参加食物的制作，去亲身体会有劳动才有收获的感受。如此使宝宝不仅常怀一颗感激之心，而且在饮食中得到了人生观与价值观的教育。

培养健康的饮食习惯，日本学者认为，从儿童能说话和简单交流时起，就要有意识地灌输一些饮食的来源、制作、营养价值以及怎样吃、吃多少等知识。在连续强化教育中，潜移默化地使他们认识偏食的危害，并自觉做到膳食平衡，将健康的饮食习惯延续终生。在日本幼儿园里用餐的宝宝，几乎没人挑食，听从老师安排伙食，营养均衡，"胖墩儿"明显减少。

更加令人叫绝的还有，无论在学校还是在家庭，老师和父母都善于将培养宝宝的艺术想象力融汇于饮食中。比如，餐桌上的色拉，有如秋天的景色，在那碧绿的森林里，既有黄叶又有红叶；那些肉馅则如凋零的枯叶飘落在大地上；一道加入了海带的五香菜串儿，那海带丝就像扎在姑娘头上的黑丝带……儿童对此有兴趣之后，对每一种饮食，都会作出极为丰富的艺术联想。

另外环保教育也是食育的重要内容。什么能吃，什么不能吃，什么生物应该保护它，什么动物不应该随便吃它，以此来提高宝宝的综合素质。

有一次，一个日本人拿玩具示范教育宝宝，受教育的宝宝不一会拿着削好皮的"玩具苹果"给他吃，日本人竟然煞有介事地当着宝宝的面，咬了一口"苹果"嚼了起来，宝宝高兴地去玩了。原来那个日本人的做法大有奥妙。他拥有教育者的智慧：他没有用成人的逻辑去分析宝宝的行为，而是用宽容、呵护和培育去精心维护了一个幼小生命的尊严。这是对儿童的深刻理解和尊重，身负教育职责的父母，更应具有这种智慧。

宝宝不喜欢妈咪太唠叨

一项跨国比较研究表明，不论是中国、日本还是美国的宝宝，最不能忍受的是母亲的唠叨。面对喋喋不休的妈妈，他们先是以沉默来表示自己的不满，倘若母亲仍未停止训斥，他们只能"揭竿而起"——顶嘴反抗了。

很多宝宝面对妈妈的唠叨时会用哭和尖叫来表示不满与反抗。长久下去，将不利于宝宝的成长，造成宝宝易怒、烦躁不安等不利影响。

其实，不仅宝宝如此，名人也不例外。著名作家马克·吐温有一次去教堂听牧师演讲。最初，牧师精彩的演说确实让他感动，因此他准备捐一笔钱。十分钟后，他开始对演讲不耐烦了，决定只捐一些零钱。又过了十分钟，牧师仍未讲完，他决定一文不捐。等牧师终于结束了冗长的演讲，开始募捐时，马克·吐温出于愤怒，不仅未捐钱，还从盘子里拿走了两块钱。

这种刺激过多、过强和作用时间过久而引起心理极不耐烦而反抗的现象，被称为"超限效应"。宝宝年纪还小，因而忍耐的限度也不够大。

所以超限效应常常会在家庭教育中出现。当宝宝不听话，不照母亲要求做事时，心烦意乱的妈妈便会反反复复地对宝宝的某种行为作同样的批评，使宝宝从不安到不耐烦又到反感讨厌。时间长了就会产生"我偏这样做"的反抗心理和行为。结果造成妈妈唠叨、宝宝反抗，妈妈越唠叨，宝宝越反抗的恶性循环。

所以，妈妈应向那些聪明的父亲学习，批评不在话多，而在于实际效果如何。对宝宝的过错，应坚持"犯一次错，只批评一次"。如果非要再次批评也必须换个角度、换种说法，而不要简单地重复。这样才会避免宝宝"皮皮塌塌"，什么都不在乎的消极表现，而宝宝的厌烦或反抗的心理也会随之减低。

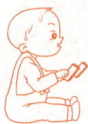

给两岁前宝宝看的书

2岁以前的孩子，基本上是喜欢色彩鲜艳的图画书，挑选这类书籍可以引起孩子的好奇心和兴趣。图书买回来后，不仅是给孩子看的，家长要尽量多读给孩子听，家长可以根据自己的家庭情况，制定某种规则，比如每日在宝宝睡前跟她分享一个插图故事。其次，不要把插图故事书看作教科书，如果家长每次读书时或读完后问各种问题，那么孩子就会将读书看作上课或考试，听故事的时候会不断预测，今天会被问到什么问题，应该如何回答，享受故事的乐趣将大打折扣。

随着宝宝渐渐长大，玩的花样也多起来，大人可利用一些形象的玩具如玩具娃娃、各种生活用品玩具、各种动物玩具等，通过游戏的形式让宝宝学习语言，认识外界事物，发展具体形象思维、记忆和观察能力。

大人可利用玩具娃娃及各种生活用品玩具和宝宝一起玩一些生活模仿的游戏，娃娃最好选择抱着适宜、样式简单、能随意穿脱衣服的中型娃娃，可以让宝宝给娃娃喂饭、洗脸、哄娃娃睡觉，学习叫出娃娃衣服、五官的名称，可以帮娃娃选择小床、小椅、小碗等生活用品，了解这些生活用品的名称和用途，发展认知能力，增加词汇量。

宝宝一般比较喜欢形象逼真，有艺术特征的动物玩具，可从中学习动物的名称和特点，动物叫声及有关动物的儿歌，可用这类玩具做一些游戏。如"什么动物不见了？"大人可选择几种动物让宝宝认识，然后用布把这些玩具盖上，趁宝宝不注意时，大人偷偷拿掉一个玩具，再掀开布，让宝宝说出那种动物不见了。"布袋游戏"是在布袋中装几种动物玩具，大人从中拿出一个，或让宝宝自己摸出一个，说出动物名称，学动物叫声，或用积木搭动物房等。

在玩的时候，大人要边玩边讲，教宝宝学会理解事物之间的关系，并教会他与大人合作玩。玩完后和大人一起把玩具收拾好，这样既锻炼了宝宝的动手能力，又培养了宝宝的社会适应能力。

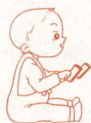

咱们小宝宝怎么老是出汗呀

幼儿及学龄前宝宝天生好动，精力旺盛，醒着的时候就闲不下来，运动使机体产生很多热量，虽然宝宝入睡后体内各个系统慢慢静息下来，但聚集在体内的热量还没散发，此时就以出汗的形式将多余的热量散发出来；同时，小儿植物神经发育不健全，在入睡时，主管汗腺的交感神经会因失去大脑的控制而一时兴奋，出现汗多现象，这完全是正常的。

汗液是通过分布在皮肤上的汗腺排出的。汗腺受交感神经控制，出汗量与汗腺的发育情况和交感神经敏感性有关。婴幼儿的汗腺和神经系统都不太完善，而且新陈代谢旺盛，皮肤微血管分布多，含水量大，这些生理特点是婴幼儿夜间多汗的主要原因。

活泼好动的宝宝，白天运动量大，产生的热量多，机体未能将多余的热量散发出去，晚间体温可达38摄氏度左右。入睡后通过出汗散发多余热量，以保持正常体温。如果天气闷热，卧室通风不良，宝宝就更容易出汗。这种出汗称为"生理性出汗"，一般都发生在上半夜，深睡后便逐渐消退。对于生理性出汗，不必过于担心。要注意适当减少宝宝白天尤其是临睡前的活动量，不要给他们吃大量的热性食物和热饮料，被褥随季节增减，不能给宝宝盖太厚的被子。

但少数宝宝夜间出汗是疾病所致，其中比较常见的是佝偻病。判断宝宝夜间出汗是不是因为疾病所致，可以观看宝宝有没有睡眠不安、烦躁、惊跳等症状。如果有的话，父母应该带宝宝看医生以确诊。

急性或慢性感染也可引起小儿夜间出汗。下半夜出汗又称盗汗，是因为身体能量消耗过大，天亮前血糖浓度降低而引起虚汗，如活动性肺结核病人的盗汗。除盗汗症状外，还有发热、消瘦、咳嗽等症状。化验血液，血沉值增大。

正常的儿童，即使出汗过多，家长也不用紧张，可用干毛巾及时擦干汗液，经常更换内衣，防止因出汗过多而着凉感冒。平时让宝宝勤洗澡，被褥或睡袋经常晒晒太阳，保持干燥，同时进行杀菌消毒。对于疑为病理性出汗的宝宝，应及时到医院检查，采取相应的治疗措施。随着病症的好转，夜汗症状自然也就消失了。

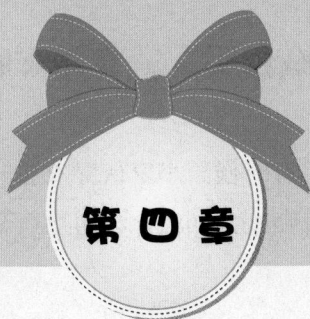

第四章

1岁10~12个月

多让宝宝穿穿衣，说说话

让宝宝玩玩"藏猫猫"，穿穿衣服

宝宝即将满两周岁了，有时候给小家伙穿衣服时，他自己也会抬抬手，扯扯衣服。看来宝宝是有兴趣学习如何穿衣服了，爸爸妈妈不妨趁热打铁，为宝宝好好上一课。

宝宝刚开始学穿衣时，爸妈可以帮宝宝拿着衣服，调整位置让宝宝的手能顺利地伸进袖子中。一边穿一边说，"伸左手"，"换右手"，让宝宝依照描述来做，这样会让宝宝觉得在整个穿衣过程中，都是他自己在做，这样就可以增强宝宝的自信心。当然宝宝的衣服最好是选简单易穿的那种。等到宝宝逐渐长大，家长就可以在旁边仅仅动嘴，用嘴指导宝宝穿衣服；再往后就直接让宝宝一个人独立完成。穿完衣服后妈妈最好能把宝宝抱在怀里亲一亲，再夸奖一下宝宝做得真好。让宝宝觉得穿衣也是件很愉快的事。

宝宝学习任何东西，只要结合着游戏一起进行，就会有事半功倍的效果。比如妈妈可以一边把宝宝的小手往袖子里面塞一边说，"呀，看不见宝宝的手了"，"摸到妈妈的手了没？"，"噢，看到了，呵呵"，亲一亲宝宝的手，"再换那只手"，再玩"藏猫猫"的游戏。这样的游戏宝宝往往乐此不疲。宝宝会觉得在穿衣的过程中没有任何的烦恼。

宝宝也是喜欢和别人比的，在比较中能够胜出的话，宝宝会非常的开心。爸爸妈妈也要给宝宝创造这样比较的机会。爸爸妈妈可以加入到穿衣比赛的行列，在早上起床穿衣服的时候故意装出找不到袖子，袜子穿歪了，但又要时不时发出警告"爸爸妈妈就要穿好了"，让宝宝在咯咯的笑声中又不由自主地加快速度。比赛要适当地让宝宝多赢几次，以满足宝宝的自豪感，维持他对穿衣的兴趣。

当然，开始他可能穿不好，裤子穿反了或两条腿伸在一条裤腿里。有的宝宝着急，一次没穿好就没有兴趣了，甚至哭着不学了。在这样的情况下，家长要鼓励宝宝，穿不好重穿，要从容易到复杂，最好是从夏天开始，因为夏天穿的衣服简单，而且慢慢穿也不易受凉。夏天学会穿短裤、背心，随着天气变化，渐渐增加衣服，也就成了渐渐学习的过程。

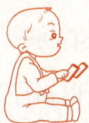

宝宝学穿衣服，妈咪有妙招

宝宝的上衣有的前面系扣，有的套头，套头的衣服穿起来相对比较麻烦，妈妈可从教宝宝穿前面系扣的衣服开始，再教他穿套头衫。刚开始，妈妈可以通过玩游戏的方式，激发宝宝配合的热情。比如：让宝宝学习把胳膊伸进袖子里，可以这么说"宝宝的小手要钻山洞了"，慢慢的，宝宝就会自觉地把胳膊伸进去。教宝宝学扣扣子，则需要妈妈比较细致的指导。首先，告诉宝宝扣扣子的步骤：先把扣子的一半塞到扣眼里，再把另一半扣子拉过来，同时配以很慢的示范动作，反复多做几次，然后让宝宝自己操作，及时纠正宝宝不正确的动作。其次，也可以让宝宝在娃娃身上练习。另外，要注意让宝宝先从下面的扣子扣起，这样能够防止宝宝把扣子扣错。

穿套头衫时，要先教宝宝分清衣服的前后里外。领子上有标签的部分是衣服的后面，有兜的部分是衣服的前面，有缝衣线的是衣服的里面，没有缝衣线的是衣服的外面，然后，再教宝宝穿套头衫的方法：先把头从上面的大洞里钻进去，然后再把胳膊分别伸到两边的小洞里，把衣服拉下来就可以了。注意宝宝的套头衫领口一定要宽松些，有的宝宝比较胆小，怕黑怕闷，因此会非常抗拒穿套头衫，妈妈可以多让宝宝观察自己穿套头衫的过程。

学习穿裤子和学习穿上衣一样，都要先从认识裤子的前后里外开始。裤腰上有标签的在后面，有漂亮图案的在前面。教宝宝把裤子前面朝上放在床上，然后把一条腿伸到一条裤管里，把小脚露出来，再把另一条腿伸到另一条裤管里，把脚露出来，然后站起来，把裤子拉上去就可以了。开始时，宝宝难免会犯一些小错误，比如：把裤子的前后里外穿反了，或是将两条腿同时伸到一个裤管里了等等，此时，妈妈不要急着纠正，可以询问宝宝是否感觉到不舒服，或是把宝宝带到镜子前请他"欣赏"自己的样子，通过这样的方式，让宝宝找到出现错误的原因，然后让他重新穿一遍。为了巩固宝宝对裤子结构的认识，妈妈在自己穿裤子时，也可以故意犯一些错误，比如：把裤子的里外反着穿，看看宝宝能不能发现其中的错误，也可以请宝宝来帮忙，"妈妈怎么觉得裤子穿得不舒服，宝宝帮妈妈看看，到底哪里有问题？"在宝宝发现其中的错误后，要及时赞扬宝宝聪明、能干，让宝宝体会到成功的乐趣。

宝宝在不停地磨牙

很多妈妈发现自己快两岁的宝宝每次睡醒觉起来，就会听到他磨牙的声音，而且有时只有一声，有时候却连续不断。

宝宝长时间磨牙会影响睡眠。而且磨牙会使面部过度疲劳，吃饭、说话时会引起下颌关节和局部肌肉酸痛，张口时下颌关节还会发出声响，这会使宝宝有思想负担，影响生活质量。磨牙也会使牙齿本身受到损害，由于牙釉质受到损害，引起牙本身过敏，遇到冷、热、酸、辣时就会发生牙痛。磨牙时咀嚼肌会不停地收缩，久而久之，咀嚼肌增粗，下端变大，让宝宝的脸型发生变化，影响美容。

宝宝磨牙可能由多种因素，比如：肠道有寄生虫。蛔虫产生的毒素刺激肠道，会使肠道蠕动加快，引起消化不良，脐周围疼痛，睡眠不宁；如果毒素刺激神经，使神经兴奋，而导致磨牙。同样蛲虫也会分泌毒素，并引起肛门瘙痒，影响宝宝睡眠并发出磨牙声音。一般家长都认为磨牙的祸首是寄生虫，但是近年由于卫生习惯和条件改善，寄生虫引起的磨牙已经退居次要位置。

精神过度紧张也可能会导致宝宝磨牙。不少宝宝在晚间看惊险的打斗电视、入睡前玩耍过度，精神紧张也会引起磨牙。如果因某件事长期受到爸爸妈妈的责骂，引起压抑、不安和焦虑，也是夜间磨牙的重要原因。

消化功能紊乱也会磨牙，宝宝晚间吃得过饱，入睡时肠道内积累了不少食物，胃肠道不得不加班加点的工作，由于负担过重，会引起睡觉时不自主的磨牙。

宝宝磨牙还可能是由于营养不均衡。有的宝宝有挑食的习惯，特别是不爱吃蔬菜，形成营养不均衡，导致钙、磷、各种维生素和微量元素缺乏，引起晚间面部咀嚼肌的不由自主收缩，牙齿便来回磨牙。

牙齿替换期间，如果宝宝患了佝偻病、营养不良、先天性个别牙齿缺失等，使牙齿发育不良，上下牙接触时会发生咬合面不平，也是夜间磨牙的原因。

由此可见，宝宝磨牙的原因有很多种，爸爸妈妈应该结合实际，及时采取应对措施。

面对宝宝不同的"尖叫"，妈咪有招数

很多宝宝特别喜欢尖叫，这叫声常常让大人们苦不堪言。其实，面对宝宝不同情况发出的"尖叫"声，妈咪也是有妙招的，能自然而然地让宝宝的尖叫声"偃旗息鼓"。

例如：家里来了客人，妈妈热情地招呼着客人。萌萌受到了空前的冷

遇，一声尖利的喊叫在客厅里回荡。其实，当妈妈因为某种原因不得不暂时将注意力的重心转移到别的事情上时，可以先给宝宝打个招呼，讲讲道理，让宝宝明白妈妈并没有忽略他，只是暂时有别的事情需要处理。如果家里来了客人，妈妈可以郑重其事地将宝宝介绍给客人，并鼓励宝宝一起招呼客人。如果宝宝能参与这些活动，他就不会有被忽略的感觉。

还有的宝宝扑向花丛，伸手就抓，妈妈一阻止，小家伙愤怒地瞪着妈妈，生气地尖叫起来。其实宝宝1岁半后，自我意识逐渐增强，什么都想自己做，但是又无法顺畅地用语言来表达自己的需求，于是情急之中，他只好借助于尖叫来表达自己的抗议情绪。面对宝宝这种类型的尖叫，妈妈不能一味地制止，平时可以多花点时间与宝宝交谈，帮助宝宝发展语言能力，让宝宝明白，他可以采取别的方式比如语言或手势等来表达自己的需求。

有的宝宝很晚了依旧在客厅蹦着跳着，丝毫没有睡意，而且不听妈妈说服，又像往常一样大声尖叫起来。其实宝宝正处在人生的第一反抗期，他们开始强烈地意识到自己的存在。要让这个时期宝宝的尖叫"偃旗息鼓"，妈妈要尽量避免和宝宝发生明显的冲突，给他足够的机会决定他自己的事情。同时，妈妈也要在平时多平心静气给宝宝讲道理，让他明白什么样的行为才是良好的行为。一旦宝宝通过尖叫来要挟妈妈，妈妈一定不能为他的尖叫所动，而要坚持自己的意见。当宝宝发现尖叫解决不了问题时，他就会放弃这种不良的处理问题方式。

有的孩子双手接过妈妈递过来的一辆玩具小汽车，却还想要另外一只玩具机器人。"你已经有了玩具汽车，今天不能再买机器人了。"妈妈语气坚定地回答。如此来回几次，宝宝突然尖叫起来。对待宝宝的这种尖叫，最好的处理办法就是对他的要求不理不睬，让他去尖叫。等他叫累了，宝宝自然也就明白了自己用这种方法解决不了任何问题。另外，平时爸爸妈妈在向宝宝提要求时，态度一定要坚决。

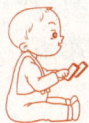

要好好保护宝宝的灵性

每个宝宝都有自己的道理，自己的秘密，自己的梦想。

远古灵智属于宝宝，它一代又一代地活在宝宝们的心里，可惜，宝宝一旦成人就把心中的秘密忘了，而且一点儿也不懂得自己的宝宝，一点儿也没想到那宝宝便是自己的过去，而宝宝，却一直被那可怕的秘密烧灼着，直到成年。这大概便是人类的悲剧所在。然而，如果成年人懂得了宝宝的心灵秘密，那么他们将会少犯多少错误啊！

宝宝的眼睛能看到成人看不见的东西。宝宝眼里的爸爸是把他们高高举起的爸爸。他们只看到了爸爸的手臂和腿，还有一个大脑袋，于是他们便照这样去画爸爸，但是成人世界立即告诉他，这么画不对，不能光画手脚没有身子，还得画得成比例。于是，儿童的创造力便慢慢纳入成人的轨迹，他们画的不再是眼睛里真正看到的东西，而是更符合常规的东西，他们的灵性也许就是这样渐渐消失了。

人就是自然界本身孕育的宝宝，和天空、大地、流水，和鸟兽、森林、花朵没什么两样，人可以在天上飞，水中游，陆上跑，可以和天地万物进行对话与神秘的感情交流。然而，人类的灵性被成年后的各种欲望所吞噬，人也因此被自然界离弃了。只有宝宝，还带着远古生命的灵性，那灵性反射在宝宝的眼睛里，那是末日审判时天使的目光，足以让一切做了坏事的成年人发抖。

所以父母要好好保护宝宝的灵性，不要把成人世界的一切欲望与压力强加于他们。即使是著名教育大师老卡尔·威特的教育方法也没有成为西方基础教育的主流，相反，却在中国被奉为新的经典，为什么？这恰恰因为，中国有太多的父母希望他们的宝宝成为神童，有太多的父母因为自己没有实现梦想而将这梦想传给宝宝，他们从来没有考虑过宝宝有自己的梦想、自己的秘密，那是成年人无法了解的，他们也没有考虑过宝宝的肩膀还十分柔嫩，无法承受他们强加上去的精神与体力的双副重担。

如今的宝宝，面临着我们童年时无法比拟的竞争压力与各种精神困扰，我们要做的是大声告诉宝宝——你真棒！为宝宝建造自由的精神空间与心灵家园，因为，宝宝需要心灵家园！

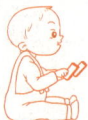

宝宝能分清楚"性别"了

到2岁左右，当被人问起的时候，大部分孩子能够说出自己是男孩还是女孩。从2岁起，人们发现这些小萝卜头可以非常主动地做出符合对自己性别的文化模式的行动。小男孩竭力地模仿爸爸，小女孩则更多地模仿妈妈。如果让他们自由地选择游戏伙伴，他们会更喜欢找同性别的孩子：女孩找女孩，男孩找男孩。

许多父母好像很难接受自己的孩子玩与其性别不符的游戏。一位女研究者观察了24位20～24个月的儿童。当小男孩要玩娃娃时，他的父母会非常强烈地干预，甚至要惩罚他；而且爸爸往往表现得更为严厉，不能容忍这种行为的混乱。一般来说，男人好像更执著地追求遵守有关性别角色的文化标准。而对女孩，父母则比较灵活，允许她进行一些并不是十分女性化的活动，但同时，也还是倾向于引导她玩女孩的游戏！

另外，父母和教育者在游戏中，更倾向于鼓励男孩独立自主，而对女孩则侧重依赖关系。虽然因为家庭不同，教育方式不同，父母的态度也或多或少地不同，但这确实是普遍的现象，只是程度不同而已。观察表明，在孩子2岁的时候，父母所表现出的对男孩和女孩的不同态度最明显。

因而，在集体中，一个孩子也不可能当着别的小伙伴的面玩不符合自己性别的玩具。人们发现，在这一点上，父母并不是唯一"施加压力"的人。

在日常的行为中，6岁以下的儿童也是非常传统的！一位研究人员给刚刚2岁的儿童看一些不太符合文化习惯的照片，比如，一个男人正在化妆或者下厨做饭。面对这样的照片，小孩脸上会出现一种非常吃惊的表情。他们好像在说，这可不对！

虽然在自己的家庭中，家务也不一定是完全按照传统的方式分工的，但是这些小机灵鬼会在别的地方获取信息：在小伙伴家、在阿姨家、在动画片中或者在儿童文学中等等。当然，我们也不必太失望。最近的科研表明，看电视少的孩子和妈妈上班的孩子所采取的性别态度相对不是那么传统。也许，10年后我们的孩子再看到爸爸刷锅碗瓢盆的照片时，就不会感到吃惊了。

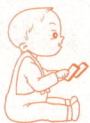

"倔宝宝"极具成长潜力

小时候犟头倔脑的宝宝，长大后可能会是个有主见、有能力、有创新力、有作为的人。这是人类进步的宝贵因素。因此，当宝宝任性时，父母要采取正确的态度和办法，使宝宝学会控制自己的情感，调节自己的行为。父母切不可态度过急，严加斥责。要分清"任性"原因，区别对待。

有的宝宝自我意识强，好胜心重，并伴有一定程度的任性。对于这样的宝宝，父母要善于利用他们的积极因素，加以诱导，扬长避短。比如，有的宝宝喜欢拆卸玩具，父母采取很严厉的手段也制止不了。其实父母应先了解宝宝为什么拆玩具，因为好奇心？还是因为其他原因？因此，父母可以和宝宝一起拆装，并适时加以引导，进行科学知识的教育。这样就能避免宝宝非拆玩具不可的所谓"任性"了。

当宝宝遇到问题会任性、发脾气时，父母可用其他有趣的事物吸引他，转移其注意力。若成人此时也发脾气，斥责他、顶着干，不但解决不了问题，反而会伤及父（母）子间感情，还可能对宝宝的"任性"、"脾气急躁"起强化作用。当他被别的事物吸引住了，情绪稳定下来后，父母再向他讲明道理，指出错误，则比较有效。这时可以有原则地帮宝宝一起解决问题，还可借机教育宝宝努力培养自制力，克服"任性"、"脾气急躁"的个性。

宝宝渴望独立，不听话、反抗、倔强时，也会表现出任性来。对这样的宝宝，父母不要与宝宝的反抗相抗衡，肆意责骂宝宝，压制、拒绝宝宝的意愿，导致宝宝在稚嫩的自尊心下产生更加强烈的反抗。相反，如果父母以慈祥、和蔼的态度，平缓、诚恳的语调和宝宝交谈，宝宝则可能会慢慢平息激动的心情，愿意聆听父母的教导。

宝宝自小受家庭的溺爱和迁就而造成了任性。父母要取得家庭成员之间教育要求的一致，严格要求宝宝，绝不答应宝宝的不合理要求。如果宝宝任性是因为经常受训斥、挨打骂造成的。父母就要注意改变做法，多向宝宝说理，多关心、爱护他，使他扭转原来对父母打骂的"拧劲"。

有些时候，看似宝宝任性，其实是宝宝的合理要求。父母应给予适时的满足。如果父母一时难以办到，就应设法用其他补偿性方法来转移宝宝的注意力，以满足他健康发展的需要。

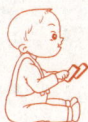

饮食依然是宝宝大脑发育的关键

2岁以内婴儿不宜喂鲜牛奶和成人奶粉，如果不能喂以母乳，也应该食用以母乳为依据、专为婴儿设计的配方奶粉，因为其中的唾液酸对婴幼儿脑力记忆发展至关重要。

母乳是婴儿发育的最佳食品，所以我们应大力提倡母乳喂养。但如果母亲由于种种原因，不能给宝宝喂以纯母乳，最好选用专为婴儿设计的配方奶粉。现在不少家庭习惯用鲜牛奶替代母乳，给2岁之内的孩子食用，这是极不科学的。因为鲜牛奶的蛋白质构成主要是球蛋白，清蛋白只有20%；而母乳中的蛋白质主要是清蛋白，其比例高达60%。此外，牛奶中的其他成分及含量也与人奶不同。

婴儿配方奶粉以母乳为根据，加入了许多牛奶中没有的矿物质和各种营养成分，其中最关键的一个成分就是母乳中大量存在的唾液酸。研究发现，它是作用于大脑细胞膜及突触的脑部营养素，在脑部的含量最高，是人体内其他细胞的20倍，对宝宝的智力影响最大，此外，唾液酸还能抑制体内外的微生物病毒。因此，婴幼儿脑部发育专家把母乳中的营养成分和含量，作为开发配方奶粉的标准，特别提升了其中唾液酸的含量，使其更接近母乳的水平。

专家指出，妊娠期至2岁，是宝宝大脑发育的黄金期，因此婴儿时期的饮食将直接影响孩子的记忆力和将来的学习能力等。在纯母乳或配方奶粉喂养4~6月后，如何循序渐进添加辅食也很重要。一定要做到平衡营养，合理饮食，既满足宝宝的成长需要，又不致伤了宝宝脾胃，促进宝宝健康成长。

近来美味诱人的春笋频频出现在市民餐桌，但因春笋引发的过敏性皮炎、消化道疾病的儿童也随之上升。医生提醒家长，新鲜竹笋幼儿不宜多吃，每人每餐最好不要超过半根。

由于竹笋中含有难溶性草酸，很容易和钙结合成为草酸钙，过量食用对幼儿的尿道系统和肾脏不利。特别是处于发育期的儿童，骨骼发育尚未成熟，而笋中含有的草酸会影响人体对钙、锌的吸收。幼儿如果吃笋过多，会导致他们缺钙、缺锌，造成生长发育缓慢。加之竹笋性寒味甘，又含较多粗纤维素，大量进食后，较难消化，会对肠胃造成负担，严重的还会引起肠胃不适。

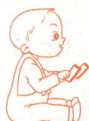

不要"带目的性"地培养宝宝的兴趣

兴趣是培养还是尊重？能力是发现还是培养？这两个问题一直是家庭教育中争论的焦点，很多家长也各抒己见。

发现宝宝的长处，尊重宝宝的兴趣，看起来是一个非常符合儿童心理的教育观点，但实际上，持这种观点的人对儿童早期发展存在着极大的误区。

对宝宝兴趣和能力的理解，存在着天赋决定的思想，认为宝宝的兴趣主要是个体的特质，只能尊重。对宝宝长处的理解，往往主观色彩浓厚，直接把某些自己理解的"长处"和特长、专长联系在一起。

实际上，宝宝是一个处于持续发展中的"天才"。在他们身上孕育着各种能力的胚芽，存在着各种兴趣的火种。是催生宝宝能力的胚芽，还是夭折它们，往往取决于父母的儿童观。

宝宝对某方面产生兴趣，往往是一种不为父母所知的正强化、一种成功体验所引导，相反，宝宝对某些方面没有兴趣，往往是一种不为父母所知的负强化、一种挫折体验所导致。兴趣是培养的，父母的任务不仅仅是去尊重已经存在的兴趣，更重要的是培养宝宝的各种兴趣。让宝宝体验成功，让宝宝感受赏识，让宝宝发现乐趣，是培养兴趣的要旨。反之，过度强制、过高要求、反复体验失败则是导致兴趣泯灭的"头号天敌"。

兴趣是能力发展的最根本的动力，宝宝各种基本能力的发展具有极大的潜力，无论是运动、言语，还是绘画、音乐。宝宝的各种能力可以全面发展，宝宝的长处或短处往往是环境与教育的结果，父母最要紧的不是发现宝宝的长处去培养特长，而是重视发展宝宝的各个方面，及时挽回可能已被"破坏"的能力胚芽，促使宝宝全面高质量地发展。

爸爸妈妈在培养宝宝的兴趣时，不能带有任何目的性。因为一旦存在着目的性，就可能对孩子的兴趣爱好产生误解，在一定程度上也会致使父母急功近利。如果孩子一旦没有达到父母预期的效果，他们就可能因此而埋怨孩子，这对宝宝的成长是极其不利的。所以，在培养宝宝的兴趣时，父母还是少一些目的性为好。

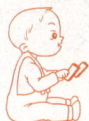

家里有个主动的聪明宝宝

宝宝是一个积极、主动地接受信息的主体，即使是小婴儿也有很大的吸收新事物的能力。宝宝从一生下来就对外界的很多事情充满了好奇，2岁左右的宝宝又正是处于什么都想尝试的年龄，如果宝宝的生活环境相对丰富，宝宝就会对很多东西都感兴趣。这时如果父母对宝宝的反馈是积极的，而且是有帮助的话，对宝宝的兴趣发展或各种学习都是有益的。所以，我们不要人为地去限制宝宝的兴趣范围。

另外，对于小年龄段的宝宝来说，父母往往会出于安全或卫生的考虑，给宝宝设置过多的规矩或规定，这也不能动，那也不能动，而且还觉得他太小，会替他做很多事。其实，只要我们多花费一些精力，就可以给宝宝扩大很多活动范围。他们能在这个合理的世界里随心探索，也能激发出宝宝更多的兴趣。

对视觉艺术和听觉音乐体验过程中成人大脑活动的研究表明，成人的体验与脑区充分利用的程度有关。看起来，美术和音乐教育的经历似乎能加强某些脑结构中的突触发生，突触的修剪过程似乎能解释为什么有些人在艺术方面的技能得以不断发展，而其他人却很少使用这类技能。

有个宝宝还不到2岁，爷爷就教她看起了地图。开始妈妈有些不以为然，宝宝那么小，话还没说利落呢，哪儿就能明白那些版块和颜色的含义啊？只能算游戏吧？可是没过多久，爷爷就向我展示了成果："中国在哪儿呢？"女孩的小胖手毫不犹豫地指向了亚洲版图上那只"大公鸡"。爷爷又问："澳大利亚在哪儿？"女孩迅速去找大洋洲。这真让妈妈吃惊。后来小女孩对地图上每个洲都熟悉了一个国家，能迅速找到，比很多大宝宝还强呢。妈妈还说以后女儿要是成了地理学家，爷爷的功劳可不小哦！

由此可见，在没有压力的游戏中，孩子比想象中更聪明。成长过程中，宝宝本身就具备了主动性和积极性，但更需要家长好好去引导。

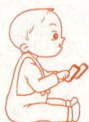

原来小宝宝也会抱怨

抱怨是宝宝的普遍行为，也可能是最让成年人无法忍受的行为之一。引发宝宝抱怨的原因有很多，例如累了、饿了、烦了或是孤独了，要不就是他们想要多博得一些爱和关注。

父母们要注意在宝宝小的时候鼓励他们尽可能少抱怨，以避免他们长大以后也动不动就靠发牢骚来达到目的。想要减少宝宝抱怨的次数，关键是要找出规律。如果你在接近午餐或者午睡的时候带宝宝出去办事，或者没有对他的某项要求做出及时的反应，或者给他穿了太多衣服导致他不舒服，都有可能引发宝宝的抱怨。宝宝在刚睡醒但还没有完全清醒的时候，尤其爱发牢骚。

张女士的大儿子就很爱抱怨。每次他在张女士身边发牢骚的时候，张女士都会告诉他："家里不允许抱怨，你唯一可以这样做的地方就是你的卧室。"只要张女士这样说，他就会回到自己的房间关上门，然后想说什么说什么。然而，有一次他却让张女士猝不及防。当时张女士正在他的房间里收拾玩具，结果他开始抱怨起来。张女士顿时感到忍无可忍，张女士转过身对他说："不许抱怨，如果你一定要抱怨的话就到别的地方去。"他温和地提醒张女士，这里正是他的房间，也是他唯一被允许发牢骚的地方。张女士被儿子抓住话柄了！其实父母们不要把宝宝的抱怨太当真，要耐心地对待他们，并适当地给他们一些关怀。

首先判断宝宝是不是饿了、渴了、累了、身体不舒服或者感到惶恐不安，或者是不是因为周围人太多了。找出原因后，就尽可能满足宝宝的需要。有时仅仅是满足身体上的需求就会立即让宝宝停止抱怨。请记住，幼儿抱怨可能是因为他弄不清楚自己的感觉到底是什么，可能需要你的帮助。相比之下，学龄前儿童或者年龄更大些的宝宝则可能是因为没能如愿以偿才发牢骚的。

无论抱怨的原因是什么，都可以参考这些建议：让宝宝知道光是抱怨不能使你明白他的要求。让宝宝用正常的语调说话。如果他继续抱怨，就告诉他："如果你好好说话，我就会认真地听你说，但如果你抱怨的话，我就弄不懂你到底想说什么。"或者"如果你非要抱怨的话，就请回到你的房间里去说个够。"如果宝宝恢复了正常的声调，就可判断他的情绪然后了解他的要求。例如："这么说是你的朋友提前离开了公园让你不高兴了？那你现在想做什么呢？"如果下次宝宝又开始抱怨的话，就提醒他该如何正确地表达意见。如果宝宝听从了你的建议而改用正常的声音说话，可以对宝宝说："谢谢你不再抱怨"，但没必要更多地表扬他。

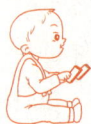

改变宝宝"黑白颠倒"小窍门

宝宝身高除了与遗传、营养、锻炼等诸因素有关外，还与生长激素的分泌有重要关系。生长激素分泌过少，极有可能造成身材矮小。而生长激素的分泌有其特定的节律，一般在22时至凌晨1时为分泌的高峰期。如果睡得太晚，对于正在长身体的宝宝来说，很有可能会影响到身高。

其实宝宝之所以出现日夜颠倒的现象是情有可原的，因为宝宝在妈妈肚子里过了那么久不分昼夜的生活，出生后总得需要些时间来适应白天与夜间的现象，对此，爸爸妈妈要有耐心，其实只要过几个礼拜宝宝就不会如此了。如果父母想缩短这个适应过程，不妨试试下面的方法。

比如让宝宝将日夜区别清楚。具体方法是：白天把宝宝放在婴儿车里睡，带宝宝出门走走。如果在房里睡的话，不必刻意弄暗室内光线，或降低音量。当宝宝醒来时，逗一逗宝宝，让宝宝兴奋起来，到了夜晚，宝宝累了自然就睡了。

还可以尝试限制宝宝白天的睡觉时间，一次不要超过3~4小时。如果不容易弄醒宝宝，可以帮宝宝脱掉衣服，抚弄宝宝的脸，或是搔宝宝的脚心。等宝宝稍微清醒时，可用说话或把玩具拿到他的视野范围内的方法，进一步刺激宝宝的反应。

下午五六点钟后，不要让宝宝睡觉。当宝宝午觉醒来时，一定逗引他多玩一会儿。白天的时候，房间里的光线要尽量明亮一些。保持房间里面一直有声音，可以播放一些轻柔的音乐。给宝宝固定的睡眠暗示，每次睡眠前都做相同的事情，做完就让宝宝睡在床上。

　　例如：先给宝宝洗一个热水澡，然后给他喂奶、换尿布。每天坚持这么做，以后每次做这些事情的时候就会有一个暗示传递给宝宝：我该睡觉啦。

　　在设法改变宝宝日夜颠倒的毛病时，千万不要抱有让宝宝白天不睡，夜里能安安静静睡个好觉的想法，因为这样会适得其反。其实，即使小宝宝在白天睡得很久也是一件好事，这表示宝宝的睡眠状况良好。改变宝宝日夜颠倒的毛病需要一个过程。

大力开发宝宝的右脑潜能

　　调查显示，95%以上的人仅仅使用了大脑的一半，即左脑。这主要是和人类的生活习惯有关，人类总是习惯于用右手使用工具，而使左脑每天都受到不同程度的刺激，再加上语言中枢、逻辑分析、数字处理、记忆等，都由左脑处理，所以造成左脑满负荷运转；另一方面是由于传统应试教育，使宝宝缺少非语言思维能力的教育，许多学校和家庭不重视右脑的开发，不注重逻辑思维能力培养。因此，培养了一大批只会循规蹈矩，缺乏应变能力、创造能力的左脑型人群。所以，开发宝宝的右脑潜能就更为重要了，爸爸妈妈可以在宝宝平时生活中多加引导，促使他们开发右脑。

　　益智玩具是开发右脑的最佳工具。益智玩具主要以拼插、组装、游戏等活动形式为主，通过儿童自己识图，按照图示来组装，这就是一种创造性的活动，同时也是启发宝宝进行右脑思维的一种形式。

　　对于幼儿来说，童话故事是右脑形象思维能力开发的最佳方法。童话富于幻想，可以启发宝宝一边读，一边在脑海中联想一个活生生的场面，这就需要形象思维能力。

　　观看体育比赛，也能够锻炼宝宝右脑，提高形象思维能力。每一次惊险的镜头，都会给你的右脑带来一连串的富于魅力的想象，这就是观看体育比赛对右脑产生的良性刺激的结果。在观看比赛时，要启发宝宝根据场上的变化不断推想可能出现的情况，而不是凭大脑中已有的印象、数据作逻辑推断。

对宝宝讲解问题时，要多利用图形来讲述，例如：利用一个大圆圈和一个小圆圈来讲述谁大谁小；给宝宝讲"2+3=5"的数学题时，可以画上两个"大圆"，再画上三个"小圆"的符号，再进行计算，这些都是开发右脑的好办法。

电脑游戏机也是锻炼宝宝右脑的好工具。家长要为宝宝选择一个以图形为主的游戏。游戏是宝宝最喜欢的活动，玩电子游戏会使右脑在愉悦的气氛中得到锻炼。

下棋是锻炼右脑类型识别能力的好办法。宝宝在下围棋或象棋时，其侧重点不是思谋招数，而是要记住棋盘上那星罗棋布、犬牙交错的"形状"、"态势"。锻炼宝宝努力记住棋盘上厮杀的局面，这对于宝宝的右脑将产生很好的刺激。

宝宝吃饭应注意

人的唾液中有许多消化酶，食物咀嚼的时间越长，食物就会被研磨得越小越细，食物与唾液混合的时间就越长，就越能使食物得到初步消化。

由于宝宝的胃肠道发育还不完善，胃蠕动能力较差，胃腺的数量较少，分泌胃液的质和量均不如成人，如果在进食时充分咀嚼，在口腔中就能将食物充分地研磨和初步消化，就可以减轻下一步胃肠道消化食物的负担，提高宝宝对食物的消化吸收能力，保护胃肠道，促进营养素的充分吸收和利用。

因此，宝宝吃饭时，不宜对宝宝过分催促，要让宝宝有时间充分咀嚼。如果宝宝进食速度太快，不等充分咀嚼就下咽，就应该提醒宝宝放慢速度，细嚼慢咽。另外，也不要让宝宝边听故事、边看电视边吃饭。这样会分散宝宝的注意力，宝宝吃饭心不在焉，会减少胃肠道的血液供给及消化系统消化液的分泌，进而影响宝宝对食物中营养物质的消化吸收，而造成宝宝食欲不好、消化不良等。应该给宝宝固定的就餐位置，大人也不要一边看电视一边吃饭，引导宝宝养成良好的就餐习惯。

让宝宝长得高挑俊朗，是为人父母的心愿。宝宝的身高除了先天的遗传因素外，还存在着更重要的后天生活环境因素，因此，要让宝宝长得高大，父母可得花些心思了。

众所周知，人体长高主要取决于人体长骨的发育，尤其是大腿的股骨和小腿的胫骨。这些长骨的发育要靠有机物质的生成和骨盐的沉积。有机物质的主要成分是蛋白质；骨盐的主要成分是钙、磷及少量的无机元素，如钾、镁、钠等。因此，要想宝宝长得高大，平时的饮食就应注意提供含丰富蛋白质和钙、磷成分的食物，为宝宝的长骨发育创造良好条件。当然，对于小儿的长高，食疗只是一种辅助方法，还应该配合足够的睡眠，适当运动，多种方法共同配合，才能更好地帮助孩子长高。

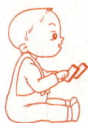

玩具噪声过大不利于宝宝健康

玩具是宝宝们心目中的宝宝，生活中的伴侣。年轻的父母可曾知道，音响玩具发出的噪声，对宝宝的身心健康有影响？

有人对我国七种类型儿童玩具（例如载人电动玩具车、弹簧发声玩具、惯性玩具等）噪声的声级进行了测试，下面的几个数字不得不令我们惊讶：

玩具机动车发出的噪声在10厘米距离内为82～100分贝。

大型音乐枪在100厘米距离内的噪声值为74～107分贝，最大可达130～140分贝。

一种经过挤压会吱吱叫的空气压缩玩具在10厘米距离内的音量可达78～108分贝。

鞭炮在3米距离以内的平均噪声值达125～156分贝。

其中载人电动玩具车的声级最高，达74～97分贝。这类玩具车多出现在公园或大型商场等处的儿童游乐场所。惯性儿童玩具的声级最低，为52～81分贝。但是大部分儿童玩具的声级都超过了60分贝。

玩具噪声可使儿童烦恼度增加，导致听觉疲劳。当声级达65分贝时，儿童动作的准确性、短期记忆力、思维能力和理解能力都有所下降。通过对儿童字母配匹和数字记忆力的能力指数测试，表明噪声对儿童的大脑工作能力有明显干扰，对动作的协调性也有明显的不良影响。噪声是通过听觉器官传入大脑皮质和植物神经中枢，引起中枢神经系统一系列不良反应的。人的主观感觉有耳鸣、头晕、不易入睡、多梦、对轻声叫喊反应迟钝，甚至出现心悸、幻听、头涨、耳痒等。处于生长发育阶段的儿童，他们的感官和神经系统都比较敏感、娇嫩，因此，噪声对其危害更为严重。瑞士科学家最近在一份调查报告中指出，尽管目前尚不能精确地测出噪声对听觉神经细胞的损害程度，但一些儿童的失聪确实与那些具有特殊音响的玩具有关。

减少玩具噪声对儿童的危害，首先要控制玩具本身的发声量，至少使之低于60分贝。有关专家告诫家长应有限度地让自己的宝宝玩这类玩具。节假日带宝宝上街选购玩具时，要尽量注意挑选响声不太大的。同时，建议制作音响玩具的厂家，应想方设法减低玩具的噪声。

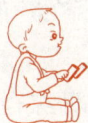

宝宝"恋母综合征"的表现

幼儿对母亲的爱恋和依附，这是正常儿童共同的心理特征，无可非议。这也是人类，乃至一切较高级动物常见的心理现象。因为母亲在生理、心理和物质上是最早和最亲密的养育者和保护人。但是"真理跨越极点就变成谬误"，一个幼儿，一味依恋母亲，不接受或缺乏其他人的爱；母亲采用高度溺爱娇惯的教养方式，使孩子只认母亲，高度依恋，导致幼儿心理的严重偏异、心理发育受到阻碍，这种心理病症则称为"恋母综合征"。

"恋母综合征"是当前在独生子女家庭和其他少子女家庭中颇为常见的一种不良心理卫生问题，许多做父母的还未充分认识到它的迫切性和危害性。其产生的原因是不良家庭教养方式，主要是年轻母亲对自己孩子采取高度溺爱、庇护和关心过多的教养方式所致。与上述爱的教育形成鲜明的对照。

常见的表现形式有：幼儿一刻也离不开母亲，整天依附在母亲身边。稍不见母亲就大哭大闹，撒娇任性，为所欲为，甚至冲动毁物，乱打乱摔，直到见到母亲。满足其心理需求才肯罢休。只认母亲，高度依恋，而对其他人，甚至自己父亲也不爱不理。当其他人教育批评他时，他就表现出严重的任性和暴怒行为，只有得到母亲哄劝，情绪才能平复。稍长幼儿当母亲不在场时，自行玩耍，情绪尚称平静，一旦母亲来到身边，立即撒娇吵闹。

"恋母综合征"是在不良家庭教育和高度溺爱方式下的一种心理变态表现。其不良后果包括：患儿心理高度不稳定，任性冲动，缺乏自制自控的心理能力，教育困难，不利于良好心理品质的培育；高度的以自我为中心，脆弱无能，精神卫生水平低下，日后容易诱发诸多不良行为和心理障碍；更严重的后果是社会适应困难和导致较严重的学习障碍。因为幼儿期是学龄前的准备时期，如果患儿本人心理高度不稳定，以自我为中心，不能养成起码的行为道德规范，一旦进入学校，立刻会产生不能适应学校群体高度有纪律的环境，必然遭到老师和同学的指责批评，无法安心学习、注意听讲。

因此，为了宝宝的成长健康，妈妈一旦发现宝宝开始有了"恋母综合征"的趋势，就要采取强硬措施来彻底改变宝宝的行为。

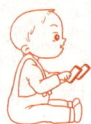

让宝宝爱上饺子吧

像所有的妈妈一样，刘女士希望给宝宝最新鲜的食品，事必躬亲才放心，结果费劲地做了半天，宝宝才吃两三口。后来便索性给宝宝买现成的婴幼儿食品，一次偶然的机会，让刘女士激发了灵感，她开始给宝宝做饺子。

宝宝长牙之后，除了各种粥、面条之外，吃得最多的就是饺子。刘女士给孩子做了过各种各样的饺子，凡是能做馅的食品，刘女士全用上了，比如鸡、鱼、鸭、虾、猪肉、羊肉、猪肝、西红柿、黄瓜、豆腐等等，只要是有营养的，刘女士都会尝试一下。

吃饺子最大的好处是营养丰富，各种食物都可入馅，还可把宝宝平时不爱吃但又有营养的蔬菜放入，里面放上肉就可掩盖蔬菜的味道，宝宝一样爱吃。这样荤素搭配，既可保证宝宝的营养，又可防止宝宝营养过剩引起肥胖。

饺子的第二个好处就是可激发妈妈的创作欲。除传统饺子馅外，还可创造更多的新品种。在宝宝睡着的时候包饺子是刘女士最大的乐趣。宝宝最早吃的饺子只有指甲盖那么大，是用买来的馄饨皮切成长条形，将馅用一根筷子挑入皮中，对折包成的，样子就像一颗方形的小纽扣。随着宝宝长大，饺子也越做越大。

吃饺子还有一个更大的好处是能尽早锻炼宝宝自己用餐，饺子不流不粘，易取食，开始可以为宝宝洗净小手，让她抓着吃，然后学着用勺舀着吃，以此训练孩子的手眼协调能力。

后来，饺子成了宝宝百吃不厌的美味。而且，这些饺子也吃出了宝宝健康的好身体。各位妈妈不妨试试刘女士的方法，把各种富有营养的食物，做成馅，以饺子的名义送入宝宝口中。妈妈让饺子伴着宝宝成长，慢慢地，宝宝也就会爱上饺子。

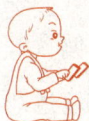

宝宝与糖的"恩怨"

糖是宝宝的能源。如同汽油是车辆的能源，糖就是人体的能源，所以每餐全都少不了，对于尚在发育的宝宝也如是。糖参与宝宝身体的构建和各种代谢。糖与脂类和蛋白质结合后形成糖脂、糖蛋白以及蛋白多糖，参与组织细胞（神经组织、软骨、骨等）以及激素、酶、免疫因子等的构成。膳食纤维虽不能提供能量，但是在通便、调节肠道功能、减少肠疝、痔疮、肠憩室病等的发生方面却起着重要作用，可以说是宝宝健康的卫士。

宝宝每天除了摄入食物本身固有的天然糖以外，更多的糖来源于各种食品（如糖果、巧克力、碳酸饮料、果汁、冰淇淋、蛋糕、饼干、果脯、膨化食品等等）中的添加糖，正是这些人为添加到食品中的糖直接威胁着孩子的健康。

糖摄入过量的危害主要表现为龋齿。龋齿发生的两个重要条件是：不注意口腔卫生致使食物残渣残留和糖摄入过多。口腔中残留的糖最容易被细菌分解发酵，产生酸性物质，侵蚀牙齿，使牙齿遭到破坏。因此，糖摄入过量会使龋齿发生的机会增加。

食物中淀粉的分解吸收是一个缓慢的过程，使得血糖的上升和下降以及胰岛素、肾上腺素的分泌也缓慢而稳定。单糖、双糖、糖醇则不然，分解吸收较淀粉明显加快，这样会引起血糖快速上升，迅速下降，随之引发胰岛素、肾上腺素水平像荡秋千般大起大落，从而产生头晕、目眩、注意力不集中等精神行为改变。

糖的代谢过程需要维生素和微量元素的参与，如果糖摄入过量，大量的糖代谢需要消耗大量的维生素（特别是维生素B$_1$）和微量元素；同时糖含量高的食物往往维生素和微量元素含量较少。因此，糖过量摄入会使宝宝体内维生素和微量元素的缺乏或不足。

而且经常吃糖和甜点会降低味觉的灵敏度，对食欲也有抑制作用，加上其引起的维生素和微量元素缺乏，所以常吃甜食的孩子易出现厌食、偏食等不良饮食习惯，进而发生营养不良。有些宝宝对甜食的喜爱程度远远超过甜食对食欲的抑制程度，而出现食欲大增，甜食中往往有很高的脂肪含量，易引发肥胖。

这个年龄段的宝宝，每天摄入人为添加到食品中的糖在10克左右为最佳，不要超过20~30克。像糖果、甜点、冰淇淋、甜饮料等高糖食品，可以用作对宝宝口味的调剂而偶尔食用，但不能天天吃。

为宝宝补充营养，父母不能"乱来"

爸爸妈妈常常担心宝宝摄入的营养不足，于是就想方设法让宝宝获得更多的"营养"，但是如果方法不恰当，就会对宝宝成长造成不利影响呢！因此，在给宝宝补充营养的时候，爸爸妈妈千万不能想当然地"乱来"。

许多父母都喜欢在给孩子的早餐中加个鸡蛋，以为这样就能提高营养，但专家表示：如果给孩子准备鸡蛋时，制作方法或者搭配食物不当，反而会令孩子得不到原有的营养。比如：常有父母喜欢在做水煮蛋时放白糖同煮。其实这是不科学的吃法，会使鸡蛋蛋白质中的氨基酸形成果糖赖氨酸的结合物，不易被人体所吸收。同样，鸡蛋与豆浆搭配也是不合适的。豆浆中含有胰蛋白酶，如果与鸡蛋清中的卵松蛋白相结合，就会造成营养成分的损失，降低营养价值。

2岁的佳佳被诊断为维生素D中毒。原因是佳佳妈妈在她5个月大时，给她补充鱼肝油（维生素AD滴剂）。刚开始时妈妈每次给佳佳服用三四滴，到后来擅自加到每次五六滴。擅自加量导致佳佳维生素D中毒。

医学专家指出，婴幼儿服用鱼肝油可以预防、治疗佝偻病，因为鱼肝油含维生素A和维生素D，鱼肝油常用来防治维生素A和维生素D缺乏症。人体缺乏维生素A时，可引起皮肤干燥、毛囊角化、干眼病及夜盲症等；维生素D缺乏可产生维生素D缺乏性佝偻病。

但是，鱼肝油也像其他营养品一样，有利也有弊。有些年轻的父母给孩子加大剂量，结果不但无益，反而有害。维生素D中毒后，常表现为食欲不振、恶心呕吐、血钙过高、肾功能减退等。

专家认为，如果孩子的饮食正常，维生素A、维生素D都可从食物中摄取。维生素A主要存在于动物的肝脏和鱼类中，在乳类和蛋类中含量也很丰富。另一种是以胡萝卜素的形式存在于蔬菜中，如胡萝卜、番茄、豆类和绿叶蔬菜等。另外，人体从日光照射中也能摄取维生素D。

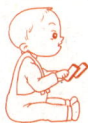

不能让宝宝经常憋尿

由于小便是受中枢神经系统控制的条件反射，幼儿憋尿会引起小儿坐立不安，精神紧张，容易造成注意力分散，思维活动紊乱，从而影响孩子学习和活动。幼儿憋尿时，胃肠功能和交感神经也会发生暂时性紊乱，血压明显升高。

现代医学研究指出，人能抑制尿的排放，是在脑神经支配下，靠膀胱内括约肌逼尿肌的协调作用形成的结果，在幼儿憋尿意念的作用下，形成人为的尿潴留。憋尿后，尿在膀胱内停留时间过长，尿中有毒物质被肾小管重新吸收，会加重肾脏的负担。

如经常憋尿，小便次数减少，清除作用就会减弱，从而有利于细菌生长繁殖，尤其是女孩，更易引起括肌系统感染，时间过长，末梢神经就会因过分紧张而出现麻痹，使人失去排尿感。久而久之，会产生膀胱颈梗阻，出现排尿困难、漏尿、尿失禁等症状。另外，小儿常憋尿，膀胱内括约肌和逼尿肌经常处于紧张状态，如憋尿时间过长，膀胱充盈过度，在外力使用下，还会导致膀胱破裂引起出血休克。

因此，家长和托儿所的保育员，对幼儿憋尿切莫大意，应教育孩子养成有尿就排的好习惯。活动、游戏前应让孩子先排尿，活动结束应及时让孩子排尿。凡幼儿举手要求小便时，应予以同意。家长在家中也应重视和教育宝宝养成良好的饮水、排尿习惯。

遇到有些特殊的情况，一些家长可能会要求宝宝憋尿。不管是出于何种原因，父母的这种要求都是不合理的、不科学的。这时候，也不是培养孩子耐力的时候。因为长时间的憋尿或是经常性的憋尿会给孩子的健康带来严重威胁。

因此，父母应该定时地引导宝宝去排尿，尤其是在晚上。有时候，父母正好处于睡梦中，被宝宝要尿尿给吵醒了，便很不耐烦。这时，父母可千万要克制住情绪，不能吓着小宝宝了。

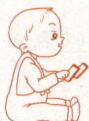

让宝宝"步"上正途

宝宝从开始学习走路，到完全掌握走路技巧，平平稳稳地上路，要经过一段时间。有的甚至从十几个月一直练习到2岁左右，才能摆脱摔跤的困扰。学习走路和学习说话相似，要给宝宝一个适应的过程，爸爸妈妈不要心急。这个过程中，他可能出现种种问题，要细心观察宝宝走路时的细节，帮他解决一些问题。

这个时期的宝宝会经常摔跤，主要原因是：一是宝宝的肌肉还不是很结实，需要慢慢适应走路带来的负担和压力。二是宝宝的平衡能力还在锻炼过程中，控制平衡能力的内耳还需要一段时间的"锻炼"和"成长"。不过，到了2岁左右时，如果在平坦小路上走路，宝宝还跌跌撞撞，除非宝宝是有意这样做，否则就要带宝宝去看医生了。如果医生没有发现神经方面的毛病，他可能会建议你去看骨科方面医生，以排除骨架结构的问题。

如果宝宝走路时两脚朝内，就像螃蟹的大夹子！在刚学会走的孩子中，这种走路姿势很常见。在最初的几年中，宝宝走路时，头往前探，为了保持平衡，他的双脚会很自然的朝内。大约3岁，当他的大腿和小腿肌肉更结实后，这种走路的姿势就会改变。如果宝宝的双脚一直朝内，而且你觉得这种走路姿势实在不雅，你可以在宝宝坐在地上玩的时候，注意让宝宝盘着腿坐，而不要让宝宝义着腿。或者给宝宝买硬帮的鞋，用不了一年的时间，你就可以纠正宝宝走路的姿势。

遗传是造成内八字足最常见的原因。有内八字足的父母，常常宝宝也会有内八字足。这种遗传而来的内八字足左右对称，而且不影响走路功能，所以不需要治疗。但是，在宝宝4岁以后，如果仍有严重的内八字足，伴随着走路跑步时膝盖会相碰，容易跌倒，或者一脚的内八字程度远比另一脚严重，这都可能是不正常的情形，需及早到医院检查，让医生帮助矫正。

如果宝宝走路时，双腿叉开，好像经过马术训练的西部牛仔。所以很多妈妈会怀疑宝宝是不是O型腿。如果宝宝在2岁前，走路时的双腿像个括号，你不必太担忧。因为宝宝此时骨骼和肌肉都在慢慢发育过程中，叉着腿走路能帮宝宝承担更多的压力，到了2岁以后这种习惯会自动消失，恢复正常。然而，如果宝宝一直这样，可能表明有缺钙和缺乏维生素的迹象，就需要治疗了。在某些情况下，还可以给孩子的双腿打上石膏，来帮助校正孩子的双腿。但这要在确诊的情况下，由医生来进行。所以，按时参加保健科为宝宝组织的体检和微量元素检查很重要。只要在确认宝宝不是缺钙的情况下，才能放心让他从叉着腿走路过渡到正常。

夏季，给宝宝喝最好的蘑菇汤

夏天比较新鲜而常见的食用菌是口蘑，它的口感细腻又爽滑，味道鲜美，加上形状规整好看，价格在众多菌类中也不算贵，所以在夏天非常受大众欢迎。而且，用口蘑做汤，一般都不用放味精，对身体更有好处呢！

若是用口蘑来配点鲜贝等水产，那味道更是鲜甜之极！口蘑有宣肺解表，益气安神之效，再加上扇贝肉有消痰化浊，滋阴补肾之功，所以给宝宝喝了这个汤，就会自然生出一种清爽宜人的感觉，对消除一些夏季常见的心烦问题无疑是大有裨益的。

夏天还有一种常见的蘑菇，那就是像乒乓球一样的圆头草菇。草菇营养丰富，味道鲜美。它含有18种氨基酸，以及磷、钾、钙等多种矿质元素，具有各种特殊的防病治病之效。草菇里含有一种特殊的蛋白质，有消灭人体癌细胞的作用。特别是对消化道肿瘤有辅助调治作用，能加强肝肾的活力。

此外，草菇还能减慢人体对碳水化合物（主要包括糖分）的吸收，是糖尿病患者的夏季天然美食。而且，它还具有解毒的神奇作用。夏天食物多容易变质，人吃了容易拉肚子，那么就适当喝点草菇汤，这样能让毒素随着小便排出，或多或少能帮助您防止食物中毒。

这个汤口感香软，容易消化，具有滋补养胃、防癌抗痛的作用，尤其适合胃肠功能差的人，以及在生病时胃口不好的小孩喝。

还有一个竹荪老鸭汤，特别适合在炎热的夏天饮用，具有很好的消暑利湿、补气养阴、润肺清热的功效。竹荪配鸭肉煮汤，是一个绝佳而经典的配搭。因为竹荪及老鸭都是属于性味偏凉一点的食物，所以夏天吃了也不容易上火。

做老鸭汤时，妈妈最好选瘦一点、体重不足1千克的鸭子来做汤。因其脂肪含量较少，煮出来的汤才不那么油腻，容易入口。而干竹荪，则要在烹制前用淡盐水泡发，并剪去菌盖头（封闭的一端），否则会有怪味。剩下用不完的竹荪，还要注意一定不能放在日光直射和高温潮湿的地方，而且开封后请尽快食用，以免受潮而变质。

给宝宝买一张安全的床

告别摇篮到童床后，在孩子适应新床的过程中，可能会在睡眠模式上引起一些暂时性的变化。保持婴儿在摇篮里用惯了的卧具（毯子，羊皮，八音盒，发出心跳节奏的装置）有助于安慰孩子度过转换期。

给宝宝买最安全的童床，首先要找童床上有没有消费者产品安全委员会或青少年产品制造者协会（JPMA）发的证明该童床符合安全标准的标签。并且童床的横档间隔不得超过6cm，以防止宝宝的身体从横档间滑出来，而剩下一个头挂在那里引起窒息。

其次，床垫要硬，而且要放进去大小适宜，不能让孩子的脸嵌到床垫和童床边缘之间的空隙里而引起窒息。要检查是否合适，可把床垫往童床的一个角落推过去，看相反的角落里床垫和童床间的空隙有多大。在床垫和童床的端部或边缘之间的距离不得超过4cm。如果在床垫和童床之间你能放得下两个以上手指头，那床垫就太小了。不要用别的床垫代替制造商专门为童床设计的床垫。

然后往床上放上减震垫。童床用的减震垫应刚好贴紧童床全部周边，至少要用6根带子或扣子固定。如果带子太长，要把它们剪短。等到孩子能爬起来抓住童床边缘时，就可把减震垫拿掉。减震垫是在孩子学爬栏杆并从上面摔下来时用的。

当孩子能站在床垫上靠着边上的栏杆时，要检查孩子的身高。一旦旁边栏杆的高度低于宝宝身高的四分之三时（孩子的头和头颈都比栏杆高），孩子就太高了，再让孩子一个人呆在童床里就不安全了。

为防止划伤婴儿和钩住婴儿的衣服，童床的金属硬件必须光滑，不可以伸到童床内部。要经常检查床垫支持系统，保证金属钩子安全地扣进童床柱子上的槽口内。童床可放下的那一过的闩扣必须牢靠，不能让婴儿有可能从里面松开。

爸爸妈妈还应该记住，童床不可靠着窗子放，也不可靠近任何悬荡着的绳子（如微型遮光帘的绳子），或任何有可能用来帮助宝宝从童床里爬出来的家具。童床的放置地点应保证万一宝宝从童床里爬出来，不会摔在任何尖的东西上，或是陷入险境，夹在童床和邻近的墙壁或家具间。

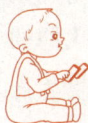

爸爸对宝宝的性别影响最大

宝宝到2岁时，就能说出自己的性别，5岁左右，儿童才能够把某些特定的人格特点与性别联系在一起，如男宝宝应该勇敢，女宝宝应该文静。在儿童成长过程中，正常的家庭会鼓励那些符合性别角色标准的行为，制止那些不适当的行为。

换句话说，如果鼓励宝宝不符合性别角色标准的行为，甚至采用错误的不符合性别角色标准的教养方式，那么宝宝很可能会产生错误的性别角色认同。

在这个过程中，爸爸对宝宝性别角色的认同带来十分重要的影响。因为对于男孩来说，爸爸是男孩生活中最重要的性别典范。如果在一个家庭里缺少爸爸，男孩就没有了模仿的榜样，往往会使男孩缺乏男性应有的行为风范、处事模式，对同伴的依赖性强，处事的果断性差。对于女孩来说，爸爸是可以教给她们逻辑性的生活方式以及直观展现男性与女性有何不同的人。

萨提亚家庭治疗理论也认为，如果宝宝和爸爸的关系足够好，女儿会更富于女性美，儿子会更有男人味。在与爸爸的互动中，爸爸能把女儿女性部分的特质更好地引发出来。同样，儿子会迅速认同爸爸作为男人的责任、原则、胸怀、胆识与气魄。所以，和爸爸关系很好的宝宝，不太可能会出现性别角色的认同错误。

父母都难免偶尔对宝宝大喊大叫。有时候是"吃饭了！"，有时候则是"不许压在你姐姐身上！她不是椅子"。但究竟在什么情况下喊叫会对宝宝的发育造成伤害呢？这不是喊叫本身的问题，声音大并不会伤害到宝宝。然而，吓人的声调和威胁的信息却足以让宝宝意识到你已经失去了冷静和自我控制能力。

懂得情感引导的父母是不会这样做的。父母不是完人，当我们承受压力的时候，很容易对我们所爱的人大吼大叫。但是别忘了宝宝们会效仿我们的行为，因此，如果你发现自己正在对宝宝吼叫的话，赶紧去冷静一下。你应该让宝宝知道，你心情不好的时候可能会喊叫，但这样做是不对的。你要承认自己的错误并向宝宝道歉，再告诉他们你需要他们的帮助和合作。永远不要把喊叫作为一种恐吓策略，这么做不仅十分残酷，还有可能在宝宝的心里永远留下你可怕形象的烙印。

管教宝宝不能以毒攻"毒"

宝宝的成长，是在无数个错误中走过来的。家长对宝宝的教养，有许多都是要引导宝宝认识自己的问题，让其学会正确的解决问题的方法。同时，宝宝也是通过家长的管教，认识错误和改正错误的。但问题是，如果家长不了解宝宝的生理和心理特点，把一些用于成人之间的"管教"模式，比如以毒攻毒的方式，用于宝宝的教养，就会出现很大的问题了。

以毒攻毒，这个成语出自《辍耕录》，本来是医学用语，指用有毒的药物来治疗毒疮等因毒而起的疾病。后来用于实际生活，比喻用不良事物本身的特点、弊病反对不良事物，或利用一种坏东西抵制另一种坏东西。如果对一个成年人来说，其逻辑思维能够达到一定的认识，以毒攻毒可能奏效。而对一个根本不认为"毒"是毒的宝宝来说，岂不是乱弹琴？

理论上，以毒攻毒在医家来说，也是风险极大的一种处理方式，搞不好不仅不能治病，还会加重病人的病情，甚至是要病人的命，毕竟使用的

"药"也是毒药。所以，就算在儿童教育中可以用毒，如果掌握的不好，家长的毒超过宝宝的"毒"，会使宝宝感染新的毒，或毒上加毒；而少了，则根本不能解决问题，这个火候很难掌控的。

对于以毒攻毒的第二个"毒"，有一点家长必须认识到，宝宝的错误除了个别情况，如故意和有意再犯的错误以外，从宝宝的角度这些"错误"根本就不能称之为错误。因为宝宝可能从来就不知道这是错误，或是不应做的，或者由于宝宝的认知和能力不足而导致出现差错，甚至还可能是宝宝好心办坏事。所以，绝大多数宝宝的问题，不能认为是"毒"的。

当家长使用以毒攻"毒"，不可避免地让宝宝的认知发生错误，以为这就是对待错误的解决方法，未来宝宝也会利用这一招来对付你，特别是宝宝进入青春期以后。比如宝宝会故意做一些违规的事情，让你生气。甚至宝宝会采取极端的方式对待自己，让家长倍感难受和痛苦。这肯定不是家长所想要的，也是当初没有想到的结果。

在儿童教育中以毒攻"毒"的教育方式，是非常不人性的方法，其后果也是非常严重的。宝宝是一个有独立人格的人，并不是父母的附庸和玩具，在父母以毒攻"毒"的教育方法下，宝宝的感受是不被尊重、不被接纳，同时也会让宝宝感觉被要弄。另外，对于成年人来说，以毒攻毒都不是真正解决问题的办法，所以，最好不要使用这种方法。

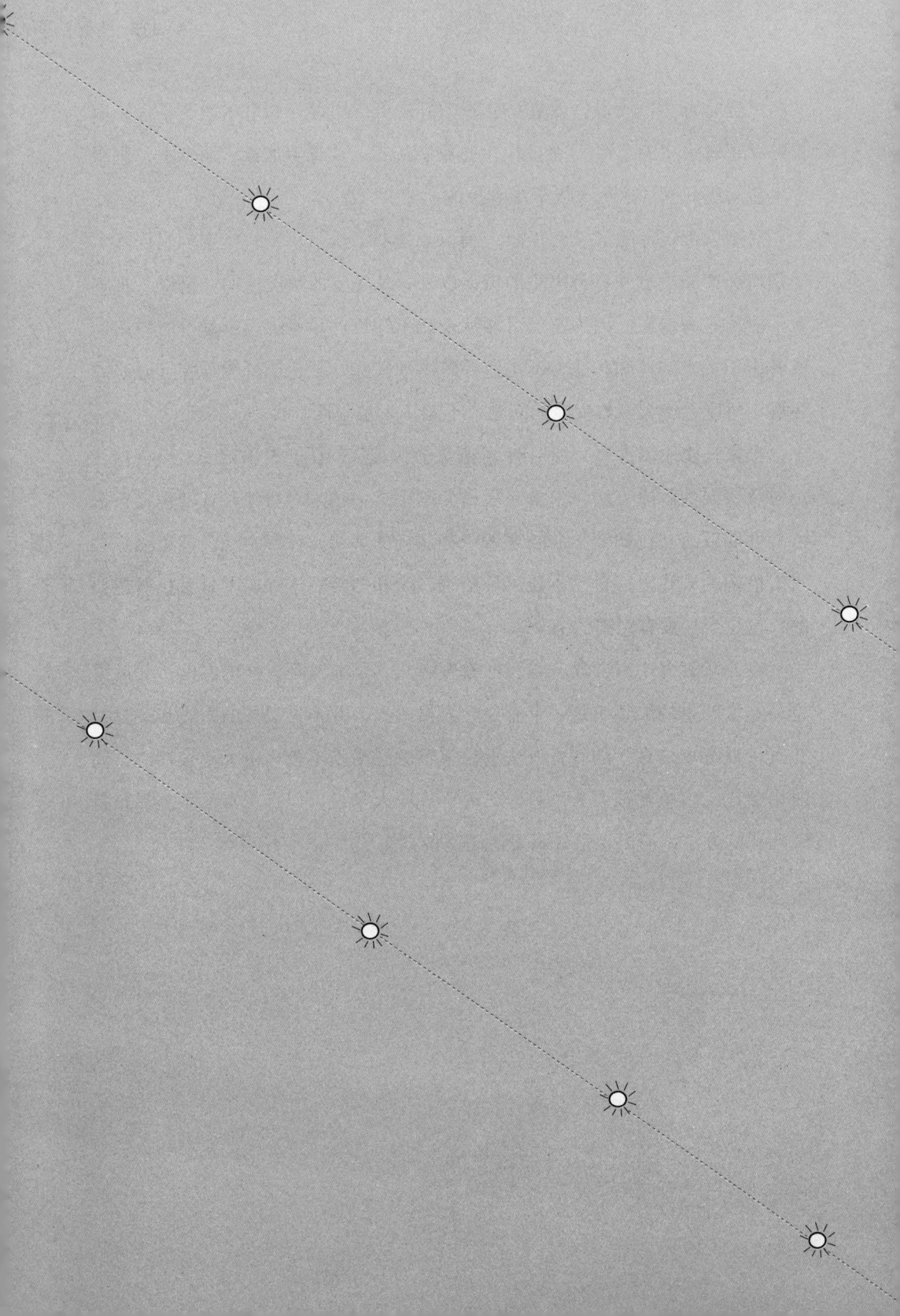

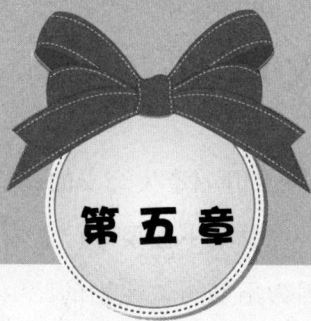

第 五 章

2岁0~3个月

可爱的小精灵想要交朋友了

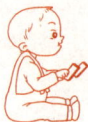

小宝宝需要朋友了

宝宝成长到两岁左右，便会开始产生交友的欲望了。比如：有些宝宝一听到小朋友从楼道里走过，他总禁不住要开门看看。每次从幼儿园回来，也总是流连忘返。但经常因为不够勇敢或别的原因，交友的欲望总是很难满足。有的妈妈曾经将一些小朋友请回家，结果几个宝宝又哭又闹，效果不佳。原来交友是一种能力，是需要培养的。

妈妈在宝宝两岁的时候就应该好好培养他交朋友的能力了。

妈妈可以在游戏中教会宝宝与社会沟通的能力。通过做游戏，让宝宝学会与他人分享快乐，遵守游戏规则。懂得轮流玩耍，而且通常情况下，他们也会礼貌地对待游戏伙伴。妈妈可以组织许多蹒跚学步的宝宝跟随你做各种各样的动作，这些动作由你来命名，并且由你来表演，越滑稽越好。为了增加一些趣味，你可以在整个过程中设置一些简单的障碍，领着宝宝们爬过枕头，穿过用纸箱做的隧道，或者绕着椅子一圈又一圈地走。

妈妈还可以鼓励两个或更多的宝宝一起画画，可以用粉笔在人行道上画，或者在家里用蜡笔在一张纸上画。或者跟宝宝们玩老鹰捉小鸡的游戏，这种游戏虽然很古老，但能增强宝宝的协调能力，还能培养他们的团队精神。

当宝宝交友遇到困难时，不要给宝宝定性，也不允许别人给你的宝宝定性。社会技能应当被描绘为某些我们在努力学习的东西，而且任何宝宝的社会特性都不应该被描绘成固定的模式。比如说一个宝宝的害羞、迟钝或者好斗。任何定性的描述往往逐渐成为固定的行为，成为永久的性格。而且与年龄更小的宝宝建立友谊，有机会让你的宝宝同比他更小而钦佩他的宝宝交往，锻炼他的领导能力和社会技能，这有助于他获得与同龄人相同水平的社会参与能力。

当宝宝们将注意力集中在如何回应长辈的问候或疑问时，他们的窘态和不自然会急剧加强。我们不应该到了这种时候才教宝宝要懂礼貌，应当提前教会宝宝应当怎么做，比如见了长辈要问好。对一些宝宝来讲，心理学教育可能对他有所帮助。如果有些宝宝极度胆小，总当"替罪羊"，或者非常好斗，极易发怒，妈妈应寻找到宝宝与他人友好相处的恰当方式。

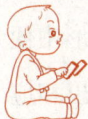

宝宝要"抱抱"

人际交往是人的一种基本生存智能。人际交往技能、交往状况对一个人的人际关系以及生活情况有很大的影响，而且，一个人在很小时就有良好的交往能力，那么，在稍大一些时在体会到别人的不快乐感受之后，会说出一些关心的话语。因此交往能力是为人处世不可缺少的，并且培养得越早越好。

培养宝宝的交往能力，妈妈具体可以采用以下方法：

比如说"再见、再见"。当有亲戚朋友等人来家里要走时，妈妈就可以拉起宝宝的手。让他轻轻地挥几下，并说"再见、再见"，每天练习，以后说"再见"时，宝宝就会自己招手了。平时，也可以教宝宝唱再见儿歌，比如"再见呀，再见呀，招招手，招招手"，说一声"再见，再见！"

或者玩藏猫猫。藏猫猫是宝宝都爱玩的游戏。平时，妈妈和其他看护人都可以与宝宝玩"藏猫猫"，由于在这个游戏里宝宝还可以逗大人玩，因此什么时候玩宝宝的兴趣都不减。

妈妈还要让宝宝培养与小伙伴之间的友情。从小让宝宝学会与小伙伴建立友情和分享物品，可以很好地开发他的社交能力。因此，平时要创造各种机会让宝宝与小伙伴一起玩，共同做一些有趣的游戏，比如"拉大锯"和"盖房子"等，使他们建立起亲密的友情。

平时新妈妈可以多向宝宝伸出双臂，说"让妈妈或爸爸抱抱好不好？"并鼓励宝宝将双臂伸向你，让他练习做求抱的动作，做对了就将他抱起来玩一会儿。多想办法引起宝宝向他人求抱的愿望，比如抱他上街、找妈妈、拿玩具等，如此通过让他人"抱一会儿"来扩大宝宝与他人的交往。

妈妈还可以教宝宝玩拍拍手的小游戏。妈妈或爸爸可以约几个小朋友一起玩游戏，一边拍着手，一边说出"拍拍手"，同时让宝宝模仿拍手。接着，再一边放歌曲或琴声，一边唱一边拍手，让宝宝跟着学。这样，一段时间以后，只要听到这一歌曲或琴声时，宝宝便会主动先拍起手来。这在无形中便加强了宝宝与周围环境的联系，通过音乐又培养了宝宝听见声音便做出相应的动作的反应力，还能训练与他人合作的能力。

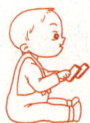

培养"高情商"的苗子

交友对宝宝来说，绝不仅是有同玩的伙伴那么简单，这能为他今后步入社会打下良好的基础。父母也要适当地带宝宝去参加一些聚会、晚会，让宝宝见见各种场面，学习与各种人打交道的方法，使宝宝增长见识，在人际交往中变得落落大方。宝宝的同伴来家里玩时，父母要让宝宝当小主人而千万不能处处代替。当宝宝有好的表现时，父母要积极予以支持并且及时鼓励。

情商正在日益引起人们的重视，培养高情商的宝宝也正成为许多教育者的共识。

大部分家长都不喜欢宝宝自己结交小朋友，而是鼓励他们结交家长挑选出来的小朋友，他们往往把自己认为的交友原则强加给宝宝，如交朋友要交

"小红花多的";家里有背景、优雅、谦逊、有礼、上进的"模范孩子"等，这些"交友原则"常常令宝宝困扰不已。

其实，不论多大的孩子，选择朋友都应该把品德放在第一位。家长要尊重并接纳每一个孩子，要告诉孩子每个人都有自己的优点。在此过程中，家长不仅要教给孩子一种更为开阔的视角和胸怀，同时也要培养其更加积极友善的人生态度，使其在任何时候都能发现生活中的美。

培养孩子的情商很重要，父母的思考方向应是让自己的孩子养成好习惯，所以平常行事不曾遭人非议；再者，应培养凡事尊重别人的想法，比如别人的东西不可以随便拿取、进别人的房间要敲门、到了公共场所，不奔跑、不大声喊叫……如果孩子学会凡事都能为别人想，自然会受到大伙的欢迎。

父母应该提供机会、制造机会，使孩子有很多和人相处的机会。人与人之间相处的疑难杂症最能促使心智成熟。对小孩来说，家长还是要观察自己孩子在本性上的承受度，如太害羞的孩子，交个非常强势的朋友，这样的交往将是一面倒，互动不多，对双方的正面成长都会减少许多。也就是交朋友最好还是"门当户对"，"旗鼓相当"，可能一来一往，这条件的相当，当然不是指无形的条件，而是指实质的相处上，能否有平衡的互动，而非老是一方指使另一方。

宝宝的"恋物"情结

宝宝喜爱某种玩具，并不等于放弃对其他玩具的兴趣，正常情况下也不会影响其他的活动。特别是对于幼儿来说，他们的兴趣还未分化到对某一物品或活动如醉如痴的程度，而是对周围一切有着广泛的兴趣，易被新异刺激所吸引，能够接受成人的开导与帮助。因此，有物品依赖问题行为宝宝的家长不要过度担忧，行动上不要采取过激的做法，比如硬性拿走宝宝依赖的物品，会给宝宝造成心理压力，尽管有时奏效，但更多的情况下是事与愿违。由于心理上的压抑，宝宝常会坐卧不安，发脾气，或引起其他的不良反应。因此要想纠正宝宝的恋物情结，必须找到宝宝的心理症结，采取适宜的心理疗法，切不可操之过急。

父母应认识到，宝宝所依赖的物品有它的作用，它起着维持宝宝心理平衡的重要作用。如果一个时常处在恐惧、寂寞、孤独情境中的内向的宝宝没有可以依赖的物品，就会产生更加严重的心理障碍。因此，家长要做的是先接受这种现象，后寻找解决的办法，最关键的是在实施过程中要有足够的耐心和详细的计划。

例如，宝宝经常把布娃娃抱在怀里。妈妈就让爸爸出差回来时给宝宝买一些益智类的玩具如拼图、积木等。刚开始，宝宝对新玩具没有什么反应，看了看，仍抱着自己的布娃娃。

当天晚上，一家三口一起玩玩具，起初宝宝不太感兴趣，坚持玩了一会儿，仍然紧紧地抱着布娃娃。但爸爸妈妈并不气馁，每天都兴奋地呼唤宝宝做游戏，并坚持半小时以上。持续做了几天后，宝宝渐渐开始喜欢上新玩具了，晚上和布娃娃在一起的时间越来越少了。

之后，父母坚持每两周带宝宝到公园和游乐场玩一次，进行大量的体力活动，如翻跟头、玩球、赛跑等，让宝宝对其他的事物有更深一步的认识和喜爱，同时，爸爸妈妈努力保持安全、稳定的夫妻关系，为宝宝营造一个和谐、融洽的家庭氛围。

渐渐地宝宝脸上的笑容开始增多，当宝宝每次抱起布娃娃的时候，大人再也不会数落他的不是，或从他手中夺走，而是用有趣的事情吸引宝宝的注意。

时间长了，宝宝发现布娃娃真的不如别的玩具好玩，终于有一天，在睡觉前没有找布娃娃，也没有哭闹，他终于放下了布娃娃。

内向宝宝的"大改造"

内向型的宝宝遇事总畏畏缩缩，这种消极态度令他们的父母非常焦急。为了纠正他们的不良行为，一些父母心急地再三责骂"你怎么这样死气沉沉！"，或是"你就不能活泼一点吗？"，要不然就是以鼓励的方式对他说"好好加油吧！"。然而，这两种方式皆难奏效。因为愈加斥责，就愈容易使宝宝畏缩、消极；反之，给予鼓励又会形成宝宝心理上的负担，使他更为畏缩，尤其是以命令式语气，对宝宝负面影响有正面之刺激。最不应该的是在他人面前说："这个宝宝太内向、消极……"

最忌讳的是爸爸妈妈老是一副恨铁不成钢的样子了，宝宝过于内向，的确需要父母给他来个"大改造"，但要想改造有效果，还需要一定的技巧。

当然，也有不少父母做得比较耐心，例如：鼓励自己的宝宝与积极活泼的朋友一起游玩。但是，内向的宝宝与活泼好动的宝宝相处，反而会形成更大的压力，内心在无形中形成了一堵心墙。因此，当对方露出不满意的表情时，则更加深了伤口裂痕，这个方法不仅不能使宝宝"近朱者赤"，反而可能加深宝宝的自卑感。

因此改造一个性格畏缩且消极的宝宝，父母首先应制造一个没有压力、宽松的环境，让比较内向的宝宝和其他小朋友一起嬉戏，彼此之间便没有自卑感，这样能使他们主动开口。如果让这类宝宝与年纪较幼小的宝宝一起游玩，也可以使其消极的态度大为改善。只要让这些宝宝们拥有自信，经过一段时间，自然能与同龄玩伴相处和谐。

总而言之，让消极的宝宝拥有自信，时日一久，自然可以改变其原有的态度，因此，与其斥责个性怯懦、消极的宝宝，不如让他们拥有自信。所以，爸爸妈妈应谨记：让内向宝宝大改造的最佳法宝是让孩子拥有自信！

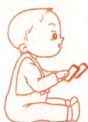

"想方设法"提高宝宝的社交能力

社会交往能力是人的一生当中很重要的内容之一，但许多家长却因为孩子不懂得谦让，不善于与同伴交往、合作而伤脑筋。

父母要经常给孩子讲讲关于"合作、友爱、谦让"的道理，不要事事以孩子的意志为转移，以免孩子形成"自我为中心"的思想意识。例如，可以给孩子讲讲"孔融让梨"的故事，让孩子明白应该向孔融学习什么，以便给孩子树立一个学习的榜样。又如家里有好吃的东西，可以让孩子来分配，家长不要因偏爱孩子而拒绝孩子的分配，要欣慰地接受并适时进行夸奖和鼓励，从而引导孩子学会与人分享，形成好习惯。

家长要适时地给孩子假设一个与他人平等、友好相处的生活环境，让孩子得到交往的锻炼。尽早地把适龄儿童送到幼儿园，是发展幼儿交往能力的一条捷径，因为生活在幼儿园里的孩子，有许许多多同伴一起游戏、玩耍，能真正体验到交往、合作的乐趣，容易懂得只有平等、友好地与他人相处，才能得到别人的认可、友爱、帮助的道理。

家长不仅要多提供机会让孩子得到锻炼，还应该进行一些必要的训练。有些社会交往的技能必须是"教给"的，如怎样招待客人，如何使用日常的文明礼貌用语；怎样参与到别人的游戏中；怎样与同伴分享食物、玩具；怎样对同伴的友好行为作出回应；怎样给予同伴以关心帮助等等。经常向孩子传授这些知识，比单纯让孩子模仿别人效果会更好。另外，对于那些特别内向的孩子，家长可引导孩子进行一些角色扮演练习，比如在"客人来了"这一表演情境中，家长与孩子各选角色进行表演，也可由家长先示范，孩子再参与并互换角色，引导孩子体验当事人的心情。通过这样的训练，帮助孩子学会交往技能。

对很多人来说，一生中最亲密、最长久的友情大都是在孩提时代建立起来的，多提供机会让孩子们能经常在一起接触、交往，做孩子友谊的引路人。共同的爱好是友谊的基础，家长可以有意识地培养孩子某方面的专长，使孩子能利用这种专长充满自信地去结交朋友。同时，还要引导孩子发现朋友身上的优点，取长补短，而对于朋友的弱点要引导孩子帮助他一起克服，从而建立纯真的友谊。

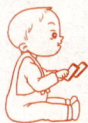

宝宝有个"幻想朋友"

孩子们小时候，总是有很多稀奇古怪的想法。他们常常幻想有一个并不真正存在的朋友，每天陪自己玩耍、聊天，甚至和自己一起吃饭睡觉。他们喜欢这样的朋友，有时候更多过喜欢现实世界里的伙伴。大人们理解不了这种幻想，总是忧心忡忡，怕孩子是因为胡思乱想，太过孤单或者太需要帮助才会这样。其实这种担心有些多余。在孩子们的世界里，幻想一个朋友，也许就是打开了一扇心灵之门。

研究表明，很多孩子曾有过至少一个"幻想朋友"，这种幻想或许对孩子心智的成长大有裨益。要理解孩子们"幻想朋友"的心理，首先要明白对大多数孩子来说，这样的朋友不过是玩伴。"幻想朋友"只是和孩子们做伴，一同玩耍。

其实，与"幻想朋友"做伴的孩子往往比他们的同龄人更优秀。他们通常有更强的口头表达能力，在理解他人观点方面也更胜一筹。有研究还显示，拥有"幻想朋友"的孩子可能有超出平均水平的智商，更富于创造力。在游戏时，他们比别的孩子显得更快乐、更活泼一些。

比起那些普通孩子，有"幻想朋友"的孩子不太害羞，更擅长社交，这与人们通常的看法恰恰相反。

面对孩子们的"幻想朋友"，父母能够做些什么呢？有一个孩子强迫全家人等在饭店里，只为了等到一张足够大的桌子，使她并不真正存在的"朋友"也能和家人坐在一起。另一个女孩因为她的"朋友"病得很重需要照顾，拒绝离开家一步。每当这些时候，孩子们总是特别固执，不可理喻。如果再加上没有耐心的父母，一场冲突在所难免。专家的建议是"将计就计"，尝试用幻想解决幻想中的问题。比如对付那个生病的"幻想朋友"，父母可以想像另一个"朋友"，说服孩子让"新朋友"专门照顾他。

"幻想朋友"与现实世界之间的相互影响并不会随着童年时代的结束而就此消失。

小说中的角色与作者之间的关系十分类似于孩子和他们的"幻想朋友"。作家们常说他们所创作的角色似乎有自己的生活，说自己的语言，自己掌握着故事情节，有时候他们拒绝接受作者的安排。有一些作者在小说之外与自己创作的人物保持着良好的私人关系。小说家艾丽斯·沃克说，她写《紫色》时与小说中的人物们"同住"了一年。为了取悦他们，她甚至把家从纽约搬到了北加利福尼亚。她说他们不喜欢高楼和城市的拥挤。

换一种眼光看宝宝

其实，宝宝的天性是不一样的，动有动的好处，静也有静的好处，换一种眼光去看宝宝就大不一样了。比如，有的宝宝不好动，妈妈就试着找宝宝的优点，宝宝能坐得下来，搭积木可以坐1个小时以上，喜欢和妈妈一起阅读。就经常夸他：宝宝能坐这么长时间，真不错呢。别的小朋友3分钟都坐不住，宝宝长大肯定能当大科学家。儿子很是得意，总说"我长大了当大科学家"。宠宝宝实际上是让宝宝更自信，更知道自己具备什么优势，如果你去把他的劣势跟别人的优势比，只能越比越没有信心。这对宝宝是不公平的，为什么要求全责备呢？

有时候，是父母自己在犯一种急功近利的错误，总拿自己的宝宝跟别人的宝宝比，越比越觉得没信心。其实每个宝宝的资质都不一样，如果能在不足中发现可取的东西，不妨认可自己的宝宝，宠一宠他吧。

翎子在周围朋友眼中是一个非常自信的女孩，当有人禁不住问她"你凭什么如此自信？"时，翎子总会讲起她小时候的故事。从小到大，父母都特别宠爱她，特别是母亲对她的"宠"更是"倾尽所有"、"不讲原则"的：她嫌自己个子高，妈妈说正好可以做模特；她一当众说话就脸红，妈妈说害羞是一种美德；大学时，她找朋友托关系给来校探望的母亲调到了一家好的招待所，母亲就此断定她是个当外交官的料；喜欢上文字后，她告诉母亲自己想当记者的愿望，母亲的第一反应就是："以后准备去央视，还是凤凰卫视？"……凡此种种，"宠"到今天，翎子刚一毕业就在上海一家知名的媒体找到了满意的工作，她始终是个特别自信，特别阳光，有着无拘无束的性格，也很有人缘的女孩。我们知道，这一切对于一个人来说是一笔多么宝贵的财富！

"宠"宝宝绝不是毫无原则的"宠"，在一些是非清楚、原则明晰的问题上是"宠"不来的，这里说的"宠"出来的自信，更多的是一种对宝宝的尊重、相信、肯定和鼓励。这样的"宠"，多多益善。

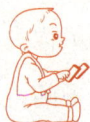

为"造反者"辩护的理由

很多父母为孩子不听话的行为头疼不已，实际上，幼儿心理学家认为，父母的这种担心有点多余，因为孩子过了2岁，本来就处于叛逆阶段，无论你多么权威，只要不合他胃口，他就会反抗到底。用著名的儿童心理学家皮亚杰的话来说，这个时期叫"自我中心"时期。

曾有专家做过这样的研究：将2岁至5岁的幼儿分成两组，一组反抗性较强，另一组反抗性较弱。结果发现，反抗性较强的幼儿中，有80%长大以后独立判断能力较强，反抗性较弱的幼儿中只有24%长大以后能够自我行事，但是独立判断事情的能力仍比较弱，常常依赖他人。因此，专家认为，反抗行为有时候意味着孩子有其独立自主的想法，不受干预也不受支配，这正是孩子发展判断力的良好时机，值得父母重视。如果只一味要求孩子服从你，那么他的判断力自然就难以发展。

对于2岁大的孩子，反抗不是什么坏毛病。做父母的为何不能突破传统的束缚，勇于接受孩子的想法，甚至容许他反对你的做法呢？如果这时候你能够想到：孩子的反抗并非反叛，而是一种表达他自己的方式，你是不是会放下你虚伪的自尊，接受孩子的想法呢？

幼儿到了2～3岁的时候，好像天性促使他们自己做决定，不允许他人的干涉。这正是"造反有理"的时期，爸爸妈妈们既不要过多地干涉孩子干什么，也不要催促他们做什么。当孩子特别想要自己脱衣服或者穿衣服的时候，父母就应该放手让他们自己去脱、去穿；孩子洗澡时，爸爸妈妈应该尽量让他有充足的时间在澡盆里玩耍；吃饭时，爸爸妈妈要让他们自己吃，而且不要催促他。如果他不愿意听从大人的建议外出散步或者回来睡觉的话，也不要用生气的语言呵斥他们，而要多说一些有趣的事情来引导他去按照大人的话去做。

其实孩子的反抗性行为有合理的，也有不合理的。对于不合理的反抗行为，不能采取简单粗暴的态度，而应该引导、转化，可以采取冷处理和转移注意力的方式。当孩子的行为错误时，父母给予否定或者暂时的不理睬，待孩子冷静之后再说服引导；也可以采取漠视法或者用其他的活动转移他的注意力。久而久之，孩子就会认识到，无理的反抗行为是无效的、错误的。

总之，"造反"、反抗行为是孩子成长过程中必然出现的问题，父母一定要注意自己的教育方法，以免加剧逆反心理。

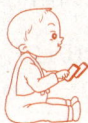

妈咪最怕宝宝"口吃"

有些妈咪一发现宝宝开始"口吃"了，便急得不得了。生怕一不小心，孩子就成长成了一个"结巴"。但是，心急是解决不了问题的。同样，面对宝宝小小的"口吃"，妈咪也不能放之任之。

发现2岁左右的宝宝有了口吃，妈咪最明智的做法便是及时地求助专业心理医生，以获得个性化、专业化的指导，这对防止口吃的演变和发展至关重要。除了求助专业人士外，妈咪的心态也起着非常关键的作用。

两岁半的宝宝会出现生理性口吃，这个时候的宝宝所掌握的词汇更丰富了，说的句子也更长了，就会出现说话不流利、不清楚的现象。这个年龄段的宝宝说话不仅喜欢颠三倒四，还喜欢多次重复强调，这都是正常的生理现象。据统计，约有四分之一的宝宝在这个年龄段出现生理性口吃，对此妈咪不必过于紧张。

但如果宝宝的口吃持续一段时间，而且情况有越发严重的趋势，这与爸爸妈妈采用的引导方法有关系，更与爸爸妈妈的心态有关。父母焦急、意见分歧、当着孩子的面发生争执等等，这些都会加重宝宝的口吃程度。父母要鼓励宝宝"慢慢说"，不要一味让他"重复说"。妈咪要非常耐心地宝宝说，"乖，我们不着急，宝宝要慢慢地说哦。"而且爸爸妈妈在平时跟宝宝交流时，都要尽量把语气放慢点。

其实，父母的焦急心态对纠正口吃有着非常严重的负面影响，不仅会加深宝宝口吃的程度，而且还会使生理性口吃发展为病理性口吃，那就会在宝宝的大脑皮层形成一个固定的兴奋点，这时想要纠正宝宝的口吃就非常非常困难了。

所以父母需要心平气和，保持一颗平常心，父母的爱心和耐心是对宝宝最好的鼓励和支持。此话说起来容易做起来难，这对爸爸妈妈的爱心和耐心无疑都是最严峻的考验。但为了宝宝，相信爸爸妈妈们应该都能经得住这严峻的考验！宝宝口吃，需要爸爸妈妈跟他一起去努力，一起去纠正。

从小培养宝宝良好的人际关系

在生活中，一个人需要有朋友，因为有朋友才有快乐，才不会孤独。在工作中，一个人需要和其他人协作，因为任何工作都不是独角戏，善于协作和分享的人才能得到更多的帮助和支持。为了宝宝更加快乐，我们就要去培养宝宝的人际交往能力，培养他们友爱、协作、大方、开朗、公道、礼貌、自尊、责任心、组织能力等方面的能力。

《卡尔·维特的教育》一书的作者老卡尔·维特给我们讲了一种"倾听的艺术"。他和妻子每天在儿子入睡以前，都要留一段时间听他讲白天发生了哪些事情，听儿子讲哪些事情做得好，哪些事情做得不好。在叙述的过程中他逐渐习惯了反省自身，家长也可以利用这个机会适时地对宝宝进行人际交往的指导。这种"倾听"教育促使宝宝去认识自己。如果宝宝感到他能自由地对任何事物提出自己的意见，而他的认识又没有受到轻视和奚落，这样可以促使他毫不迟疑、无所顾忌地发表自己的意见。先是在家里，然后在学校，将来就可以在工作上、社会上自信勇敢地正视和处理各种事情。

卡尔·维特经常通过对宝宝拥抱、抚摸传达爱的信号。对于某些不方便用口头表露的情感，他还会把要表达的意思写在纸条上，送给儿子。他就是要想尽一切办法让家人和儿子有良好的沟通，这不仅更加加深了对儿子的了解和感情，也教会儿子怎样去与他人沟通交流，以培养儿子善于与他人交往的能力。

通过老卡尔·维特的论述我们能够体会到，人际交往的训练是从家庭开始的，在家庭内部的良好的沟通是宝宝走向社会的基础，在家庭中体会到爱、尊重、分享等等，就可以促使宝宝加深对社会的理解，使他成长为一个善于处理人际关系的快乐的人。

美国一些小学已试验将"情绪教育"列入教学计划中，并创造性地开始实施"情商扫盲"，开设的课程有实用心理学、交际技巧、情绪控制技巧等等，其中教宝宝如何控制或平息愤怒、焦躁、忧郁等不良或消极情绪特别受欢迎。统计表明，在实施"情商扫盲"的学校里，孩子们打架次数明显减少，课堂纪律更好，学习成绩有所提高，而更重要的是：越来越多的孩子自称"生活在温暖集体中"，或"拥有了更多朋友"。

这让我们看到，情商是可以培养的。只要我们全社会都重视起来，只要我们的家长都重视起来，我们就能培养出一个高情商的孩子，使他的人生更加和谐、幸福。

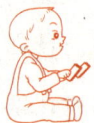

宝宝不宜过度食用零食与水果

宝宝爱吃零食，可适量给宝宝吃一些零食，因为零食能够及时补充宝宝所需要的能量，还可以满足宝宝生长发育的营养需要。但一定要适量，时间要合适，食物选择也要恰当，否则会影响宝宝的正常饮食。

宝宝胃的容量较小，而活动量却很大，而且消化快，所以通常还没到吃饭的时间宝宝的肚子就咕咕叫了。这时可给宝宝一些点心和水果，但量不可过多，那些太甜太油腻的糕点、糖果、巧克力等不适合经常作为宝宝的零食，因为这些食物含糖量高，脂肪多，不容易被消化吸收。在正餐前1小时内最好不要给宝宝零食，以避免影响宝宝的正常进餐。

父母在给宝宝零食时一定要注意方法，控制好零食量，父母们不要把一大盒子的零食让宝宝看见，否则宝宝知道零食还有很多，自然会吃了还要。家里可放置一些装零食的小盒子，不要一次装满，让宝宝知道吃完就没有了，没有了宝宝自然也就不会缠着要了。此外，不要为了让宝宝达到某些要求就用零食去哄骗他，吊他的胃口。

给宝宝吃水果也要适度。水果多性寒、凉，而中医认为，宝宝脾胃虚弱，消化功能差，过多食用水果易加重脾胃的负担，致使饮食失节，脾胃功能紊乱。水果并不是像父母想象中的那样吃了就对身体有好处。

一些水果如：杏子、李子、梅子、草莓中所含的草酸、安息香酸、金鸡纳酸等在体内不易被氧化分解掉，经新陈代谢后所形成的产物仍是酸性，这就很容易导致人体内酸碱度失去平衡，吃得过多还可能中毒。一些水果可致水果病，如橘子性热燥，吃多了可"上火"，令人口干舌燥，过食会使人的皮肤与小便发黄及便秘等；柿子则会令人得"柿石症"，症状为腹痛、腹胀、呕吐等；还有荔枝，因为好吃，极易多吃，导致四肢冰凉、多汗、无力、心动过速等；宝宝还爱吃菠萝，多食则会令身体发生过敏反应，出现头晕、腹痛，甚至产生休克等症状。

还有水果可能会引起水果尿病。水果吃多了，大量糖分不能全部被人体吸收利用，而是在肾脏里与尿液混合，使尿液中糖分大大增加，长此以往，肾脏极易发生病变。

拖鞋不利于宝宝的发育

现在不少家庭在家中都铺木地板，进门后大人宝宝都换上拖鞋，既舒适，又可保持清洁。可是对于2岁左右的宝宝来说，就不太适合穿拖鞋了。拖鞋没有后跟，也没有鞋带，鞋子很不容易跟脚。再加上宝宝天性活泼，还没有走稳就想跑，穿拖鞋势必增加跌跤的危险。

而且从行走步态美观和促进宝宝运动能力的角度出发，幼小的宝宝穿拖鞋也不适宜。宝宝穿拖鞋无法提起脚走路，只能"拖"着走，行走姿势自然也就谈不上美观了。另外，拖鞋相对宝宝的脚来说一般偏大，穿不跟脚的拖鞋也不利于走、跑、跳等大运动能力的发育。

所以，不如给宝宝专门备一双在家里穿的便鞋，可以是运动鞋或布鞋。合脚的鞋会使宝宝便于活动，有利于发育，也减少发生伤害的危险。

有些家庭不习惯在家穿鞋，干脆只穿着袜子走，这也不适合宝宝。因为袜子和地板间摩擦系数小，宝宝穿袜子在地板或瓷砖上行走容易摔跤。

生活中，很多父母都不愿让宝宝光着脚到处跑，理由是担心宝宝会把脚划破，尤其是对待女宝宝，不但害怕划破脚，还担心经常赤脚会影响脚的美观。其实，从健康角度讲，让宝宝赤脚玩耍大有益处。

人的脚是由多块骨头、肌肉、肌腱、血管、神经等组成的运动器官。脚上汇集着6条经脉的66个穴位，并有许多与内脏器官联结的神经反应点。所以祖国传统医学认为脚是人体之根，脚部血液循环的好坏，与脑、骨盆内的血液循环密切相关。

宝宝经常赤脚活动，有利于促进全身血液循环和新陈代谢，并调节植物神经和内分泌功能，提高机体对外界变化的适应能力，能预防神经系统和心脑血管病。赤脚对锻炼踝关节的柔软性也至关重要，如果踝关节僵硬或柔软性差，人在活动时不仅容易疲劳而且极易跌倒，在走路较多的情况下，足弓会变硬甚至变形。宝宝经常赤脚活动，还可以满足宝宝喜欢光脚的愿望。大多数宝宝活泼好动，宝宝鞋内又潮又闷，而宝宝皮肤娇嫩，对细菌的抵抗力差，赤脚可以减少因穿鞋不当而引起的鸡眼、脚癣、脚部软组织炎症等。因此，父母不妨让宝宝光脚在大自然中锻炼锻炼，只要提醒他们注意安全就可以了。

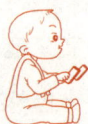

夏天来了，要好好护理宝宝

夏季时节，气候炎热，稍有不慎宝宝就容易患病。作为家长，要在衣、食、住、行四个方面对宝宝身体进行调护，减少疾病的发生。

例如，选择全棉质地、宽松、透气性好的衣裤，否则热气不容易挥发，身上容易被捂出令宝宝烦躁不适的热痱子。夏季天气炎热，食欲降低，尤其是宝宝喜食水果冷饮，导致胃液稀释，更易引起食欲下降。另外，宝宝消化吸收功能差，所以，家长就要在膳食上多花些心思，应该选择清淡、易消化、少油腻的食物，但牛奶、鸡蛋、瘦肉、豆腐等优质蛋白要充足供应，还要多吃富含维生素的蔬菜、水果，如黄瓜、西红柿、莴笋、扁豆、冬瓜等。在菜中加点香醋可以增加食欲，拌凉菜时加点蒜泥，既清凉可口，又可预防肠道传染病。

夏季出汗多要及时补水，补水宜少量多次，以温开水为好。许多宝宝喜欢喝饮料，饮料多数是糖、色素、香精、水，以及防腐剂、稳定剂、咖啡因等的混合制品，营养价值不高，不宜多喝。

夏天防暑是第一位，要保持室内空气新鲜、阳光适宜，有微微的自然风，但应避免直吹风和过堂风。若开风扇或空调，应使室内温度保持在25℃至30℃，不要让空调和风扇直接对着宝宝吹。夏天要勤洗澡，必要时每天洗两次。洗澡后要及时擦干身体，尤其是皮肤的褶处，以防受凉感冒。宝宝夜晚经常踢被子，若在空调环境，家长要注意及时为其盖被，也可以让宝宝穿宽松的长衣长裤睡觉。

夏天宝宝易生痱子。痱子大多发生在大汗之后。生痱子的宝宝常因瘙痒而抓破皮肤，引起皮肤感染，甚至引发败血症、脑膜炎等严重病症。要预防痱子就不要穿得过多，避免大量出汗。勤洗澡，勤换衣，尤其是大量出汗后，要保持皮肤清洁、干爽。穿透气性、吸湿性好的棉质衣服，衣裤以宽松为好。

而且户外有许多蚊虫，若宝宝被其叮咬，可立即涂搽止痒药油。但小于2岁的孩童，皮肤娇嫩，不宜涂搽刺激性强的药油。民间有效止痒方法是：当蚊虫叮咬后，立即涂搽碱性肥皂液。其原理是：在蚊子叮咬时，在蚊子的口器中分泌出一种有机酸——甲酸，这种物质可引起肌肉酸痒。肥皂中含高级脂肪酸的钠盐，这种脂肪酸的钠盐水解后显碱性，可迅速消除痛痒。

宝宝谦让也是需要勇气的哦

传统意义上认为：能够向别的宝宝提出分享要求的宝宝是有勇气的，所以我们应该鼓励宝宝勇敢说出自己的想法。当宝宝向别人提出与之分享玩具或事物的要求，开始为自己"争"时，我们常常为宝宝这种敢"争"的勇气感到欣慰。但人们并不了解的是，敢"让"也是同样需要勇气的，不是每个宝宝都能勇敢地把自己的东西和伙伴分享。一个开开心心和伙伴分享的宝宝，他心里的想法一定是："这是我的玩具，给小朋友玩一会儿，可以交换到更好玩的玩具，而且我的玩具过会儿还能再次回到我手里。"只有当宝宝内心充满了安全感，对未来状况充满信心时，才完全不担心会失去，才会有勇气谦让。

谦让不是件简单的事，对于什么事情都从"我"出发的幼儿来说，"争"似乎是本能，而"让"则需要通过后天学习。谦让是建立在对他人关心和体察的基础上的，这种理解他人的情绪和思想的能力，称为"共情能力"。共情能力好的人，在社会交往中也更成功。爸爸妈妈是孩子最好的"共情对象"，可以让孩子先通过观察爸爸妈妈，来学习感知他人情绪。这就是为什么父母不能一味对孩子笑脸相迎，过分娇宠的原因。聪明的爸爸妈妈懂得"延迟满足"，让宝宝在等待和忍耐后，懂得珍惜、品尝喜悦。当宝宝理解了伙伴想分享玩具或食品是什么样的心情时，才能主动做出适宜的谦让行为。

乐于分享和被分享，是达成"争"与"让"平衡的第一步。分享应该是快乐的，被分享应该是心甘情愿的。

1~2岁的宝宝会将玩具拿出并递给不同的成人，懂得在游戏中合作，对他人所表现的情感焦虑会做出反应。2~3岁的宝宝也会对伤心的同伴表现出某种同情和怜悯，但他们并不能做出真正的自我牺牲，比如与同伴分享一块好吃的甜饼。在未加引导的前提下，宝宝很难在3岁前自觉地为他人做出牺牲，但在跟其他人共处的过程中，宝宝会逐渐学习到争与让的尺度。如果家长经常向宝宝灌输分享和谦让的观念，让宝宝学会考虑别人的需要，那么宝宝可能更早表现出分享和其他友善的谦让行为。

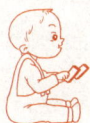

宝宝可以适当"吃点亏"

俗话说"吃亏是福"，成年人往往会宽容大度地牺牲个人某方面的利益以获得自我价值的实现、人际关系的协调。对宝宝来说，也经常会面临"吃亏"的情形，如被小伙伴打了，食物和玩具被抢了等。在宝宝"吃亏"问题上，家长应如何对待呢？

生活在社会大环境中的宝宝，在与小伙伴交往的过程中难免会有"你吃亏、他占便宜"的情况发生。这种吃亏有时是物质上的，有时是身体上的，有时是精神上的，如被人笑话了等。

幼儿期是人生社会化的起始阶段，宝宝能否积极地适应各种环境，处理好人与人之间的关系，担起社会的责任，乐观地对待人生，与这个时期的生活经验和教育状况有密切关系。因此，需要正确看待宝宝的"吃亏"问题。

"吃小亏"有价值，何为"大亏"、"小亏"，每个人的评价标准有所不同，宝宝被小朋友打了，有的妈妈认为没什么大不了，有些妈妈则会大发雷霆，找上门去兴师问罪。其实，只要不危及宝宝的人身安全、不涉及人格尊严，这种源于外界的行为或语言致使宝宝遭受的挫折，都可以称为"小亏"。不能"以牙还牙，以眼还眼"。吃点"小亏"，有助于培养宝宝健康的心理、形成良好的品格，以及学会面对挫折的适应能力和学习与人交往的技巧，有利于宝宝社会化成长的进程。

但"吃亏也未必是福"。凡事应实事求是，具体分析，应有分寸，"过"和"不及"都不行。涉及人格尊严和人身安全时，妈妈就应及时介入，避免宝宝"吃亏"了。

当吃亏变成莫大的伤害时，妈妈一定要给脆弱的宝宝一个坚强的支持，帮助他走出阴影。

宝宝"吃亏"后，父母要站在宝宝的角度看问题。在宝宝的思想意识里，无所谓吃亏、占便宜，宝宝自有他对此类事物的接受和理解。小朋友们在一起玩耍，小打小闹时常有，打人的宝宝还不太能分辨是非，多数不是故意的；而被打的宝宝，通常也不记仇，过几天就忘了。

父母要共同讨论，尽量让宝宝自己解决。宝宝受委屈了，请先耐心地多问他几个为什么和怎么办？在与宝宝交流的过程中，妈妈不仅可以慢慢地转移宝宝的委屈之情，还能帮助宝宝找到与其他小朋友正常交往的有效途径。"授人以鱼"不如"授之以渔"，方法才是最重要的。

让宝宝多运动，才更聪明

许多家长把儿童的智力理解为识多少字，背多少诗，会多少位的加减法，甚至不惜花大量时间和金钱把宝宝送去学钢琴、学美术、学外语……其实，这是一种对智力的理解的误区。智力不仅包括认知反应的特性，还包括有效地处理问题、快速而成功地适应新环境的能力。对儿童进行智力开发的途径最有效的方法之一就是有目的地让宝宝参加体育活动。

运动能刺激大脑皮层。儿童运动、动作能力的发展可以直接反映儿童智力的发展情况。我们经常看到，智力低下的宝宝，往往动作迟缓，动作能力落后于一般宝宝。也就是说，动作发育是智力发育的早期表现形式之一。这是因为，人的运动、动作是受大脑皮层支配的。人体各部位在大脑皮层都有相应的运动中枢，儿童加强运动能刺激相应大脑皮层，使之更活跃、更精确地支配、指导运动和动作的发展。因此，运动的发育与脑的发育在部位和时间上密切相关。

另外，运动还能加快神经纤维髓鞘化，这是神经系统成熟的标志之一，可使神经传导速度更快。爱玩的宝宝更有创造力，运动、玩耍是儿童学会观察、认识、理解、说话和活动的最佳"工具"，能促进儿童的大脑智力开发。

科学实践证明，2~5岁的儿童中，爱玩耍的宝宝大脑比不玩耍宝宝的大脑至少大30%。因为，在运动和玩耍的过程中，儿童要完成几十种与大脑和思维活动有关的动作，例如掌握平衡、协调心理、处理问题等。通过玩耍和运动，宝宝能提高识别物体的能力、语言表达的能力和思维想象创造力，还能消除心理压力和恐惧感等。

因此，成人不应忽视对宝宝运动、动作能力的发展和训练，要尽量为宝宝创造适宜的环境、条件，鼓励宝宝去活动、运动，从而促进其智力和心理的发展。

以趣味游戏为主。儿童运动的方式多种多样，应以游戏为主，强调活动的趣味性。在游戏过程中掌握走、跑、跳、游泳、滚翻、抓握、投掷等基本技能。针对少年儿童身体发育的特点，父母可以让宝宝参加跳绳、跳皮筋、拍小皮球、踢小足球、打小篮球、游泳等体育运动。由于儿童肌肉、韧带、骨质和结缔组织等均未发育成熟，因此，不宜过早进行肌肉负重的力量锻炼。

另外，人的大脑和神经系统在青春期就完全成熟了，过了这个时期，通过运动促进智力的效果就不明显了。

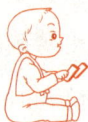

让宝宝从小懂得感恩

有爱的宝宝才能活得更健康、更快乐。如果宝宝连亲爱的父母也不知道关爱，对父母任何付出都不知回报的话，将来的人生将会孤独而寂寞。尽早纠正宝宝的坏习惯，亡羊补牢，为时未晚。

现在的宝宝多为独生子女，家长们很容易溺爱，对其进行无微不至的照顾，认为毫无保留地付出就是对宝宝最好的爱。长此以往，宝宝就会认为家长的付出和对自己的千依百顺是应该的，不但不知道感谢，反而在稍微不如意时就大吵大闹，更有甚者撕扯家长的头发和身体。这种极度不良的破坏性行为不但让父母伤心，还会给宝宝心理的正常发育蒙上阴影，埋下骄横跋扈、自私自利的种子。

如果父母对宝宝的保护过多，那么宝宝就会渐渐习惯父母的包办代替，就会认为这一切都是理所当然。久而久之，宝宝就很难再感谢父母对他们所做的一切了。

从小让宝宝吃"独食"，会让他觉得他吃好东西、拥有好东西是理所应当的，如果宝宝习惯了被给予，只知道索取，便很难在以后的生活中考虑别人的感受。一个不懂得关爱别人、关爱父母的人将来很难成为一个有爱心的人。

对宝宝提出的要求，父母应先思考一下是否合理，如果不合理，则坚决拒绝，并且要告诉宝宝为什么不合理，给宝宝一些经受挫折的机会。不要宝宝想星星就一定给他星星，想月亮就一定给他月亮，应该让宝宝自己去争取自己需要的东西。当宝宝通过一些努力获得所需的时候，他才会知道在父母的爱和保护下是幸福的。同时，父母也不要预先对宝宝承诺太多。有些父母总想给宝宝最好的食物和衣物，总想为宝宝提供最好的生活条件，生活中面面俱到，时间长了，宝宝会觉得这一切来得都很容易，甚至认为他本来就应该拥有，于是也不懂得珍惜。

每一位父母在工作中都很不容易，但父母却爱给宝宝一张笑脸，给宝宝一些超脱的环境，怕艰难的现实生活会给宝宝带来压力。其实，如果父母们能经常告诉宝宝一些自己的苦恼，那么宝宝就会在体谅和感恩中渐渐长大。

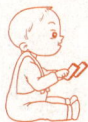

引导宝宝把玩具放回家

也许短短一分钟，宝宝就把一大箱玩具扔了一屋，等他玩儿过了，就拍拍屁股走人，留下一堆玩具等别人来收拾。这样的场景，可能每个家长都记忆犹新吧！究其原因，是由于幼儿在家里没有养成良好的整理玩具的习惯。父母认为宝宝年龄小，能力差，样样事情都代为包办。有的家长即使提出整理的要求，但看到宝宝那笨手笨脚整理的样子，也会感到不耐烦，边唠叨边替他整理。也许，有的家长认为通过嘴巴讲，也能让宝宝明白道理。殊不知，久而久之，会助长宝宝的依赖心理，事事甩在一边等别人去做，没有责任感。

有这样一则寓言故事：主人发现猫在偷吃家里的鱼，十分不满，于是对猫说了一大堆教育的话，那只猫边吃边听，等主人教育完，猫也把鱼吃光了。这个故事告诉我们：光说教没有用，还要用行动去阻止，阻止不好的行为，帮助养成良好的行为习惯。实践能使宝宝印象深刻，实践能让宝宝逐渐养成习惯，实践使宝宝具有根深蒂固的行为意识，从而让宝宝经历一个从不自觉到自觉的过程。因此，我们必须阻止宝宝把事事扔在一边的不好的行为，让宝宝去做，去收拾整理，尽管开始时效果不太好，但没关系，重要的是摆脱了宝宝的依赖心理，培养了责任感。

在日常生活中，创设情境，利用故事、儿歌、表演等形式，让宝宝知道：整理物品是具有责任感的表现，能够受到大家的赞扬。家中及时表扬收拾整理物品的人，给宝宝树立良好榜样，使幼儿产生良好的行为意识，促使幼儿自觉地进行模仿。

纯粹的收拾、整理比较枯燥，幼儿往往兴致不高，如果把它设计成游戏的形式，幼儿就会十分乐意去做。比如：在玩具箱子上贴上小图画，贴上动物园的画表示放长颈鹿、狮子等小动物，贴车库表示放小汽车等，借机让宝宝学习分类、归属；家长带头和小朋友比赛收拾玩具，"送玩具回家"，慢慢地过渡到宝宝之间进行比赛。这样，通过生动的语言、有趣的形式，宝宝的兴致提高了，就会主动融入到活动中来。

宝宝年龄小，缺乏自信心，他们往往需要父母的不断肯定，才能逐步建立自信心。因此，在宝宝收拾玩具后，父母要带领宝宝观看收拾后整齐的样子，用赞赏的口吻肯定宝宝，比较整理前和整理后的模样，让宝宝亲眼看到明显的变化，建立成就感，树立自信心，为以后自觉地整理玩具打下基础。因为，让宝宝从收拾中得到成就感和乐趣，才是收拾整理的最大动力！

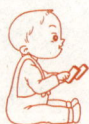

从根本上让宝宝远离"积食"

不到3岁的乐乐一吃多就不消化。妈妈给她买了不少小儿健胃消食片，乐乐没事就吃几片，跟吃糖豆一样。但医生说，消食片有消积食的作用，但毕竟是药，不可以经常吃，没病也吃更不可取。

另外，消食片的酸性物质比较多，脾胃虚寒的人不宜多吃。特别是小儿，本身就是生长发育阶段，长期大量服用或习惯性地服用就容易使儿童自身消化吸收功能的正常发育受到影响，出现停药后消化力减弱的现象，因此专业医生的建议和指导也是非常重要的。

幼儿期和青春期是生长发育极快的两个时期，这两个时期出现所谓的不消化问题也最多。这个年龄段也是宝宝生长最快的时期，这个时期需要的营养物质与热量多，宝宝吃得很多，活动也多，而消化功能尚存在欠缺，尤其是幼儿，因此比较容易出现积食、不消化的情况。家长要了解宝宝生长发育特点与饮食特点，给予合理的膳食搭配。这比等宝宝出现消化问题再去用药解决要好得多。

即便出现积食、不消化，通过适当的饮食调整，多喝水，多吃点蔬果，几天内身体就可以自己调整过来。人体有很好的代偿能力，可以自我调节，很多情况下不必依赖药物来解决。

首先，要做到膳食搭配合理。每天尽量做到蛋、奶、动物内脏、肉、淀粉、水果蔬菜合理搭配，营养全面。幼儿阶段消化功能尚不完全，食物加工要细些，尽量不要给宝宝吃油炸的、大块的食物。宝宝进入青春期后，身体发育是高峰，骨骼发育所需钙质不可少，每天要保证至少半斤奶。

其次，帮助宝宝养成户外活动的习惯，多运动，对于促进消化吸收非常好。如果宝宝不消化，可以顺时针方向给宝宝做腹部按摩，促进消化。养成规律排便的习惯。大便通畅了，消化才会好，一定不要憋便。而膳食纤维的摄入与水分的及时补充对于良好的排便非常必要。

有便秘倾向的宝宝，家长一定要特别注意，帮助宝宝建立每天规律排便的习惯。一天当中一般两个时间最合适：早上起床，睡了一夜起身，因直立反射作用这时候容易有便意，另外饭后也容易有便意，即便没有便意，也要到厕所蹲一蹲。及时、规律地排便还可以防止有害废物、毒素积留体内。

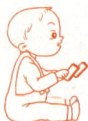

为宝宝掏耳屎要注意

其实，耳屎是可保护耳朵的。在不少人看来，耳屎是一种弃之也不可惜的废物，其实不然，耳屎对耳朵有重要的保护作用。

它是外耳道的哨兵。耳屎的学名叫耵聍，是由外耳道的耵聍腺分泌的物质。因为具有一定油腻性，空气中尘埃飞来，就会被耳屎粘住；小虫飞来，一尝到耳屎苦苦的味道，马上落荒而逃，这样，耳道和鼓膜始终处于安全状态。同时，耳屎能使耳道的空腔稍微变窄，对传入的声波起到缓冲作用，使耳道不至于被强声震伤。

虽然耳屎源源不断地产生，但它在人们日常的打喷嚏、咀嚼、张口等下颌动作中就能被振动，并自行脱落排出体外。一般情况下不用刻意去掏。

但也有些人需要定期清耳屎。不刻意去掏是不是就任由耳屎大量积存也不管它？当然不是。医生曾讲过这样一个例子：有个小孩，总嚷着自己在班上坐的座位太靠后了，上课听不清老师说话，可反复调了几次座位，效果还是不好，最后来医院一查，发现是耵聍栓塞，阻塞了外耳道。

有些人耳朵内部油脂分泌比较多，这样，外耳道脱落的上皮、灰尘会混合分泌的耵聍结成团，形成耵聍栓塞。特别是喜欢游泳的人，如果耳屎过多，遇水后膨胀，就会导致听力减退。同时，潮湿环境也容易滋生细菌，甚至造成外耳道炎症。因此，这类人就要定期清理耳屎。

在家里清理耳屎的工具不外乎棉签、挖耳勺、发卡等，也有人直接把手指伸进耳朵掏，其实这种习惯并不好。这样的举动都容易把细菌带到耳朵内，引起炎症。

正确的做法是，如果宝宝耳道耵聍比较多，需要掏的话，家长必须慎重。掏之前要将器械消毒，并且只能在肉眼能看到的外耳道活动。若难以去除耵聍，应请医生给宝宝滴上几滴耳油，在耳镜的配合下，用专用的针筒往宝宝耳朵里注射温水，把耳屎冲出来，这种方法非常安全。同时，平时要注意保持外耳道干燥，避免发生耵聍栓塞，引起局部感染。

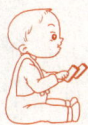

适当的给宝宝一些"劣性刺激"

所谓劣性刺激是指一些令人不舒服或不愉快的外界刺激，这些刺激对宝宝来说是必需和有益的。有些家长则认为没有这些必要，也舍不得对宝宝这样。但是，现在从小不用正确的方式教育宝宝，等宝宝长大之后有一天他会对你说："谁让我小时候你不好好教我的呢？"所以还是要适当的给宝宝一些劣性刺激。

美国一些儿童专家指出，有条件的父母应该为宝宝有意识地设置一些困难，常给宝宝制造一些经过努力可以克服的困难。当然，在这当中，父母需要教给宝宝克服困难的勇气，也要教给宝宝克服困难的办法。

饥饿是一种挑战生理极限的刺激。如今生活条件好了，很多宝宝吃饭挑食或抱怨这、抱怨那，这时候，父母可以适当让宝宝尝一下饥饿的滋味，让宝宝在饥饿的刺激下学会控制自己的偏好。

大部分宝宝在面对吃苦的时候总是显示出娇弱的一面，父母不妨有意识地锻炼宝宝，比如多让宝宝参加一些野营活动，让宝宝在艰难的条件下吃点苦头，这样比较有利于培养宝宝坚强的性格。

许多宝宝的心理非常脆弱，根本无法接受别人的指责和反面评价。美国阿拉斯加州的埃丽希·弗说："没有规矩不成方圆。因此，必须明确规定一些宝宝不应做的事情，比如，打人、骂人、偷东西等，这些都是绝对不允许做的。如果宝宝做了，就要接受批评、惩罚，有时还要严厉一些。这样对宝宝的身心健康成长是有益的。"

对于宝宝犯的较大的错误，父母应该给予适度的惩罚，这种惩罚可以是物质上的，也可以是精神上的。比如，把宝宝关在一个比较安全的地方，不允许宝宝买他想买的玩具等。

父母总是一味以宝宝为中心，无论是在哪种环境下，宝宝们似乎永远是主角。那么，如果环境发生变化，宝宝不能再当主角了，不被重视了，他的心理就会失去平衡，他就可能承受不了这种角色的转变。因此，父母在生活中不要把宝宝作为重心，有时候可以适当忽视宝宝，让宝宝调整自己的心态，从而帮助宝宝在与人交往中保持良好的心态。

不能给宝宝"空头支票"

在日常生活中，一些家长为了调动宝宝积极性，或为了求得宝宝的一时听话，按自己意愿去做，常常爱给宝宝许下这样那样的愿，如："把饭吃完，妈妈就给你买那个漂亮的洋娃娃"、"宝宝不哭，爸爸明天带你去公园玩"等等，可到头来，却又不兑现。这种做法是非常不好的。

首先，这种做法是有悖于中国人的美德的。"大丈夫一言既出，驷马难追"这句格言，体现了中国人言而有信的传统美德。曾子杀猪的故事，被历代称赞为言而有信的美德典范。而对子女许下的诺言不能兑现，则是一种言而无信的表现。

其次，这种做法，对宝宝诚实品质的养成是不利的。家长是宝宝心目中的第一任老师。家长的一言一行，都对宝宝有着很大的影响。如果家长对子女说话不算数，宝宝也会跟着学，久而久之，你的宝宝就会变成一个不诚实的宝宝。

再者，这种做法也会降低家长在宝宝心中的威信。对宝宝说话不算数，说得严重些，实际是对宝宝说谎话。一个被宝宝认为是说谎的人，在宝宝心目中的威信，是可想而知的。

另外，这种做法终究也是不能调动宝宝的积极性的。这种做法，也许能暂时哄得宝宝高兴，但是，一旦宝宝发现你没有兑现许诺时，那么，宝宝被你空许诺所调动起来的积极性就会丧失殆尽。

因此，在家庭生活中，父母要慎重地对待许诺。一般情况下，不要轻易对宝宝许诺，不要用空许愿、开空头支票的办法来调动宝宝的积极性，求得问题的暂时解决。如果因特殊原因或自己的一时冲动，对宝宝许下了愿，那么就一定要兑现。即使遇到困难，也要想办法克服困难去兑现。有些爸爸妈妈即使对宝宝许的承诺很简单，也不愿意或者懒得去实现，这对孩子的影响是极其不好的，因此对宝宝的诺言，爸爸妈妈可一定要重视哦！

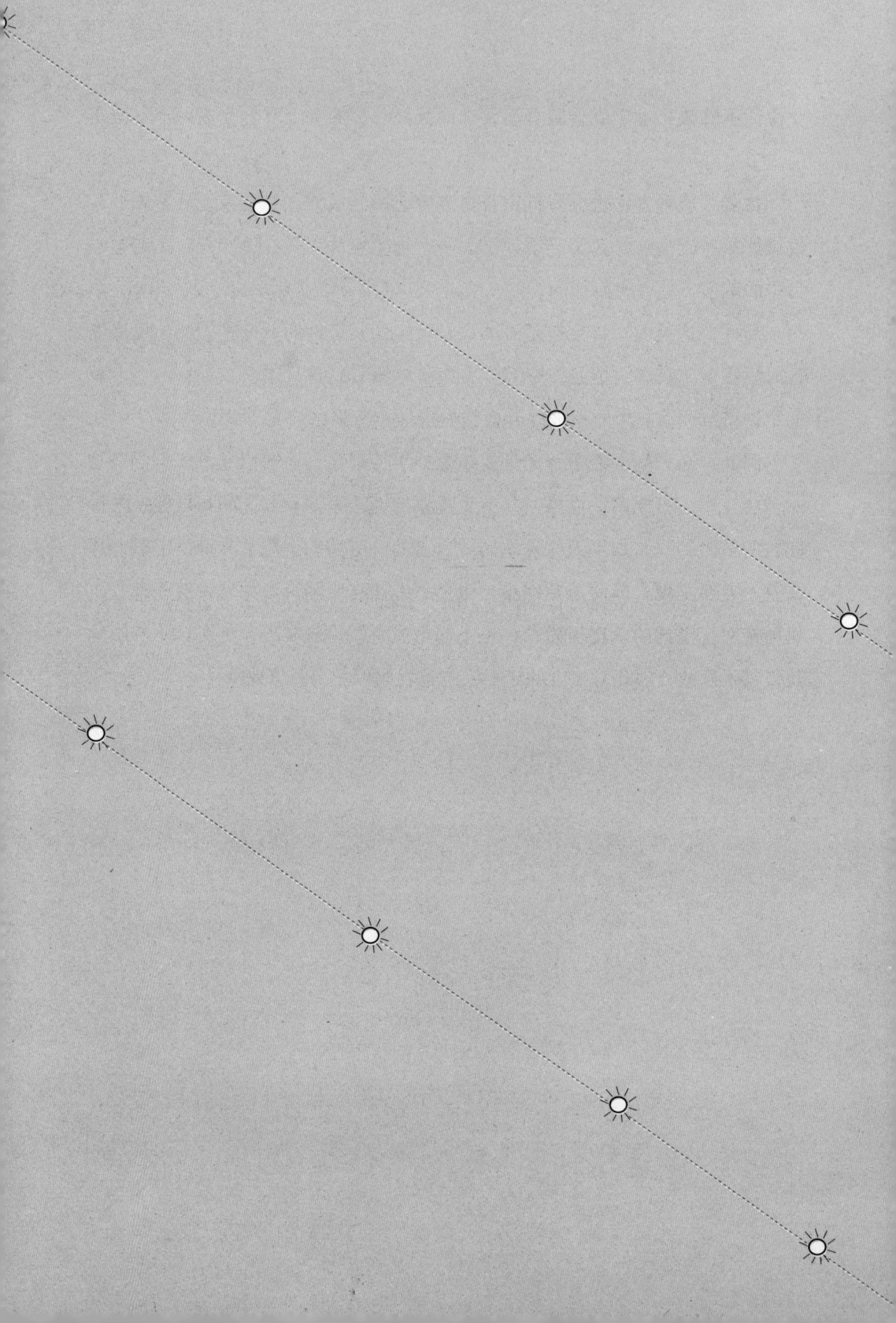

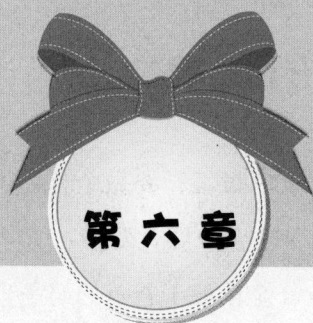

第六章

2岁4~6个月

小绅士讲文明，懂礼貌了

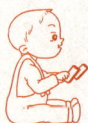

这个小客人好有礼貌哦

宝宝随着爸爸妈妈去亲友家做客，要做个有礼貌的小客人。因为只有做个讲文明、懂礼貌的小绅士，才会人见人爱。

当然，宝宝的一言一行，全依赖于爸爸妈妈平日的教育。如果宝宝外出做客没规矩，不仅会破坏当时的喜庆气氛，还会让爸爸妈妈颜面扫地。所以，出门前妈妈一定要给宝宝打好"预防针"，还可以利用路上的时间，适当强调一下"规矩"，教宝宝使用礼貌用语"您好"、"您早"、"谢谢"、"再见"等，做个有礼貌的小客人。

宝宝去亲友家做客，见到主人的第一件事就是打招呼、问好，并能正确的使用称呼，如叔叔、阿姨、爷爷、奶奶、哥哥、姐姐等。未经主人允许，不要到其他房间走动，更不能只顾自己开心，在沙发上、床上一通折腾。大人们谈话聊天的时候，宝宝不要随便插嘴，如果有事情要告诉妈妈，大大方方说出来，不要咬耳朵，这是不礼貌的表现。

还应该让宝宝记住：在别人家里，小主人对自己的玩具自然有支配权，小主人提供什么玩具就玩什么，不要肆意乱翻。看到自己没有的"好玩意儿"，可不要想着据为己有，征得同意后再拿过来玩，之后还要记得放回原处。如果一件玩具两个宝宝都想玩，爸爸妈妈应该规劝自己的宝宝不要挣抢，要学会用商量的语气与小主人沟通。

平日，爸爸妈妈就要教导宝宝养成讲卫生、爱护环境的好习惯。到亲友家做客，吃东西剩下的果壳、果皮要主动扔到垃圾筒里，或者放到指定的地方，不要随手乱扔。饭前饭后要洗手，如果手上沾上了果汁、菜汤，更要及时清理干净，以免弄脏桌布或家具。

如果爸爸妈妈要带着宝宝参加以成年人为主的活动，就应该先安排好宝宝，比如准备一些游戏，或者带几样玩具，以免宝宝觉得无聊，甚至哭闹。

爸爸妈妈也不要强求宝宝向他人打招呼，如果宝宝不肯，切忌强求他，否则非但达不到目的，还会产生副作用。建议爸爸妈妈最好暂时放弃，等宝宝平静以后，再告诉他："这是应有的礼貌。"

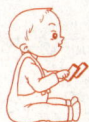

咱宝宝是个热情的小主人

宝宝已经两岁多了，爸爸妈妈在平时就应该好好教他如何接人待物。比如：如果有小客人随父母到家里做客，宝宝应该如何接待呢？让宝宝明白，最好的表现自然是热情大方地接待。宝宝的得体举动，自然会引来客人们的好评。

有小朋友到家里做客，要让宝宝跟着爸爸妈妈在门口迎接，让他热情问好，因为他是小主人。如果客人带来了礼物，接受的时候一定记得让宝宝道谢。很多客人会问宝宝一些问题，比如"叫什么？多大了？在哪里上幼儿园？"要大大方方回答，不要扭捏。

爸爸妈妈事前应和宝宝约定好，如果有小朋友来了，应该主动拿出自己的好吃的、玩具和小朋友分享，这才是有风度的表现。不要做对小朋友不友好的事情，更不要说对小朋友不友好的话。要好好地带着小朋友玩，可以友好地带着小朋友去参观自己的家、介绍自己的玩具等。

客人来了，正是宝宝展示才能的最佳时刻，也是锻炼宝宝"胆量"的好机会，为客人们背诵儿歌或古诗，表演舞蹈或者唱一首歌，都能为聚会增添欢乐气氛。

还要事先告诉宝宝，爸爸妈妈对其他小朋友的夸奖和表扬是出于礼貌，宝宝可不要为此而觉得父母冷落、忽视了自己，甚至大吵大闹，非要争个第一才心满意足。更不能借着家里有人的时候，向父母要这要那，提出物质要求，甚至无理取闹。

有客人来访，爸爸妈妈可不要因为怕宝宝打扰客人，而将他放在一旁置之不理。应该向宝宝介绍来的是谁，再向客人介绍一下自家宝宝，还可以让宝宝帮客人拿拖鞋、拿杯子，培养他的社交能力，帮助他成为有责任感的小主人。

不要强求宝宝向客人打招呼，如果他不肯，切忌强求。爸爸妈妈应该心平气和地跟他说"跟客人打招呼是应有的礼貌，你去别人家里，也希望主人能够热情欢迎你呀。"让宝宝设身处地想一想，有助于帮助他理解。

懂事的宝宝最可爱

懂事的宝宝是所有人都喜欢的，最受大家欢迎了。如何让你的宝宝成为最可爱的宝宝呢？这就需要妈妈好好地教导了。宝宝两岁的时候，妈妈看到他蹒跚走路的样子很是迷人，偶尔也会自发地冒出"谢谢"、"请"等礼貌用语。这时，妈妈会觉得，一个有礼貌的孩子就像乐曲中的和谐音符，让人心神愉悦。

但是妈妈不要期望宝宝在没有帮助的情况下有良好的礼貌。如果你的宝宝在游乐场拿走了别的小朋友的玩具，要马上介入并坚持让他把玩具还回去。妈妈就要告诉他，如果他不把玩具还回去，将受到惩罚，并且不要暗示他能对这件事有决定权。脾气好的父母总是给孩子太多，但是有些是他们不需要的，已经有很多事情是由孩子在做决定了。事实上，在礼貌问题上，必须让孩子知道他没有选择。

如果宝宝没有养成礼貌习惯，妈妈应该在一旁不断提醒，这对宝宝也是很有帮助的。当一个孩子小的时候就不说"对不起"时，可以通过童话故事里的人物来提醒他们的行为，并及时提醒以使他们不用想太多。

一个没有礼貌、举止粗俗、不尊重他人的人，在工作中很难获得尊重和同事的友好协作。在生活中也不易获得友谊和自信，因此往往缺乏幸福感。要想使宝宝成长为有所作为的人，父母应让孩子从小懂礼貌。

在公共场合，要教宝宝守秩序，文明说话。乘公共汽车时，如果有人起来给宝宝让座，一定要让宝宝说谢谢。如果当你们下车时，让座者仍然站着，就要打声招呼请那人回坐。有些年轻的父母，抱孩子上车后，见到有人让座，吭都不吭一声就坐下，这给孩子的印象就是上车后，就应该有人站起来，如果没有人站起来，就会又哭又叫。

考虑其他人的感受是礼貌举止的根本，因此妈妈要鼓励自己的宝宝这样做。例如：当我们帮助邻居在小区内寻找丢失的钥匙时，邻居会感觉很舒服，我们也会舒服。事实上，这就是告诉宝宝该如何关心和帮助其他人，当然并不需要他们完全理解帮助的真正价值。

小宝宝也会生气哦

据西方心理学家发现：随着初生宝宝第一次主动呼吸，他就已经具备了感觉愤怒的能力。到了4个月的时候，宝宝就可以明确地表达他的愤怒了。当他慢慢学会用更多的动作、表情与语言来表达情绪的同时，发脾气成了宝宝宣泄负面情绪的一种方式。而此时对父母来说，如何帮助宝宝学会掌控自己的愤怒就显得格外重要。如果宝宝难以顺利地发泄愤怒或者在生活中泛滥愤怒情绪，都会构成良好性格发展的隐患。

在这个阶段里，宝宝逐步有了自我意识。他对别人的情绪与自我情绪的认知产生了初步理解。因此，他常常会通过观察他人的情绪反应来调节自我情绪。例如：宝宝因为晚餐前妈妈不给他吃饼干而哭闹，他会一边观察妈妈的反应，一边从硬地板上爬起来，坐到软地毯上哭闹，继续观察妈妈的反应。可以说，妈妈的反应是决定他哭泣时间与程度的主要因素。

当宝宝夸大情绪时，爸爸妈妈冷静、理性的态度实际上能帮助宝宝学会抑制自己的愤怒情绪。爸爸妈妈可以通过和宝宝一起看儿童图画书或游戏等形式，帮助宝宝学习情绪表达的社会规则。例如：通过在儿童故事中为人物添加"快乐的脸"与"生气的脸"来了解为什么宝宝会不开心；为什么爸爸妈妈会生气；为什么爸爸妈妈和宝宝会一起开心。

2岁了，宝宝就能从关注自己的情绪拓展到关心他人的情绪中来。他人的积极与消极情绪都能起到控制宝宝愤怒情绪的作用。例如宝宝也开始在看见家人不愉快的时候，试图去安慰别人，又如看见妈妈不开心，就乖乖地去一边自己玩玩具，不再为妈妈添乱。

爸爸妈妈更加需要以相对平等的方式来理解宝宝的忧伤与愤怒。例如：宝宝和小伙伴因为争抢玩具生气了，爸爸妈妈虽然不需要即时干涉，但可以通过和宝宝谈话，请他说出感受以及快乐的游戏等来帮助宝宝缓解不悦。

与宝宝约定几种表达或发泄不开心的特殊形式。例如：如果宝宝或者爸爸妈妈不开心，可以去捶打沙发垫子；到阳台上对着绿色的植物把不高兴的事情说出来，或者告诉自己最喜欢的玩具自己不开心的事情等。

豁达的爸爸妈妈是宝宝学会控制愤怒情绪的最好榜样。日常生活中，爸爸妈妈常常用玩笑来化解争吵与冲突，宝宝会认识到不开心原来不是什么大不了的事情，开心才是最重要的！

环境对孩子影响极大

环境既包括自然环境，也包括社会环境。对宝宝的成长来说，环境具有极其重要的作用。

自然环境对孩子的心理发展有着极大的影响。由于自然环境的影响，人的心理发展会反映出某些特征。如热带地区的人比较早熟；山区的人强壮耐劳。母亲怀孕期间，如果发怒、恐惧、忧愁持续时间较长，会影响内分泌，从而导致胎儿发育不良。

社会环境在很大程度上制约着孩子心理发展的方向和水平。时代不同，社会生活条件不同，孩子心理发展的方向、速度和水平都不相同。例如，生活在20世纪前叶的孩子，与生活在20世纪末特别是21世纪初的孩子，无论是智力水平还是精神面貌都大不相同。家庭的生活方式、物质条件、文化素养以及家庭气氛，都对孩子的心理发展有着直接、深刻、持久的影响。许多调查都证明，孩子的思想意识、道德品质、性格的形成以及智力的发展，家庭影响是关键因素。例如，部分独生子女任性、胆小、独立生活能力差等，主要是由于他们在家庭中的地位特殊、父母溺爱、教育方法不当造成的。

教育在一定的社会环境中，对孩子的心理发展起主导作用。社会环境制约孩子心理发展的方向和水平，在很大程度上是通过教育来实现的。社会环境对孩子的影响是零乱的，无计划、无目的的，而教育（主要指幼儿园、学校教育）是有目的、有计划、有系统地对孩子施加积极影响的。教育对孩子心理发展所起的主导作用，主要体现在教师身上，教师在保证孩子心理健康发展方面负有重要的责任。

幼儿从1岁开始，已能够初步进行独立行走，其心理特征已发展到能初步理解和运用最简单的言语。由于幼儿心理发育的这一特征和规律，通过环境、教育，成人就有可能向他提出一些新的要求。如要求幼儿能自由地独立行走、操纵更多的物体、进行言语交流，并且逐步能做到理解周围的事物。

这些，都可通过日常生活和游戏活动来进行。这样，就逐步地把这些新的要求、技能设法变成幼儿的需要，使幼儿此时的发展需要与他心理的实际发展水平之间产生矛盾，在不断解决这些矛盾的过程中，又进一步推动了幼儿心理向着新的、更高的水平发展，这种新的发展，又进一步促进幼儿生活范围的不断扩大，活动能力日益提高。然而，日常生活和游戏也同样需要好的环境才能发挥最大的作用！

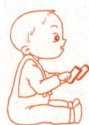

宝宝能够分清"多"与"少"了

宝宝进入2岁4个月后，可以不扶任何物体，用单脚站立3~5秒。现在宝宝平衡能力有所增强，可以进行短平衡木的练习。

这个时期宝宝对所有的事情都充满兴趣，什么事都想干一干，什么东西都要弄弄玩玩，但又不可能认认真真地做完一件事，还经常把家里搞得乱七八糟。

宝宝的活动看上去充满危险，令妈妈担心万分，尽管心里特别想制止他的危险活动，但是这都是宝宝的学习过程，妈妈还得尊重、爱护宝宝的热情。"谢谢"、"您好"、"再见"等礼貌用语宝宝已经掌握了，通过日常生活中的模仿，宝宝很容易就喜欢上这些语言，他在帮你做事以后，会要求你说"谢谢"，因此在适当场合，可以鼓励宝宝主动用礼貌语言与人交流。

一些简单的英语单词如香蕉、苹果、桔子等宝宝已经能正确地发音，还能说出几种喜欢的动物名称。背诵是宝宝喜爱的学习方式。到这个月末，宝宝的语言能力进步不小。

宝宝已经能分清阴、晴、风、雨、雪，有时你拿画片给他看时，宝宝能把表示不同天气情况的图片分捡出来。

快2岁半了，家里已经不能满足宝宝的活动范围，现在他是那么渴望外出，只要听到出门的指令，宝宝的积极性会极大地被调动起来。有时你带宝宝外出，宝宝会要求走马路牙，这是训练他平衡能力的好机会，大多数宝宝已经能拉着妈妈的手在马路上自由行走了。

可以给宝宝买些拼图玩了，除了自身鲜艳的颜色和有趣的形状外，拼图还有助于锻炼宝宝的手眼协调能力。

现在妈妈可以和宝宝一起做分辨声音的游戏，当宝宝安静下来后，妈妈和家人每人说一句话，让宝宝猜一猜那是谁在说话，这样做可以锻炼宝宝的听力和分析能力。和小家伙聊天非常有助于培养他的口头表达技能。

宝宝对于语言的掌握能力有所加强，他已经能正确复述3~4个字的话，也能重复你说出的3个以上的数字。此阶段宝宝已经可以说出6种以上的交通工具，还可以指出它们的用途，如飞机是在天上飞、轮船是在海里行等等。

"多"与"少"的概念在宝宝的小脑袋里已经非常明确，如果你在他面前摆放两堆5个以内的物品，宝宝已经能分清楚哪个多哪个少。

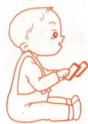

宝宝患了结核病要小心

结核病易发人群为2岁以上儿童。原发性结核病大部分是结核菌初次侵入人体后而引起的肺部感染。当宝宝与结核病人接触时，很容易将病人咳嗽、打喷嚏及高声谈笑时喷射到空气中的带有结核菌的飞沫吸入肺泡，致使细菌在肺泡内生长繁殖，形成原发病灶肺结核。

儿童时期的结核病是一种较严重的慢性呼吸道传染病，最常见的为原发型肺结核，由于结核菌毒力的大小、吸入量的多少、宝宝机体抵抗力的强弱的不同，小儿结核病会呈现出不同的早期症状：反复感冒等症状，极易被误诊为感冒；早期表现为不规则低热、咳嗽、消瘦、盗汗等结核中毒症状，还常伴有食欲减退、疲乏、烦躁、好哭、睡眠不安、精神不振等；早期会出现疱疹性角膜炎、结膜炎、一次性多发性关节炎和皮下结节性红斑等症状，甚至还会有心包积液；有些患儿由于结核菌侵犯淋巴系统，引起肺门或支气管交叉处淋巴结肿大，出现哮喘、百日咳样咳嗽等症状。如果宝宝出现上述症状，在排除相关疾病后，家长应该考虑宝宝是不是患了结核病。如果宝宝与结核病人有过接触，尤其是家里发现结核病人，不论有没有上述症状，都要及时到医院检查，以便早期诊断，及时治疗。

如果宝宝反复感冒，家长带宝宝就诊时，应尽量向医生反映，最近2~3周内宝宝有没有结核病人接触史，有无传染病史、卡介苗接种史，以及有无结核中毒等症状，以免医生误诊。

怀疑结核病时，一般要做结核菌素皮肤试验检查。试验结果若呈阴性，说明还没有受到感染，应立即接种卡介苗预防；若呈阳性，则说明已经感染了结核菌。但是否得了结核病，还需由医生综合临床表现、痰液细菌学检验和胸部X线检查等进行分析，作出最后判断。

结核病是一个需要长期药物治疗的慢性传染病，治疗必须彻底，才能防止病情恶化或复发，家长千万不要心急，给宝宝用药要听从医嘱，按时按量服用，不要随意更改治疗方案，不可自行停药或增药。

在服药过程中，如遇到疑问或其他情况，应及时向医生反映，然后采取必要的措施。

在此病流行时，尽可能少带宝宝到公共场所，平日教育小儿要养成良好的卫生习惯，做到饭前、便后洗手。对玩具、餐具要定期消毒。若此病在托儿所或幼儿园内流行时，首先应将患儿与健康儿童隔离，将玩具用消毒液消毒。健康儿童可以口服板蓝根冲剂以预防。

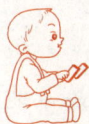

让宝宝的想象力快速萌芽

想象是人的一种心理活动，是人们对过去感知过的，并在头脑里保存着的事物的形象进行加工改造而形成新的形象的一种心理过程。想象出现的新形象可以是人从来没有感知过的，在现实生活中还不存在的或者根本不可能存在的事物，例如文学作品中创造出来的栩栩如生的人物形象，像西游记中的孙悟空、猪八戒的形象等。

想象这种心理活动在2岁左右开始萌芽，这时期的想象活动只是把他在生活中所见到的，感知过的形象再造出来，想象的内容很贫乏，有意性很差，属于再造想象，是一种低级的想象活动。这和幼儿时期的生活、知识经验缺乏，语言水平比较低有一定的关系。如2岁左右的幼儿可以利用日常生活经验开展想象，表现在模仿妈妈喂饭的动作，自己抱着娃娃去喂饭，可以模仿医生给病人打针，可以把椅子想象成汽车，自己假装成司机。随着孩子生活经验的积累和语言水平的提高以及游戏活动发展，到了3岁以后儿童的想象的就会有较快的发展。

想象对人类的创造性活动有着重要意义，无论是学习、科学发明还是生产实践都离不开想象力，因此，从小培养儿童的想象力也就具有了重要意义。想象来源于对客观事物的感知，来源于生活，要培养幼儿的想象力，首先要丰富幼儿的生活，让幼儿在生活中得到更多的体验和更多的经验来丰富他的想象力，从生活中获得较多的供于想象的材料，这也是想象力发展的基础。家长要启发引导孩子进行想象，从小让孩子多想，敢想。要创造条件让孩子积极地开展想象，同时也要培养孩子的语言能力，让孩子自行进行想象，这也是提高孩子想象力的重要环节。

要做到以上几点，可以让孩子模仿日常生活中的事情，如做"过家家"的游戏，让他自己当妈妈，学着大人的样子，哄孩子睡觉，喂孩子吃饭，像母亲那样去疼爱自己的孩子。给他一套模型餐具，让他学习大人的样子，给玩具小熊、小狗等安排一日的饮食。这样既发展了他的想象力，也锻炼了他的语言能力，并能让他体会人与人交往中的一些情感。也可以通过讲故事、讲童话、描述图片内容、绘图、表演、游戏来发展孩子的想象力。

宝宝的自我服务能力提高了

两三岁的幼儿尽管愿意自己穿衣、自己洗脸、自己叠被、自己吃饭，但是由于生理与心理发展水平的限制，他们还不具备自我服务的能力，仍然需要爸爸、妈妈精心照料。可是，心理学的研究发现，同样两三岁的孩子，在自我服务能力上却存在着显著的差别。一般说来，在托儿所、幼儿园生活的孩子，比在家里长大的孩子具有较好的自我服务能力。这是为什么呢？

关键在于下功夫培养。有的父母说："孩子年纪小，多照料些有什么不好？"当然，精心照料是应当的，但并非需要代替孩子去做一切事情。培养宝宝的自我服务能力，对于发展他们的智力、眼手协调能力以及手的灵活性是很有意义的。为此，父母应当循序渐进，由易而难，逐步培养孩子吃饭、穿衣、洗手、洗脸、刷牙、收拾东西等能力。

培养的方法是在鼓励的前提下，做出示范，先把着手教，再放手让孩子自己试验，然后再把着手纠正。这样经过多次反复，孩子就会逐渐掌握自我服务的本领。孩子在托儿所、幼儿园里自我服务能力能够迅速提高，大凡与这种训练有关。不少家庭的孩子，长到三岁还靠家长喂饭，还要抱着上公园。这主要是由于父母心疼孩子，缺乏训练造成的结果。我们希望父母要眼光放远，真正爱护孩子，适时地培养他们的自我服务能力。

而且对待任性的孩子，父母既要用一些具体的方法纠正他的坏毛病，又要从根本上营造一种宽松和谐的家庭气氛和亲密平等的亲子关系，可说是"无招胜有招"。经调查发现，父母既有权威又能尊重孩子的民主型教育，能培养情绪稳定、善于控制自己和约束自己的孩子。这样的孩子较少任性。

特别要提醒父母的是：孩子任性不好，要纠正。但父母不能把孩子有主见、想法和自己的不一样就看作任性。确定孩子任性的标准决不该是"听不听我的话"。

随着孩子年龄的增长，表现出一定独立性，对事情有了自己的见解，父母要允许。父母还要分清楚"韧性"与"任性"的界限。"韧性"是坚信自己的做法正确，无论有多大的困难，也要坚持下去的一种顽强精神的表现。而"任性"则不同，它是不分是非，固执己见，不受任何约束。任性是缺乏控制自己的能力，不听劝告的表现。一个人要是没有丝毫主见，做事情没点韧性，很难成功。

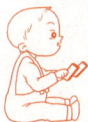

幽默的宝宝不"油嘴滑舌"

一个幽默的人会非常受大家的欢迎。有的父母就想在幼儿阶段开始，培养孩子的幽默感。其实，孩子的幽默感来自父母。尤其是在学前阶段。孩子是父母生命的延续，是父母最真实的镜子，潜移默化中，父母的许多特点在孩子身上都得到再现。所以，要培养孩子的幽默感，为人父母者，首先看看自己是否也需要培养幽默感？最起码，是否能够真正欣赏幽默？韩侍桁说：

"幽默既不像滑稽那样使人傻笑，也不是像冷嘲那样使人于笑后而觉着辛辣。它是极适中的，使人在理智上，以后在情感上感到会心的、甜蜜的、微笑的一种东西。"

幽默的心理基础是乐观、积极向上的心态。要培养孩子的抗挫折能力，不怕失败，能看到事情积极的一面，不是一味地悲观失望。真正幽默的人，不怕受人嘲笑，而且非常善于自嘲，这种自嘲实际上是建立在自信的基础之上。

因而幽默常常需要机智。而且幽默的人观察事物有自己的角度，不因循守旧，对事物有自己的看法，观点新颖。因而常常语出惊人。真正的幽默，需要用心体味。因此父母首先要让孩子能欣赏别人的幽默。

并且丰富的词汇有助于表达幽默的想法。如果词汇贫乏，语言的表现能力太差，那也无法达到幽默的效果。父母平时可以多给孩子讲讲幽默故事，机智故事，脑筋急转弯等等，训练孩子思维的敏捷性，丰富儿童的词汇。

父母在希望孩子具有幽默感的同时，请别忘记自己孩子的个性特点。有的孩子比较活泼，有的孩子比较内向，他们所表现出的幽默感的形式也会有不同，有的比较外露，有的比较含蓄。幽默来自人丰富的内涵，随着知识面拓宽，阅历增加，举止谈吐自然会有所改变。父母们不要操之过急，要耐心丰富宝宝的内心世界。真正的幽默是自然而然表现出来的，千万不要为了幽默而幽默，变成冷嘲热讽，或者变得油嘴滑舌。

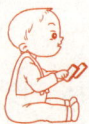

兴趣是宝贵的资源

宝宝虽小，但他们也有着鲜活的思想和情感，有自己的兴趣。宝宝的兴趣有一定的年龄特点，如一岁左右的宝宝对撕纸乐此不疲，而两三岁的宝宝则热衷于玩水。

宝宝的兴趣表现出一定的不稳定性。日常生活中我们已经注意到宝宝的兴趣会随着时间的推移而有所改变，不久前还很感兴趣的东西，现在已经"靠边站"，让位给其他让宝宝更感兴趣的事物上了。

宝宝的兴趣有一定的可塑性。常听父母抱怨说，我们的宝宝对什么都感兴趣，就是对学习不感兴趣。其实不然，只要用合适的方法引导，宝宝的兴趣在一定程度上是可以塑造和改变的。

宝宝的兴趣具有广泛性。从一定意义上说，宝宝的兴趣就好像宝宝的胃一样，生来就已经准备好接受任何"食物"，只是由于经过外界环境长期潜移默化的熏陶，而对不同的事物表现出的兴趣程度不同而已。

既然兴趣因人而异，那么，父母就应该接受这样的事实：宝宝的兴趣和我们的兴趣完全是两回事，两者之间完全是独立的。即使宝宝的兴趣显得简单、幼稚，我们也不能因此而无视它的存在。成人需要做的是，主动、积极地接受宝宝的兴趣，尊重宝宝自己的兴趣，而不是把我们的兴趣强加在宝宝身上，还可以积极地创造一定的条件和空间，鼓励宝宝发展自己的兴趣。实际上，尊重宝宝的兴趣就是让宝宝拥有快乐，就是我们给宝宝的最好礼物。发展宝宝的兴趣就是给宝宝提供了成长的沃土。

宝宝的兴趣是一种非常宝贵的资源。保护宝宝的兴趣是为了更好地合理开发、利用它，任何形式的不尊重、限制或否定态度都不利于保护宝宝的兴趣，同样，对宝宝的兴趣进行任何形式的过度挖掘都是竭泽而渔，都是极不负责任的行为。试想，我们自己对某事感兴趣，但如果让我们长期沉浸其中，我们也会感到乏味、没有快乐可言了。

如同爱吃的东西，天天吃，顿顿吃，最后也会败了胃口。将心比心，宝宝的感受就可想而知了。

兴趣是在较大的生活背景下对其中某些事物的偏好和主动关注。趣味是吸引宝宝关注的最佳方式，而快乐是维持宝宝兴趣的稳定剂。抓住这两个环节，就掌握了培养宝宝兴趣的金钥匙。不要让宝宝在许多种兴趣之间穿梭，那样会使宝宝应接不暇，疲于应付。不要指望宝宝的兴趣会在一夜之间就奇迹般地开花，也别认为"狂轰乱炸"有利于培养宝宝的兴趣，相反，那将破坏宝宝的兴趣。

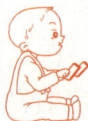

宝宝智力开发越早越好

美国心理学家布鲁纳说："一个孩子到3~4岁时，其智力发展了50%。"前苏联教育家马卡连柯说："儿童出生后三年的发展在其程度和重要性上超过该儿童一生的任何阶段。"

因此，我们不难看出儿童早期教育的紧迫感和重要性。脑科学家测定，婴儿降生时脑重量为350克，一年后发育到950克，6岁时脑重量可达1200克，到成人时脑重量约1500克。婴儿在降生前，脑细胞分裂增生以及大脑皮层的结构形成已基本完成。出生时，其生理活动仅为条件反射。出生以后，那些来自视觉、听觉、触觉等方面的刺激，便强烈地促使条件反射的形成。

如果儿童失去早期教育的宝贵时间，就会使部分脑细胞发育废止，因为，一旦错过大脑生长发育期的开发，脑组织结构就会趋于定型，潜能的开发就会受到抑制，即使有优越的天赋，也无法获得良好的发展。

巴甫洛夫曾做过这样的实验：将同时生下来的同样重的小白鼠分成两组，一组在大房间，里面光线充足，音响丰富，有滚筒、滑梯等玩具，小白鼠可以自由追逐玩耍；另一组小白鼠，每只关一个笼子，那里没有光线，没有声音，没有玩具，没有伙伴，虽然有同样的营养，但经过19天测试后，智力却大相径庭。前一组小白鼠机敏灵活，人抓不住它；后一组小白鼠呆头呆脑，人去抓它，它也不知逃跑。对两组小白鼠抽样解剖，发现有丰富信息刺激的小白鼠的大脑生出许多树状突和轴状突。而光吃不玩的小白鼠脑组织呈萎缩状态，分量轻，体积小。

这说明，一旦脑组织呆傻结构形成，再努力教育开发也无济于事。其他如学音乐、美术、外语、游泳、滑冰等等，都要提倡早期训练才能有所成效，起步迟了就难以成才。据说中国和日本的围棋高手，几乎都是在5岁左右学会下棋的，而实际上他们接触围棋并饶有兴趣地看成年人对弈，时间还要早得多。到了成年人再从头学围棋是绝对成不了高手的。所以说早期智力开发就好比催芽生根，根深叶才茂，花红结硕果。

给宝宝时间学会社交平衡

幼小的宝宝同样具有攻击能力。由于父母的疏忽，很少注意幼儿的攻击行为，还认为活泼可爱，结果宝宝在成长过程中，他的正当维权行为成了攻击性行为。

攻击与我们意志中赞成或不赞成的行为相关，两者都与能量和目标有关，帮助我们用伤害行为和破坏力积极地把握生活的挑战。

我们大部分人要我们的宝宝在他们被别人粗暴地对待时能维护他们自己的权利。我们希望他们不要打架，但如果被攻击能够对付攻击者，也就不压制。一个宝宝在太多或太少攻击行为中要找到健康的平衡可能是他成长中最难的任务。

根据发展理论，攻击的冲动或驱动源自人类孩童，是心理生命力和生存的关键层面。

在第一年，幼儿常常不认为有攻击行为，而且鼓励他推、拉或对别人使力是明显指挥能力和维权的迹象，反映了攻击的健康成熟。但9个月大的幼儿抓着你的头发，他不知道头发会受到伤害，在其他行为中可以看到以同样富于顽皮的方式行事。只有到第二年，当宝宝发展到分清"我"和"你"，他开始理解他对某人生气和对人使脸色。我们通常到第二年时才谈论一个宝宝对他人的残忍或敌对。即使到那时，他仍不能知道理解他行为影响的因果或者如何调整他对别人的行为。当你15个月大的宝宝猛击一个脆弱的物体时，他是在维权，而不是期盼它的结果。

有时候父母说他们的幼儿比打或咬"知道得更多"。他们认为之所以这样是因为当他被奚落时，他感到害羞。幼儿所理解的不是他伤害了谁或破坏了什么东西，而是他的父母不赞成他的行为。相反，当他温和地对待另一个人而受到称赞时，他知道他为此时的行为被允许而感到高兴。在他能够理解不打人或不咬人适合很多场合前，要花时间并不断提醒他。

幼儿，尤其是三岁以下的幼儿，几乎不知道他们自己的力量。在吻和咬之间、拍和打之间、轻推和推倒某人等不会自动理解，宝宝需要提醒，例如："让我做给你看如何轻拍这个宝宝（或家里的狗或爸爸的脸）" "轻拍感到很舒服。"；或"轻柔地拍，像这样。"

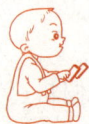

教育孩子，不能违背原则

有些时候，孩子无视规则，并故意犯错误。这种情况下，父母可以用温和的惩罚来处理故意性的不良行为，但绝不可以只要孩子一犯错，就罚他们去独自反省。在这之前，父母应该首先尝试其他正面教育的方法。

有些时候，孩子出现不遵守规则的行为是由于他无法向父母表达清楚自己的感受。当他感到失望，或是苦恼，而又无法用语言表达出来的时候，他就会哭闹，发脾气，以此来告诉父母他的感受。因此，家长应该多与孩子交流，了解他遇到的问题。

有的孩子天生胆小，遇事退缩。遇到这类情况，家长需要安慰和鼓励孩子，而不是数落他的缺点。有些孩子生性倔强，他就是不愿承认自己的错误。面对他们的行为，家长一定要保持冷静，不要对他大吼大叫。父母要将自己的想法告诉孩子，帮助孩子解决问题。

在培养孩子规则意识的问题上，家长一定要事先定好规矩，但首先把规矩的道理讲清楚，不要让孩子盲目服从。给孩子定立规矩的时候，一定要简单易懂，让孩子容易遵守。因为小孩子的理解能力有限，自我控制能力也不强，订立十分复杂、艰难的规矩，非但不能够让他遵守，反而会让他糊涂。

一般情况下，父母给孩子讲道理，他们是可以听懂的。即使孩子一时不能够完全领会，但是父母平和的语气和尊重的态度，会让孩子信任父母的判断，继而听从父母的要求。所以，规则不是死的，规则是人定的，有些规则可以在适当的情况下放宽要求。比如，孩子表现好了可以多吃一点零食，周末可以答应孩子多看一会儿动画片的要求，晚上也可以晚睡一会儿，等等，这样会使孩子减轻很多压力。在孩子得到很多自由的情况下，他们会更懂得自觉地遵守规则。

在执行规则的同时，父母要相信孩子，偶尔一次的"犯规"不会使孩子养成什么坏习惯，要让孩子在遵守规则的前提下，给孩子充分的自由，这样孩子才有遵守规则的动力。孩子违背规则之后，父母就一定要给予惩罚，不然就会丧失父母的威严，规则也会失去根本的约束力。

另外，对于惩罚孩子的方法应注意，打孩子是万万要不得的，暴力会摧毁孩子的自尊，在孩子的心里埋下恐惧、愤怒和仇恨的种子。但是父母一定要通过其他缓和的方式，来让孩子承受违反规则的后果。

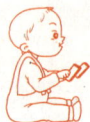

宝宝"不听话"并非绝对是坏事情

其实，宝宝有时不按父母的要求去做，不听从父母的指令，这正是幼儿身心发展的特点。某些心理学家认为，两岁半的幼儿还不会反抗，就不是正常儿童。即使五六岁的幼儿反抗行为也是很明显的。何况现在的孩子生活在信息丰富的社会，每天都可以吸收到许多信息，对人对事都会有自己的想法。如果父母过早地用成人的标准去要求孩子，是不符合孩子身心发展规律的，而且容易扼杀儿童的天性，使孩子从小失去儿童最珍贵的创造性人格，这会给父母留下难以弥补的悔恨。

著名的德国心理学家海查曾做过如下的实验：他对2至5岁时有强烈反抗倾向的100名儿童与没有这种倾向的100名儿童追踪观察到青年期。结果发现前者有84%的人意志坚强、有主见、有独立分析、判断事物和作出决定的能力。而后者仅有26%的人意志坚强，其余的人遇事不能做决定，不能独立承担责任。这一研究说明，反抗行为强的孩子，长大易有坚强的独立意志，而这一点正是21世纪的人才应具备的素质。

因此专家建议：幼儿当听话与不听话"相结合"。所谓"听话"儿童，常见的特点是有问题提不出来，不与长辈辩论，按照大人教导的旧经验办事。无疑，相对那些捣蛋的孩子，这种类型的孩子较适合在现代教育体系下学习生活。理论上来说，他们碰壁的机会少，遇到的挫折也不多。

综合来看，"乖孩子"真正成为社会精英、业界尖子的不多，他们大多在一般劳动岗位上工作。当然，并不是说"不听话"的孩子就一定聪明、出尖子。一般认为，孩子的"听话"更多体现在生活规矩、行为道德上，而孩子天性好动、鬼主意多，父母应作出正确的引导，用以在学习和对待事情上。这些就有赖于父母以身作则。当孩子出鬼主意时，父母可与他一起挖掘更多的乐趣，引导他应用在实际生活上。

有些父母对孩子表现出的反抗行为很反感。而对那些唯命是从、听话的孩子更为喜欢。但是父母心目中的听话的定义不尽相同，父母应该记住，有时候宝宝"不听话"并非绝对是坏事情。

改掉宝宝"喜新厌旧"的坏毛病

两岁后的孩子特别喜欢探究新事物，经常在砌积木时看到一种新东西就扔掉积木找新的未见过的东西。为了迎合孩子，父母只得经常买来新玩具吸引他，从而养成了孩子喜新厌旧的习性。专家表示：父母的这种做法对培养孩子持久的耐力和毅力非常不利。

父母应该正确估计孩子的力量，给他合乎年龄的和能力的玩具。之前，父母可以自己先摆弄一会儿，一边学会玩的方法和吸引宝宝的兴趣和注意，另一方面要把孩子手头上的东西收起来，使他集中注意对一件事上，例如：玩串珠，先学会穿的技巧，再学会一面穿一面数数，又转为先穿一种颜色再穿另一种颜色，使孩子集中注意力干好一件事。穿得好看时可戴在颈上成为项链，还可戴在手上成为手镯，享受自己的成果。

爸爸妈妈还可以鼓励孩子多玩动手操作游戏，以此训练他们的注意力。动手操作的游戏最能使孩子集中注意力，从而培养毅力。例如玩套叠玩具和拼图，5岁孩子更喜欢拼图。初学时可用简单的，如用加贺年片自己剪成5~8块的拼图。逐渐可以让孩子拼复杂的，如分省份的地图和贴图和积木，拼的技术进步后可拼上切分30~50块的图。孩子集中注意的时间可能延长到

45～60分钟。

拼图游戏也能培养孩子的耐性和毅力。初学时可以按图的指导进行拼插，以后可以自己把几套拼插玩具做成较大的、多种形状的玩具。如拼接大型塑料，用套图卡扣就可以做成房子，桌子，小车或攀登架。当孩子做成一件玩具时就会兴趣大增，管子套不进洞内，套圈扣不到小洞里。有了目的孩子会试来试去终于能自己造成。有时大人可以略微帮助使孩子学到用另外的办法又容易又牢靠地把东西做好。

最后，动手和克服困难是培养耐性和毅力的主要条件，父母选择的玩具要具备一定的难度，但也得易于克服。由易到难循序渐进。如果太难超过孩子的能力，孩子会失望而失去兴趣。所以选取材料和背景都是十分重要的。

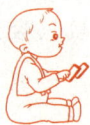

快速赶走宝宝的坏情绪

宝宝的自控能力差，坏情绪说来就来，尤其是被爸妈宠着的孩子，一不顺心便会发作。坏情绪就像埋伏在宝宝生活中的"定时炸弹"，一旦引爆，有的孩子大哭大闹，无法劝阻；有的孩子甚至还摔东西，令爸爸妈妈束手无策。

其实，点燃孩子坏情绪的，往往是爸妈眼中最不起眼的小事，比如妈妈忘记给宝宝买玩具了，但只要爸妈稍加引导，孩子的怀情绪便会慢慢烟消云散。

音乐有着神奇的功效，它能安抚宝宝激动的情绪，使他平静下来。当孩子表现出坏情绪时，爸妈可以适时打开轻柔的音乐，让宝宝聆听，宝宝自己就会慢慢平静下来。当然，此时爸妈对音乐的选择非常重要，应选择莫扎特、舒伯特等作曲家的古典纯音乐，而不宜选择节奏感较强的音乐，否则会引起反效果。如果孩子从小就习惯倾听柔美轻音乐，那么他的坏情绪也相对少一些，而且当他有坏情绪时，柔美音乐起到的效果也会更好。

在孩子的眼里，所有动物玩具都是有生命的，它们是自己的好朋友，很多孩子喜欢抱着自己喜爱的动物宝宝窃窃私语。当宝宝产生坏情绪时，爸妈完全可以利用孩子的这一特征，拿一个孩子最喜欢的动物宝宝，将自己的不开心讲给它听。将自己的不愉快倾诉出来之后，孩子的坏情绪会慢慢得到纾解。如果有可能，爸妈尽量听听孩子说的理由，以帮助宝宝从根源处消除坏情绪。

在孩子大发脾气，大叫大嚷或者乱摔玩具时，爸妈可以搬出动物宝宝这个"救兵"，对孩子说："你在大叫大嚷，动物宝宝非常害怕，他们以后都不敢和这个坏脾气的小朋友做好朋友了。"孩子会信以为真，为了不失去这些好朋友，他的情绪会收敛一些。像这样利用动物玩具来对孩子的情感进行迁移，也正是小年龄儿童的可爱之处。

一般，孩子都喜欢听爸爸妈妈讲故事，如果爸妈讲得绘声绘色，加上肢体语言得体，宝宝们更会投入到故事的情境中去。因此，当孩子有坏情绪时，爸妈还可以用讲故事来引导孩子，让他的心情平复下来。如果他能慢慢平静下来听故事，爸妈要给予及时表扬，让他知道坏情绪一直持续下去可不好。平时爸妈在给孩子讲故事时，可以有意选择一些与"坏情绪"有关的故事，并且找出一个正面人物加以重点突出，让孩子感同身受。宝宝的模仿能力可是很强的，在故事人物的榜样作用下，他的坏情绪可能会越来越少。

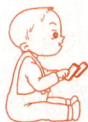

让宝宝认清楚自身的"情绪"

什么是情绪呢？情绪就是指人的喜、怒、哀、乐等心理表现。让宝宝认识自身的情绪就要引导他准确地感知、理解自己的喜、怒、哀、乐。

一些家长不理解孩子情绪发展的复杂性，他们希望孩子总是开心地微笑。孩子一哭闹，他们就会近乎神经质地想尽一切办法去解决。其实，这样孩子就失去了体验更丰富的情绪的机会。研究者通常认为痛苦、快乐、兴趣、惊奇、厌恶、愤怒、惧怕、悲伤等8种基本情绪是人类婴儿从种族进化中获得的，也就是与生俱来的，所以我们有必要让孩子尽早体验并丰富这些情绪。有时候需要让孩子体验一下买不到心爱玩具的失落，体验一下被小朋友拒绝的沮丧，体验一下被大孩子欺负的痛苦，体验一下等待自己喜欢的动画片开始的焦虑，体验一下被成年人认可的喜悦，体验一下行走在黑夜的紧张，体验一下被人嘲弄的郁闷……这一切体验的目的就是要让孩子熟悉和体验各种情绪，特别是那些负面情绪。

因此，父母不妨在清明祭扫时带上孩子，让孩子在亲人的引导下去体验悲伤。参加悼念活动的孩子，会被现场的气氛深深震撼，他们能够看到亲人的悲伤、同时又能看到亲人之间怎样相互安慰着从悲伤中走出来。经过这样的体验，孩子就会逐渐明白风风雨雨、悲欢离合是人生的一部分。这样孩子长大以后不仅仅会情感丰富，而且也知道如何珍惜生命、如何从负面情绪中走出来。

打碎东西是孩子经常出的差错，小孩子不小心把自己最喜欢用的小花碗打碎了，他会哭的。溺爱孩子的家长会马上跑过去把孩子抱起来，然后使劲跺脚，并说是这个可恶的"地面"把孩子给绊倒了，孩子也会伸出小手去拍打地面，在拍打地面的游戏中孩子笑了，也就把打碎小花碗的事情忘了。打碎小花碗后，孩子会哭，一方面是因为打碎碗会给他一点儿惊吓，一方面是里面的肉掉到了地上他会遗憾，再者是他喜欢的小花碗不能用了，他会有些伤心。在一个小小的失误中孩子能体验到三种负面情绪，这是一个很好的训练机会。如果我们用拍打地面来转移孩子的注意力，虽然可以让孩子止住哭声，但这样一次体验负面情绪的机会就失去了，而且更加可怕的是，以后当这样的事再发生的时候，他会很自然地去抱怨"这个可恶的地面"，成为一个爱为自己的过错找借口的孩子。

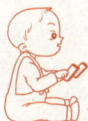

无需给孩子过多的金钱投入

很多父母都认为现在养一个孩子很花钱，除了天价学费不算，宝宝日常的吃、喝、拉、撒哪样不是要花父母大把的银子，其实孩子穷有穷的养法，富有富的养法。

有些父母因为自己小时候家里条件艰苦，现在自己有了孩子，也有了经济能力，就想尽力给宝宝提供衣食住行玩的物质条件，以弥补自身的遗憾。这类父母对小时候体验到的饥寒刻骨铭心，发誓不让自己的宝宝冻着、饿着。结果造成孩子非名牌不穿用，非鱼虾不吃的坏习惯。

或者是孩子当着外人哭闹，父母一是不忍心看见孩子哭，二是怕外人笑话自己小气、对孩子苛刻，而不得已向孩子屈服，每次都在孩子哭闹的胁迫下买下昂贵又不实用的玩具或不合适的零食。

父母应该持有正确的态度。该买的东西，有能力就大方地给孩子买下，如果经济不允许，不要好面子，耐心地告诉孩子理由。不要训斥孩子，始终要以理服人，让孩子明白并不是他想要的就一定能够得到。有时，让孩子体验失去比体验拥有更为重要。虽然以哭闹达到目的是宝宝的本能，但是父母能从一开始就耐心的以理服人，孩子的反应一般都不会过于激烈。随着年龄增长，孩子都能逐渐学会和成人商讨，并克制自己。不该买的东西，态度要坚决。没有必要在意陌生的售货员对自己的看法。

有的父母陪伴孩子的时间少，心里感到惭愧，于是会买很多各式各样的衣物、玩具、食品，一是慰藉自己，另一方面是想千方百计博得孩子一笑。

职场父母，身不由己。但要知道宝宝的要求其实很低，只要你回家多抱抱他，能够有效地把你的爱传达给他；把你在家的时间和他共度；把你看报的时间换成陪伴他的时间；在你出差培训时可以利用休息时间给宝宝挂个电话，告诉他妈妈想他了；在你做家务时不支开他，让他做你的小尾巴……他就满足了。过度的礼物，对宝宝来说并不能替代亲情。

还有些父母本人喜欢奢侈、从众、爱炫耀：即使工作不忙，路不远，也要用轿车接送孩子上幼儿园，甚至怕丢人，没有轿车，让孩子的爸爸借车，或开公车接送孩子；平时购物不节制，在孩子面前购物一掷千金，给孩子购买物品不顾实际需要，见到喜欢的就买；平时在家，会在宝宝面前交流一些大把花钱，无度消费有理的思想，以之为荣。宝宝耳濡目染，视奢侈为自然。这类父母应该为了宝宝，尽量克制一下自己的物欲、虚荣心，做好宝宝的楷模。

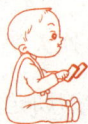

对宝宝要用"开放型"家教

以前社会比较封闭时，教育却是属于比较开放的，以前的宝宝不是整天孤独地在家里看电视打游戏，或是在学校不停地做作业，而是与兄弟姐妹或是邻居小朋友一起外出玩耍。所以那时的宝宝很容易融入社会，不会遇到很大的困难。

现在，正当社会不可逆转地走向开放的时候，教育却日益封闭起来。当今宝宝所受的家庭教育基本上是封闭的。宝宝没有兄弟姐妹，家庭又不对其他宝宝开放，于是宝宝与同龄人的交往之路被封闭了起来。父母只是要求宝宝学习，很少带宝宝出去体验实实在在的社会生活，家庭对社会是封闭的。父母跟宝宝的接触主要是照顾宝宝生活，双方心灵的沟通很少。从心灵的沟通角度说，父母对宝宝也是封闭的。甚至，家庭日常生活的许多内容也对宝宝封闭，都由父母包办。

过去，宝宝知道的事不多，但是能参与的事情倒是不少，现在的宝宝知道的事情很多，但是能真正亲身体验的却很少。对于社会，他只是旁观者，他犹如生活在虚拟空间似的。所以，许多宝宝成了聪明的"傻子"，一个能说会道的"笨人"。

为了宝宝的成长，父母必须从小就对宝宝采取"开放型"模式的家教。要让宝宝适当地、实实在在地参与家庭的生活与决策，要让他们知道柴米贵，知道父母恩，知道家务劳动也要付出艰辛。要与宝宝聊天、游戏，进行心灵的沟通，而不是"言必称学习"。

"开放型"家庭教育，最主要的是对同龄人开放。因为宝宝最好的老师既不是父母也不是教师，而是同龄人、小伙伴。

许多父母担心开放会占用许多时间，耽误宝宝将来的学习。其实不然，只要搞好了，非但不会不耽误时间，反而能大大促进宝宝的积极性。另外，教育开放了，宝宝心理会更健康，能力会更强。因此，开放的社会需要开放的家庭教育，开放的家庭教育需要心理健康的父母。爸爸妈妈要好好努力给孩子提供最好的成长环境，最重要的是把家教模式开放起来！

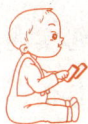

宝宝的心也是容易"感冒"的

不少父母看到宝宝流鼻涕、打喷嚏就着急，又摸宝宝的头，又量体温，怕宝宝伤风感冒，却很少有父母想一想，需要提供给宝宝怎样的营养品，来增强宝宝的心理素养。

其实，心理失衡、心理障碍人人会有，如同伤风感冒人人会得一样。一个人在一年中很少有不患一两次感冒的。同样，一个人在一年中心理也不会总是处于最佳状态。尤其是宝宝，他们的心理承受能力相对较弱，遇到挫折或特殊的刺激，其情绪的波动幅度会很大，难避免会进入误区。

心理的"伤风感冒"与身体的伤风感冒同样不能忽视。有时，心理的疾患带来的恶果甚至比生理疾患带来的恶果更为严重。心理状态良好的人，心胸豁达，心情愉快，处事宽容大度，即使他身体染了疾病，恢复得也比较快。反之，如果一个人心胸狭窄，抑郁偏执，遇事患得患失，小疾也会气成大病。一个人的心理健康和身体健康是相辅相成、互为因果的。

宝宝在很小的时候，父母就带他们到防疫站进行预防接种，以防小儿麻痹、天花、结核、甲肝等疾病的发生。可宝宝一旦有脾气暴躁、摔盘子、摔碗的现象时，父母却常常忽视了这是心理疾病，而是摆出父母的威严来压服。这实在是一种不科学的表现。

我们一般是愿意承认身体疾患（人常讲但凡吃五谷杂粮的，谁不生病），而不愿意公开心理疾患。一听心理疾患就要与"神经病"等同。这也是概念上的模糊不清。就比如上呼吸道感染了，患者有咳嗽吐痰的现象，你能说他患了肺脓肿么？

那么，怎样诊断宝宝是否患了心理"感冒"呢？细心的父母总会发现宝宝有时会闷闷不乐，不论怎样开导他，就是高兴不起来；或者是莫名其妙地焦虑不安、心神不定、脾气暴躁；有时突然爆发一种不可言状的无名火；看谁都不顺眼，人际关系紧张；厌学、自卑，甚至想逃课等等。如果父母实在对付不了这种状况，就不妨去找心理医生。这同身体感冒了去找医生诊治一样，没有什么见不得人的地方。

当代社会竞争的复杂和激烈正对人们的心理承受力提出新的挑战，因此，为培养孩子的健康人格，提高其适应能力和应变能力，父母必须及早关注孩子的心理，不断供给他心理的营养品和保健良方。

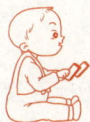

宝宝会用脑过度吗

现在，幼儿的早期教育已越来越被各国教育家所重视。不过，疼爱子女的父母却担心早期教育会不会伤害孩子的大脑？其实这种担心是没有根据的。学习并不需要大脑神经的完全成熟，恰恰相反，大脑和神经系统是在学习和运动中发展和成熟起来的。

生理数据表明，婴儿出生时，就具有与成人一样多的脑细胞，约一百四十亿个，六个月以后数量就不再增多，但在形态上不断成熟，机能不断分化。两三岁左右的儿童，由于大脑皮质神经细胞体积不断增大，神经纤维日益增长，神经纤维的髓鞘化过程迅速进行，因而脑的重量增到成人脑重的三分之二，为900~1000克。三岁儿童大脑皮质细胞机能的分化基本完成。大脑的结构和机能也逐渐完善，而脑是智力发展的物质基础。

可见，儿童早期教育并非是强人所难。脑电图频率研究表明，幼儿的大脑尽管尚未完全发育成熟，但比成人的大脑可塑性大，适应能力强，他们更善于学习，不仅记得快，而且记得牢。只要能引起兴趣，感到愉快，不但不影响孩子大脑的发育，反而有利于大脑的发展。巴甫洛夫说："愉快可以使你对生命的每一次跳动，对生活的每一种印象更易于感受，不管躯体和精神上的愉快都是如此。"生命在于运动。这个道理同样适用于大脑：早用脑，多用脑，脑细胞的老化反而慢。

有的学者研究指出，大脑的知识储藏，可以比世界上最大的图书馆的储藏量大得多。所以，我们不必担心宝宝脑子里的知识装多了会累坏。

当然，用脑要注意科学，注意劳逸结合，加强体育锻炼，加强营养。大脑有四个功能部位：感受区、贮存区、判断区和想象区。经常变换不同的学习内容和形式，转换兴奋中心，对于保护大脑十分有益。大脑还具有一种保护性抑制机能，如果它疲劳了，会自动调节，表现出困倦。因此，保证幼儿必要的休息和充足的睡眠是重要的。

若爸爸妈妈知道科学用脑，并指导自己的孩子，那么，宝宝的脑子是会越用越灵，越用越聪明的！

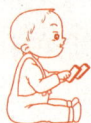

幼儿智商与环境关系密切

智商，除了先天条件之外，后天的环境因素也是影响孩子智商的重要原因。幼儿智商与环境有着密切的联系，无论是大气、土壤、水等自然环境，还是社会文化等人文环境，都会对幼儿智商发展产生影响。

一些家长会认为：人文环境对宝宝的智商有影响还可以理解，自然环境对身体有影响也差不多，可怎么会对宝宝的智商也有影响呢？

美国心理学家范爱伦研究发现，长期生活在铅、氡含量较高的环境里的幼儿，智商要比生活在洁净空气环境中的幼儿平均低8%～10%。另外芳香的空气可以促进幼儿智商的发展。受到污染的水对人类极为不利。在日本九州地区，由于孕妇饮用了被甲基汞污染的水，生下了有多种临床表现的痴呆儿。而且不同的地貌类型对人的智商影响也很大。据调查，长期居住在海边的幼儿智商比长期居住在内陆幼儿的智商平均高10%～15%。

还有，天体活动异常可降低人的智商。如太阳黑子活动剧烈，光耀斑发生频繁的年份出生的孩子，平均智商指数比其他年代出生者低10%～15%。

人文环境与自然环境相比是个大环境，这种环境的构建需要组织者有较高的文化层次和涵养。一般来说，影响幼儿智商的人文环境主要包括家庭小环境和社会大环境。

英国专家研究表明，父母皆为小学文化的幼儿，平均智商98.3，父母是初中文化的为106.3，高中文化的为108.1，大学与专科文化的为109.9。另外，和睦的家庭环境也有利于幼儿智商的发展。

一般来说，安静的环境有利于幼儿智商的发展，而噪声则会严重降低孩子的智商。

了解了宝宝智商发展的环境因素后，爸爸妈妈应该会尽量为宝宝提供有利于智商发育的环境。对生活中一些影响孩子智商发育的利弊问题也该能加以权衡了。比如：为了孩子的智商发育，父母要保持空气的清新芬芳；不能给孩子喝不干净的水；太阳黑子活动剧烈，光耀斑发生频繁时少让孩子去户外，此外，还要给孩子树立榜样，以及保持家庭气氛的和睦。

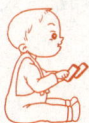

必要时，应让宝宝感到"愧疚"

羞愧和内疚虽然是负面的情感，但是它是宝宝情感生活中的正常部分。适度的羞愧和内疚感对宝宝的成长是必要的。宝宝在 1 岁至 1 岁半时随着认知水平的提高和自我意识的发展以及开始的社会交往，逐渐产生羞愧、内疚等情感。这是与社会性需求有关的情感体验。

当宝宝做出了感到羞愧和内疚的事情时，宝宝还没有理会，家长就应该启发他的羞愧感和内疚感，这种情感虽然让宝宝处于一种痛苦状态中，但这种情绪体验让宝宝能够纠正自己的行为，留下深刻的印象，更好地促进宝宝的社会化。这种情感的体验甚至可以影响宝宝的一生。关键是让宝宝产生一定的羞愧感和内疚感后，家长还应该引导宝宝很快从羞愧感中解脱出来，回到兴奋的情绪中去。从事脑神经生物学研究的专家也明确指出：一些羞愧的情绪，有助于刺激右脑更快地建立有关情感体验的神经通道的连接，如果家长能够帮助宝宝及时地从羞愧中复原过来，那么宝宝在感情和自律能力上都能均衡地发展。如果长期处于羞愧中，神经通道也就做了错误连接，造成宝宝自闭、激怒甚至产生暴力倾向。

康康由于爷爷奶奶的娇惯，越来越霸道。一天他的小表弟（1岁半）来家中玩，每个宝宝都分到3个草莓，可是康康竟然将小表弟的草莓抢过来吃了。当时妈妈批评了康康，让他马上给小表弟道歉，康康就是不肯，还大哭起来。他奶奶说："干吗让宝宝感到不好意思！不就是多吃了几个草莓吗！他还不足三岁！"对于康康的霸道行为，妈妈难道不应该让他感到羞愧和内疚吗？

其实康康妈的做法是对的，只有这样，宝宝才能逐渐建立起正确的道德观，有助于培养宝宝良好的个性。如果不及时制止孩子的不良行为，继续放任下去，就会让孩子的缺点"愈演愈烈"致使最后很难改正，甚至形成"人格缺陷"。因此，爸爸妈妈在必要的时候，可以让宝宝感到愧疚。

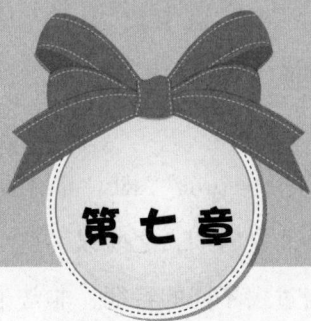

第七章

2岁7~9个月

宝宝的小脾气忽然变大了

小家伙长脾气啦

英国有一句谚语叫"terrible twos"，即"可怕的两岁"，就是说，宝宝在两岁后将进入一段脾气大的非常时期，之所以说这个年龄的宝宝可怕，是因为他们在这时开始表现出与过去不同的特征，非常难缠，喜欢和家长作对，万事都有叛逆倾向。可能稍不顺他的意，他就会哭闹不停，或者对人又抓又打。因此，也有很多幼教专家把宝宝此阶段称为"人生第一青春期"。

宝宝在2岁之前，处于生理快速成长期，学习吃喝拉撒，爬坐立走，听音说话，基本都能跟家长的意愿合拍，大部分情况下也很听爸爸妈妈的话。但2岁左右以后，宝宝进入了感情发展阶段，表现出"反抗精神"。而这种"反抗精神"在各方面表现的特点也不同，这时的爸爸妈妈需要做的是正确疏导，而不是施以"管教"。其实过多的"管教"对这个年龄段的宝宝并没有多大的用处。因为这个年龄段的宝宝刚开始具备了一定的"意识"，但脑子却还迷糊着。爸爸妈妈的一些"大道理"，他们压根儿弄不懂。

首先，父母不要强制要求宝宝"不准干什么"和"必须干什么"，而是要给他们一些选择机会，让他们自行选择，学习如何做抉择。在这方面，爸爸妈妈可以在宝宝平时的游戏和兴趣爱好上下手。其次，可以和宝宝平等地进行"条件"交换。给予宝宝尊重，也教会他们尊重别人。最后，家长要学会让步。不要因为宝宝的"不"字，就产生受伤或者失败的想法。跟宝宝在一起，不要有任何挫败感。

爸爸妈妈要明白，反抗行为是宝宝成长过程中的必经阶段。如果爸爸妈妈处理不好，就会对宝宝的成长产生不利的影响。两岁左右的宝宝开始学习思考问题，开始形成自己处世的观点，并希望按照自己的方式做事。因此只有通过父母的帮助，宝宝才能顺利度过反抗期。

"可怕的两岁"其实不可怕，只要爸爸妈妈能真正认识到宝宝的情感发展，就能将它变成"可爱的两岁"。这个阶段也对宝宝日后的性格成型具有着极大的影响，所以需要爸爸妈妈好好把关。

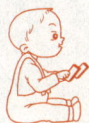

要好好纠正宝宝的"臭脾气"

很多家长发现，宝宝一满两周岁，脾气便越来越大。短短几个月后，更是变本加厉，愈发不可收拾了。面对宝宝脾气暴躁的难题，爸爸妈妈该如何去解决呢？

宝宝脾气大，是放纵所致，没有及时克服。百依百顺或武力解决只会使宝宝的脾气越来越坏。比较妥善的办法是当宝宝发脾气时，爷爷奶奶和父母亲要齐心协力，步调一致，对宝宝不合理的要求不要迁就，要干脆地拒绝，甚至不要理他，连看也不看他一眼，把他孤立起来。几次以后，宝宝也就不会再用发脾气来实现自己不合理的愿望了。例如宝宝在幼儿园门口无缘无故地哭闹着不肯回去，家长就要"硬着心肠"送他进园，不要没完没了地好言相劝，甚至几步一回头，放不下心。即使宝宝的要求是合理的，也要让他先转变态度，再满足他的愿望。另外，在宝宝发脾气时，一方面要冷处理，不要被他牵着鼻子跑，另一方面要注意观察他的动态，转移他的目标，不妨对他说，"你嗓子也哑了，先去喝口水吧！"或是"你脸上这么脏，先去洗洗干净！"，以让他逐步冷静下来，当你看到宝宝有不愉快的情绪露头时，绝对不能对他说："看，你又发脾气了。"这样，等于提醒他：你现在可以哭闹了。

有心的家长还可以采取主动，注意"防患于未然"，尽量避免一些促使宝宝发脾气的客观因素产生，凡事力求事先提醒，讲清道理，尽可能不要出现"短兵相接"的局面。父母可以针对宝宝发脾气的原因、程度等做一个比较具体详细的了解，从而找到问题的突破口，对症下药地对脾气大的宝宝采取措施。

有些宝宝脾气大是由于受家庭环境的影响，试想一下，如果家里人一天到晚争吵不停，宝宝在这样的环境下怎么会有好脾气，耳濡目染之下也学得了一个坏脾气。所以，家长应该尽量避免当着宝宝的面去争吵。面对这一类型的宝宝，家长应该做好榜样，不能让自己的坏脾气再传给自己的宝宝。要让宝宝明白，脾气暴躁不是件好事。

揭秘宝宝脾气变大的缘由

一般两岁半岁左右的孩子就开始有独立的愿望，并萌生自我意识。他们不愿事事受父母的管束，对父母的包办或摆布产生反感。当大人不满足他们的要求时，他们就会把内心的不满毫无保留地发泄出来。另外，孩子只不过刚刚具备了一些初步的简单的生活知识和生活经验，对这个大世界发生的形形色色的事情还不能理解，他们要独立，却又做不好，这种情况下，他们会因为达不到目的而发脾气。

孩子不善于用语言表达，有些事情他们还说不清，因而在大人坚持要他做不愿做的事，或大人坚持不能答应他们的要求时，他们就会用发脾气来宣泄其压抑的情绪。

人小脾气大的孩子，除了脾气倔之外，还有点"小聪明"。他们能摸透大人的心理，也掌握了一套规律：只要先撒娇，再磨缠，最后向大人发一通脾气闹一番，什么目的都能达到。

孩子发脾气、要赖，原是作为要挟大人的手段，并不希望太过火。可是，脾气一发，过分的兴奋就像决堤的洪水，奔腾呼啸，理智丧失，任凭情绪左右，只顾撒野，一点余地不留。过后，虽然愿望达到了，但对自己发脾气时的那种诸如以头撞墙、摔坏心爱的玩具的行为却也感到后悔，甚至内疚。同时，宝宝尝到了对自己行为的无可奈何的滋味，也体验到自己的无能为力，于是，他们会感到自卑和痛苦。

因此，对大发脾气的儿童，家长应坚持两个原则：一是绝对不要斥责或体罚孩子。二是紧紧拖住孩子，不要让孩子撒野毁物和自毁。

第一个原则之所以重要，是因为斥责等于火上加油，适得其反。特别是家长火冒三丈、怒不可遏的样子，等于是孩子发脾气的"榜样"。须知，柔能克刚，而刚却克不了柔。第二个原则的着眼点，在于用骨肉之情和善良的愿望，帮助孩子控制难以自制的情绪，让他一动不动地呆上5分钟，爆发的情绪就会平息下来。

待孩子发过脾气过后，应该同孩子谈心，教育孩子认识发脾气的危害，学会以理智驾驭感情。平时，对孩子提出的合理要求应主动地给予满足，不合理的要求坚决不能满足，怎么撒野也不行，让孩子明白：凡事必须讲道理，无理寸步难行。

对人小脾气大的孩子，父母教育的口径必须一致，教育务必坚持，坚持一段时间，情况就会好转。

"自言自语"，宝宝寂寞了

"自言自语"是幼儿的游戏言语，是幼儿与假想伙伴的游戏。独生子女更有可能有假想伙伴，这是排除孤独和寂寞的巧妙方法。

细心的父母可能会发现，宝宝在独自游戏时，常常会扮演各种不同的角色，还常常自言自语，时而与这个角色对话，时而又与另一个角色对话，好像他正在和一些"伙伴"一起玩耍似的。有些父母便会担心起来，怀疑宝宝是否患上了某种心理疾病。其实，这是儿童正常的行为表现，这里的"不同角色"是幼儿假想的游戏伙伴，"自言自语"是幼儿的游戏言语。

三口之家的现代家庭结构，决定了大部分孩子在童年时期往往有较多时间是独自在家里游戏，这时就常常会出现年轻父母担心的幼儿游戏言语。幼儿的游戏言语是其思维的有声表现，它伴随着游戏进行，反映行为过程中的问题和行动结果。

假想的游戏伙伴是儿童游戏的精神伴侣、无形的朋友。据研究，有15%~30%的儿童会出现这种现象，一般在2.7~6岁发生。一般地说，这个现象到了入学年龄，随着幼儿社会交往的增多会渐渐消失，个别也可能延续至10岁左右。

所以，面对宝宝的"自言自语"，爸爸妈妈不必过于担心，这属于正常现象。这表明小宝宝寂寞了，他在自己跟自己玩耍。此时，他的思维世界很丰富，一切天马行空的想象都可能装在他的小脑袋里。当然，如果小宝宝经常这样，爸爸妈妈可要好好反思一下了，是不是因为平时工作太忙，把宝宝冷落在一边了。所以，这时，爸爸妈妈要好好陪陪宝宝，还可以带着宝宝去找他的小玩伴们。

父母一定要记住：不能冷落宝宝太久。因为经常"自言自语"的宝宝虽然丰富了他的想象与思维，但长期下去却不利于孩子与人的正常沟通。很可能会让孩子将来变得孤僻、不合群。这样，就顾此失彼了。因次，面对宝宝"自言自语"的状况，爸爸妈妈要视其具体情况好好调节，不能一味制止，也不能不管不顾。

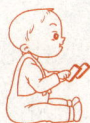

妈咪不能大意宝宝的性格偏差

宝宝受到遗传素质、生活环境以及父母有意识或无意识的影响，一些性格的偏差会在身上出现，父母如果无视宝宝这些偏差，在将来的发展过程中这些偏差可能就会成为宝宝性格的主要特征；如果父母有意识去矫正这些偏差，那么宝宝的成长会更健康，更顺利！

据专家研究发现，宝宝常见的两类性格偏差是：娇弱惹人怜的敏感性格和胆大迫人的冒险性格。

有的孩子总是扭扭捏捏、羞涩地躲在妈妈的身后，紧紧拽着妈妈的衣角，探着半个小脑袋看着初次见面的陌生人。妈妈努力挣脱开他的牵拉，想促使他主动与陌生人打招呼，但这会使他更加紧张，整个人躲在了妈妈的身后。无奈的妈妈只好一边解释"这个孩子就是这个样，特别胆小"。

这就是娇弱惹人怜的敏感性格，克服这种性格偏差需要一个比较缓慢的过程。在这个过程中，妈妈可能也需要从几个方面作出新的调整：宝宝在接触和适应新的环境的过程中，需要妈妈前期陪伴，在宝宝渐渐熟悉的基础上，妈妈有意识地让宝宝表现自己。例如宝宝要进幼儿园了，妈妈可以先提前带宝宝去幼儿园中玩几次；进入幼儿园之后，妈妈可以陪宝宝在班级中玩一会再离开，使宝宝对新的环境有一个逐渐熟悉的过程。然后设置"最近发展区"的任务给予挑战，激发宝宝内在的能力。所谓最近发展区，是指宝宝目前没有达到，但是经过自己的努力可以达到的一种发展水平。例如宝宝目前不愿意和陌生人打招呼，妈妈可以引导宝宝拉着妈妈的手而转到前面来。

有着胆大迫人的冒险性格的宝宝则表现为：总是处于一种兴奋的情绪状

态，习惯性地动手去摸摸东西，用脚去踢踢周围的物品。按自己的想法去行动，从不考虑后果，也记不住以前得到的教训。喜欢攻击、侵犯他人，逆反心理比较强。

面对这一类型的宝宝，父母应该营造安静平和的家庭气氛，减少或杜绝一些暴力刺激的来源，使宝宝在一种平和安静的气氛中能静心从事一些阅读或手工制作类的活动，从而减少他冒险行为的可能性。对宝宝的行为活动设定规则，并坚决按照这种规则来约束宝宝的要求与行为。例如对一些摆设类的物品，只能观赏而不能拿来做玩具，这种规则之下，妈妈和宝宝之间没有任何的协商或者条件交换。无论宝宝怎样要求，采取怎样冒险行为，妈妈都不能允许他拿这一物品。这样才能使宝宝意识到冒险行为并不一定会使自己得到满足，学会放弃。对宝宝的冒险性格偏向，妈妈可以先从外部控制他冲动的情绪，再渐渐让他学会自我控制，而不能因为宝宝的行为引发自己的消极情绪，从而造成对宝宝更进一步的消极暗示。

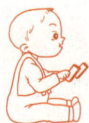

父母不能忽视宝宝的压力

其实不仅大人会有压力，小宝宝也有哦！但许多家长并不了解这点，即使小宝宝已经出现了许多"压力症状"，却误以为他是单纯的身体不适或只是在闹脾气，甚至因此觉得孩子不乖而责骂他，反倒加重了宝宝的压力。

例如：小雨快三岁了，是个性格活泼、外向、爱笑的小女孩，每天似乎都有用不完的精力，总爱探索生活里的新奇事物和结交朋友。凭着这样的个性，爸妈除了让她在两岁半时开始进入幼儿园托班以外，还帮她在课余安排钢琴、绘画等业余班课程。但是近来小雨脾气变得越来越大，常无端发怒，不肯去任何业余班。连幼儿园老师也察觉，小雨上课时表现动机降低、胃口变差。爸妈带小雨看小儿科医师，小儿科医师检查后表示小雨身体很健康。

辉辉两岁了，妈妈决定请保姆照顾辉辉，自己回原来的工作单位工作。在带辉辉认识保姆、渐进式地拉长辉辉与保姆单独相处时间的过程中，辉辉似乎没有太多不寻常的行为出现。但是妈妈却还是敏感地感觉到，辉辉变得特别"黏"自己，害怕一个人独处、晚上常常惊醒。

小雨和辉辉的表现说明了他们正处于压力阶段，小雨的压力，来自于"过度的学习安排、缺乏个人空间"；而辉辉的压力，则源自于"生活习惯与依附关系的变动"。爸爸妈妈放下身段以宝宝的目光看事物，就会发现宝宝和我们一样，也有面对压力的时候。

生活中的变动与不确定性、环境气氛的改变等，都是宝宝在生活中可能面对的压力来源。若比较过去社会与现代社会的差异，今天的孩子除了面对生活刺激、学习要求增加，过去较少迁徙且自然、稳定的生活情境，以及亲族彼此照护、手足众多的支持性系统结构已经发生了根本的变化，所以作为父母，不该再忽视宝宝的压力议题了。

因此，当宝宝缺乏个人空间的时候，父母就要尽量减轻孩子的心理负担，给他时间来好好放松。如果父母要让宝宝的生活习惯发生改变，一定要慢慢地过渡，要给宝宝时间去适应。当宝宝因压力而闹脾气的时候，爸爸妈妈也不应该去责备他，而是应该为他解压。

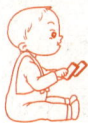

不要太在意宝宝"说谎"

说谎是指儿童有意或无意讲假话。据调查，我国大约有50%的宝宝从2岁开始说谎，6岁的宝宝70%以上说过谎。可见，说谎是儿童的普遍行为。

对于尚在幼儿时期的宝宝，由于他们还分不清现实与幻想的区别，因此他们的"说谎"实际上是自我想象的产物，是一种不符合现实的"谎话"，这种情况与诚实不诚实没有多大关系。因此，对在幼儿时期的宝宝的说谎，老师与家长可以不必在意，只要稍加引导就可以了。当儿童到了学龄期后，说谎往往都是有意识的，对这个时期他们中的某些人的信口说谎的行为，我们就必须加以高度的注意。

尝到说谎的甜头后，宝宝会更热衷于此。随着年龄增长，社交增多，宝宝会发现，说谎需要付出代价，谎言说多了，老师和朋友不再相信自己，逐渐不受欢迎。于是，大多数宝宝六七岁时认识到，不能说谎。如果宝宝七岁以后仍然惯于说谎，通常说明他内心深感不安，可能在此后数年延续这种习惯，甚至直至成年。

大多数宝宝说谎只是为了摆脱困境，而不是影响他人。因此，专家认为，对于这种行为不必严惩，否则效果可能适得其反。美国奥伯林大学儿童心理发育教授南希·达林说："如果你走进房间，发现宝宝把牛奶洒得到处都是，问道'是你干的吗？'这是在请他说谎。如果你说，'你洒了牛奶。我们一起清理吧'，他就不大可能说谎。如果他还是说谎，最好一笑置之，同时让他明白，你知道他的小把戏。没必要因为说谎斥责他。"

心理学家先前研究发现，孩子往往在三岁半至四岁半时学会如何有技巧地撒谎。加拿大麦基尔大学儿童心理学副教授维多利亚·塔尔瓦通过著名的"偷看游戏"发现，就游戏过程中是否偷看，三岁孩子往往坦白承认，多数四岁孩子谎称没有偷看，95%六岁孩子说谎。事实上，说谎有一定难度。孩子首先要清楚真相，然后构思一个虚假而连贯的故事，向他人讲述，整个过程中不断观察对方反应，猜测对方是否相信。所以，如果你发现你家还不足三岁宝宝撒了一个巧妙的谎，那真了不起。不过，不要表扬他们。

要容许宝宝伴着弱点成长

常常有一些家长发现自己的宝宝很胆小，便想方设法地让宝宝改变这一弱点。从天性的角度看，胆小宝宝的气质特点是：安静、温和、腼腆、顺从、忍让、谨慎、软弱，少有主动要求。

比如有的宝宝在家里比较好动，但碰到不认识的人就像个木头一样。有些宝宝在面对大人的提问时表现为难以开口，或者声音细小。这些特点发展下去都属于内向性格，其中很大成分是遗传而来。对这样的宝宝，要多一些宽容和接受，凡事多加鼓励，肯定其做事有独立性，勇敢有为。

一些专家认为，胆小属于人的本能反应。所有人面对未知危险、"强大"对手时都会表现出胆怯、退缩、无所适从。还有一类胆小属于相对固定的行为方式，通常是在宝宝先天气质的基础上，再加上成长中多次遇到"威胁"刺激，而逐渐形成了一种反射性的行为。

从后天的角度说，胆小只是一种表面现象，其本质说明宝宝的独立性欠缺。对这样的宝宝，切忌简单粗暴、严加管束、过度保护、批评贬低、包办代替。父母莫要表现得过于"强大"，否则会造成宝宝"窝囊"无能。千万不要批评宝宝是"胆小鬼"。因为他们尚不能自我评价，自己好不好全由大人说。如果宝宝感觉自己被人视为"胆小鬼"，有可能就不愿再去尝试那些"胆大"的做法而维持"胆小"的状态。不要不断地责怪宝宝表现不佳，允许各种各样的弱点贯穿于宝宝的成长过程中，才是理性的父母。

爸爸妈妈要认为，宝宝尚且年幼，性格还没有完全成形，因而还有很大的塑造空间，先天遗传因素是无法改变的，但是爸爸妈妈可以在宝宝后天的成长环境中把好关，循序渐进地锻炼宝宝。当然，爸爸妈妈望子成龙、望女成凤的心情可以理解，但毕竟金无足赤、人无完人，爸爸妈妈要容许宝宝伴着弱点成长哦！

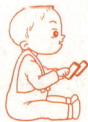

为宝宝买双合适的好鞋

宝宝的鞋不合脚，不仅会让小脚丫受罪，还有可能影响到他的骨骼发育，所以爸爸妈妈赶紧为宝宝买双好鞋吧，让宝宝快快乐乐地自由行走！

父母在给宝宝买鞋的过程中应该注意几点，即鞋帮、鞋面不是越软越好。由于儿童骨骼、关节、韧带正处于发育时期，平衡稳定能力不强，鞋后帮如果太柔软，脚在鞋中得不到相应的支撑，会使脚左右摇摆，容易引起踝关节及韧带的损伤，还可能养成不良的走路姿势。因此，童鞋的后帮应硬挺、包脚，以减少脚在鞋内的活动空间。不过，脚背处的鞋面还是要柔软些，以利于脚部的弯折。

鞋底的弯曲度也不是越大越好。童鞋鞋底要有适当的厚度和软硬度，但过软的鞋底不能支撑脚掌，易使宝宝产生疲劳感。其实，鞋的舒适感除了来自合适的软硬度外，还取决于鞋底的弯折部位，科学的弯折部位应位于脚前掌的跖趾关节处，这样才与行走时脚的弯折部位相符。

鞋底不是越厚越好。鞋底越厚，弯曲就越费力，尤其对于爱跑爱跳的宝宝来说，厚底鞋更容易引起脚的疲劳，进而影响到膝关节及腰部的健康。另外，厚底鞋为了表现曲线美，往往加大后跟的高度，这会令整只脚前冲，破坏脚的受力平衡，长期如此会影响宝宝脚部的关节结构，甚至导致脊椎生理曲线变形。

有些鞋的透气性不是很好，如果宝宝的小脚容易出汗，那就更遭罪了。

因此爸爸妈妈在为宝宝选鞋的时候，不能一味只听导购员的介绍，更应该结合宝宝自身的实际。

爸爸妈妈在给宝宝买鞋的时候，一定要注意到以上这几点。好鞋才有利于宝宝健康快乐地成长，为宝宝选一双适合的好鞋更需要爸爸妈妈去精心挑选，注意鞋子的每一个细节。一双鞋，就可以凝聚爸爸妈妈对宝宝的期许和爱哦。

9个"不"培养出宝宝健康心理

儿童时期是培养健康心理的黄金时期，如果有一个好的开始，将来可使宝宝的品德、智力得到健康的发展。相反，如果在此时忽略了宝宝的心理卫生，那么，希望宝宝成人后有健全的人格和健康的心理就比较困难，甚至是不太可能的了。那么，作为父母应该注意些什么呢？

爸爸妈妈要做到九个不：

即不过分关心宝宝，这样做容易使宝宝过度地以自我为中心，认为人人都应该尊重他，结果成为自高自大的人。不"贿赂"宝宝，要让宝宝从小知道权利与义务的关系，不尽义务不能享受权利。不一味亲近宝宝，应该鼓励宝宝与同龄人一起生活、学习、玩耍，这样才能学会与人相处的方法。不勉强宝宝做不能胜任的事情，宝宝的自信心多半是由做事成功而来，强迫他们做力所不能及的事情，只会打击他们的自信心。不对宝宝太苛求，这样会使宝宝养成自卑、胆怯、逃避等不健康心理，或导致反抗、残暴、离家出走等异常行为。不欺骗和恐吓宝宝，吓唬宝宝会丧失父母在宝宝心目中的权威性，以后的一切告诫，宝宝就不会服从了。不当众批评或嘲笑宝宝，这会造成宝宝怀恨和害羞的心理，大大损害宝宝的自尊心。爸爸妈妈也不能过分夸奖宝宝，当宝宝做事取得了成绩，略表赞许即可，但过分夸奖会使宝宝产生沾沾自喜爱慕虚荣的不良心理。不对宝宝喜怒无常，这样会使宝宝敏感多疑、情绪不稳、胆小畏缩。

当宝宝发脾气的时候，爸爸妈妈也应该让他有个健康的情绪表达方法。如"安全发泄岛"、"情绪垃圾箱"、"气球操"等已被广泛使用。宝宝知道，当自己特别生气的时候，可以被带到自己的房间，可以通过打枕头、把头埋在被子里进行发泄；还可以把不开心的事情画下来，扔到情绪垃圾箱；还可以做"呼吸气球操"，以使自己平静下来，以更健康的方式表达自己的想法。

其实，人人都会生气、伤心、沮丧和失望。不同的是，情绪管理能力强的人，是会用健康的方式表达出情绪。尖叫、地上打滚、哭喊、摔东西、骂人、踢打都是坏情绪的表达方式，却不是健康的。总的说来，爸爸妈妈需要清晰地向宝宝传达这样一个信息：生气可以，但是以消极、发脾气或者造成伤害的方式发泄怒气是不可以接受的。因此，宝宝需要知道，如果不用"地上打滚"等发脾气的方式表达，还能用其他方法来表达自己内心的烦恼与压抑。

颜色代表宝宝的性格

每个宝宝似乎都有自己无意识的色彩偏好，宝宝玩的24色橡皮泥、36色绘画水笔，总有一两种色彩早早需要补仓；童装柜台买衣服，款式再怎么新颖可爱，售货小姐也无法说服宝宝接受他意料之外的颜色。

宝宝一旦极端地热爱某一种颜色，他的个性就往往越突出，这种个性常常是他优点和缺点的爆发点。找准了这个爆发点，父母对宝宝的引导可以更加有的放矢。

大部分的女宝宝喜欢漂亮的粉红色。如果你所爱的小女儿喜欢粉红色的话，表示你的家庭经济环境在一般水准之上，而且，也象征着双亲爱心的充分表现。

在爱心的保护下，这种女宝宝多具备高度的审美观、细心体贴，优雅，柔顺的物质，亦正是吸引人之处。

热爱绿色和蓝色的小朋友都有回避竞争的倾向，绿色尤甚。喜爱绿色的宝宝，个性上较随和开朗，没什么心机，具有包容宽恕的心胸及强烈的好奇心，而且颇有求知的上进心。此类型者，成人后适宜于领薪阶层，如能有恒心踏实做下去，也可有成功的一日，许多才气纵横的男孩多属此类型。

偏爱橙色和紫色的宝宝都有情绪波动剧烈的倾向，只不过偏爱橙色的宝宝更乐观，情绪颠簸时会往好处想，比较善于自我开解。橙色系的宝宝惟一的缺陷是，被坏情绪掌握时可能有攻击性。热爱紫色的小孩则完全相反，他的情绪失控不会向外，只会向内。别人一个眼神、一句话的语气，他都能在心里放大很多遍，非常敏感，你对他的态度有些许变化，都能左右他一两天的心情。喜爱橙色者，个性上较外向活泼，喜爱说话而且人缘很好，有趣的是，幼小就喜欢橙色的人，会从一而终地喜欢到成年，虽然有时人暂时喜欢其他颜色，但仍会再度重返橙色的怀抱。此类型者具有创造性，自我为中心，较不懂得体谅他人，粗枝大叶，幼稚地认为天底下都是好人，同时也，易被骗。

有大约15%的女宝宝和6%的男宝宝有较严重的完美主义倾向，他们无一例外地喜爱白色，以及浅到极点的水蓝。热爱白色的宝宝几乎都有洁癖：不愿别的小朋友上他的床、用他的毛巾或借用他的文具，他本人的爱干净程度也是一流，夏天时一天要换三套白色衣裤，五双白袜子。他总是在努力交朋友，但很快又因为不能容忍朋友的缺点而否定别人。

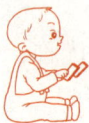

爸爸妈妈不能揭宝宝的短哦

大多数人认为，只有成年人才有不可触碰的底线和短处，老话常说：骂人不揭短。在行事风格上，成年人早已熟悉这样一套不成文的"潜规则"——那就是不要触碰他人的底线和短处。其实，何止成年人有底线，宝宝同样也有自己的"底线"！做个合格父母，在早期教育的同时请别进宝宝的雷区！

某些"丢人的毛病"幼儿往往较为敏感，如幼儿往往对诸如尿床之类的"毛病"十分敏感，因为他们觉得这些缺陷会使自己在同伴面前"丢面子"。所以爸爸妈妈不应在其他人面前提及，更不宜嘲笑、挖苦宝宝。

对于自己正罹患或曾经罹患过的诸如孤独症、抑郁症、多动症等与心理有关的疾患，幼儿往往更为敏感。如果大人们经常将此事挂在嘴边，自然不利于疾病康复。即便疾病已痊愈，当着宝宝的面常常提及也等于是"揭短"，同样不利于宝宝的心理健康。

一些在大人看来微不足道的"曾经的过失"，也会使得某些宝宝长期耿耿于怀，只要有人提起，他们便会有"被揭伤疤"之痛。这些"曾经的过失"可能包括：某次游戏得了最后一名，某次表演砸了锅，某次郊游出了洋相，甚至小时候爱哭等等。

被打、被骂、被罚站等体罚往往是宝宝"没齿难忘"的痛苦经历，因为不仅皮肉受了苦，心灵也可能受到创伤。即使宝宝目前已很少遭到体罚，但在旁人面前频频提及过去的"受辱史"，仍然会使他陷入极度的尴尬之中难以自拔。

幼儿往往十分看重自己独处的小天地，并将其视为自己的"私人领地"。如果家长经常未经宝宝同意在其"领地"里"检查"一番，在宝宝看来也是对自己"隐私"的公然侵犯。

教育学家普遍认为，尊重和保护幼儿的"隐私"从本质上来说，就是尊重和保护他们的自尊心。日常生活中，大人在宝宝面前的一言一行都须经过大脑"过滤"，切莫在信口开河中无意间就"揭"了宝宝的"隐私"，使得宝宝自尊大失，从而对他的心理造成严重的负面影响。

宝宝最爱模仿妈妈了

2～3岁的宝宝，对父母的情绪还特别敏感。他可能还听不懂父母的语言，但是他读得懂父母的情绪，也会受父母情绪的影响。比如母亲喂奶的时候情绪不对，小婴儿都会感觉到。所以，父母对宝宝的情绪传递是非常强的。父母对什么东西喜欢和投入，宝宝就很容易接受和投入，这比妈妈和他怎么说都强。

父母真心喜欢，宝宝才会喜欢！模仿是宝宝的主要学习方式之一。甚至有些理论认为，小婴儿仅在出生十几天后就会模仿成人的张口、撅嘴等行为。儿童心理学家认为：与成人比较起来，儿童有更强的模仿倾向，这与儿童缺乏生活经验，缺少独立性有关。而且，对于宝宝来说，越是他喜欢的、熟悉的、见得最多的人，他就越喜欢模仿他们。所以，宝宝往往会不自觉地模仿父母或者小朋友。宝宝的这个特点，可能需要我们先想一想，我们自己是个有生活情趣的人吗？那些放给宝宝听的音乐，我们自己会欣赏吗？宝宝涂鸦的时候，我们会有去参与的热情和冲动吗？其实，父母自身的行为最能感染和激发宝宝的兴趣。

一位年轻的妈妈很喜欢古老的书法艺术，甚至觉得那是自己"终身相许"的兴趣爱好。正因为深刻地体会到兴趣爱好对一个人的一生有多么重要，所以她也希望自己的女儿能喜欢它。于是，那位妈妈便急迫地想教女儿写毛笔字。时常追着问她："静静，要写毛笔字吗？""宝宝儿，来看这些字多漂亮啊！"女儿一般会给她个否定答案，然后迅速跑掉。后来那位妈妈放弃了强迫她的宝宝了，但是会在自己每天临帖的时候让女儿在身边玩。宝宝玩她的玩具，妈妈练她的书法。几次之后，当妈妈写了一段时间后，女儿就会提出她也要写一写。这样就正合了妈妈的意。接下来就是母女俩快乐的书写生活了。

其实，这个事例充分体现了2~3岁的小宝宝爱模仿的特点，尤其喜欢模仿妈妈做事。因此，妈妈一定要做好榜样哦！

宝宝不喜欢父母出差

宝宝的心理可以说是一个非常敏感的载体。周围的环境事物稍有变化，就会引起他们的注意，如果这一变化是令宝宝欣喜的事物，宝宝会马上被吸引过去；同样，一旦这些变化是令宝宝觉得难以接受的事物，宝宝就会以各种情绪变化来表达自己的看法。这些情绪表达，其实也反映了宝宝此时的心理状态：焦虑、厌恶、恐惧……

如何正确调整宝宝这时的心理变化，对于其日后的生活成长有至关重要的影响，因为生活中始终充满了各种变化。因此，当宝宝周围环境发生变化时，可千万别只是一味地简单让宝宝去适应，还应该适当帮助他们，慢慢适应这一变化。

比如，当爸爸妈妈去出差的时候，宝宝最明显的变化就是显得非常焦虑，以至于突然哭闹不止，任性不听话。在父母中的一人出差前，他们会变得不愿离开他们、不肯独睡，怕爸爸或妈妈一去不复返。

因此爸爸妈妈首先应在出差前与宝宝进行一次长谈取得他的理解。父母向宝宝说明，爸爸或妈妈出差只是由于工作需要，并不是代表不喜欢宝宝了，而且出差也并不表示去了就不回来了。

其次，父母出差后应保证每天给宝宝打一次电话，表示自己非常想念他，期待早日回来。同时也可以询问宝宝今天发生的事情，拉近二人之间的距离。

对于宝宝在爸爸或妈妈出差期间的哭闹行为，另一位家长则要注意不要采取单一的冷处理，而是要了解宝宝为什么一直哭闹，是否自己忽略了什么。

例如：妈妈原本一直在宝宝睡觉前讲故事给他听，但现在妈妈出差了，就没人给他讲故事了，对此，爸爸要承担起讲故事的责任。此外，当家长出差回来后，要记得给宝宝带礼物，表示爸爸或妈妈一直都在关心着宝宝。出差后带回的礼物，可以令宝宝觉得爸爸或妈妈出差也是有惊喜的。久而久之，宝宝不愿意爸爸妈妈出差的状况也会得到改善。

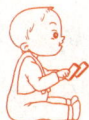

父母要引导宝宝勇敢面对"变化"

生活中，大大小小的变化不计其数，甚至每天都在上演。但是年幼的宝宝面对这些变化，往往在情感上表现为接受不了。因此，爸爸妈妈应该引导宝宝勇敢面对生活中的各种变化。

例如，当搬家、转学远离好友时，宝宝常常表现为情绪低落、话少、不愿与人交流。宝宝对新环境或陌生人产生的恐惧、焦虑情绪和回避行为，有时还会达到异常程度。他们会对新的环境和陌生人产生持续的或反复的害怕、紧张不安、回避和退缩行为。由于搬家、转学等原因，宝宝离开了他原本熟悉的环境和要好的伙伴，来到了一个全然陌生的地方。那里的小朋友早已互相熟悉并一起玩耍，而宝宝自己则像个局外人一样，这在他心理上肯定会造成影响，直接反应便是不愿意上学、情绪低落，喜欢将自己关在房间里，不想出去玩。

这时父母应及时发现宝宝的心理变化。在宝宝抵触情绪最强烈的时候，不要勉强宝宝，让他先尽情发泄自己的不满情绪。同时，以各种外界能引起宝宝兴趣的事物来转移他的注意力，慢慢引导他参加各种户外或集体活动。若宝宝出现胆怯心理，家长可陪同宝宝一起参与玩耍，并将宝宝主动介绍给其他的宝宝。

当亲人生病的时候，宝宝也会表现出焦虑不安、恐惧、无故发脾气等。亲人生病，宝宝通常会产生焦虑和恐惧心理。他们一方面因为担心亲人的病情而变得忧虑；另一方面，他们害怕自己也会生病而变得恐惧。在幼儿的心理中，生病一直都是灾难的一种代名词，生病时要打针、吃药，不能出去玩，身体变得难受，这些都导致宝宝对于生病有种潜意识里的抗拒。因此，有些家长带宝宝去探望生病中的亲人时，宝宝会突然哭闹不止，想要赶快离开这里。

这时，家长首先应向宝宝保证，去探望病人并不代表自己也会得病，这可以先解除宝宝的心理负担。其次，家长可以向宝宝表示，如果你去看望病人，会使病人心情愉快，进而更快康复。宝宝的想象力很丰富，甚至会对一些事情发生的结果进行无限的扩大，从而变得非常恐惧胆小。这时，家长应教给宝宝正确的知识，消除其害怕心理。

父母要多带小宝宝去户外活动

爸爸妈妈是否发现宝宝在自己的小房间呆得太久，从未听过月夜里的秋虫的鸣唱？宝宝的玩具箱里是否充满了太多的洋娃娃和益智玩具，却不曾有过最朴素的树叶粘贴画？远离了大自然的宝宝，将失去和万物生灵做朋友的机会，亲近大自然是宝宝们渴望的事情，人与自然本身就是融为一体的，户外活动很多是一种很好的促使父母与宝宝情感的方式，同时在这个活动过程中培养宝宝的多种能力，例：观察力、交往力、自我保护的能力等。

所以，爸爸妈妈要多带宝宝去户外活动哦！活动的形式可以是多样的，散步、亲子体育游戏、外出郊游等都可以。

宝宝可以跟风一起玩：妈妈用简单的废布条为宝宝做手指彩带，迎风举起手，瞧：彩带和风儿一起跳舞。风还能把美丽的风筝送上天，让风筝和小鸟一起飞翔，宝宝看见了会很愉悦。爸爸可以用一张纸，一个小棒，做成一个小小的风车，当它在风中呼呼地转起来时，宝宝会对它着迷，而且风车有着长久的魅力哦！

下雨的时候，妈妈还可以引导宝宝跟雨声对话：雨是一个小精灵，大雨打在玻璃上，听："咚咚咚"它在说什么？小雨敲在雨伞上，"砰砰砰"它在说什么？并不是每一场雨后都有彩虹，也不是每次彩虹的出现都会让宝宝们看到，所以如果有机会不妨和宝宝一起欣赏这雨后的天空。

妈妈也可以让宝宝把落在地上的树叶捡起来，拿回家做幅树叶画，看一看不同的树叶像什么？

通过户外活动，宝宝们不仅开阔了眼界，从而认识了外界事物，同时还能从中发展语言表达能力，例如：回家后父母和宝宝一起交流，回顾一天活动中的所见、所闻、所想，培养宝宝的探索精神、规则意识，获得成就感，从而树立自信心，不要忽视户外活动，这是父母和宝宝交流情感的好机会，也是发展宝宝各种能力的好时机，帮助他们认识多彩的世界吧，大自然才是宝宝们最好的玩具箱。

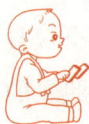

宝宝在"上蹿下跳"

有些小宝宝有爱动的天性，喜欢爬来爬去，一会儿爬到柜子里，一会儿爬到桌子底下，还喜欢玩沙发垫子，一个一个往上摞，摞好后踩上去蹦跳，倒下来后再来一遍，乐此不疲。对于此，当然令妈妈头痛，对宝宝的这些举动也会感觉很烦透，于是会经常威胁他们说："别胡闹，再淘气，看我怎么收拾你！

如果从安全的角度考虑，上述宝宝的表现确实有点淘气，但若从运动医学角度来看，弹跳运动有健身健脑的作用，因为弹跳过程能产生振动，"外源性"振动与"内源性"振动相结合，会让宝宝受益匪浅。从宝宝自身成长的角度说，这样做会在全方位使用宝宝的感觉系统去感知、探索空间，他们的所作所为都是在努力掌握空间智能，这些活动对宝宝将来掌握空间概念、识别几何图形非常有帮助。所有这些在大人看来毫无意义、淘气的行为，正是宝宝了解物体、空间之间的关系，建构空间概念的最好时机。

要求宝宝"不要动，安静下来"，实际上是成人以爱的名义，包办代替宝宝的成长过程。不让宝宝行动，就等于不让宝宝思考。每个宝宝都有一个神秘的未知世界，别总是拼命地想去改变，而应该尝试着去了解。从生命的0岁到18岁，某个成长环节虽然对成人来说似乎难以理解，有些甚至具有不可知性，但对宝宝来说却是非常重要的。宝宝的心灵是一个神秘的深渊，即便是照料他的成人，也难以达到对他的完全了解，这是人类心灵的广阔和丰富所在。当我们不了解的时候，让我们怀着敬畏之心，给他爱与自由，这是最明智的做法。承认对宝宝了解还太少，才是我们进步的阶梯。

当然，如果宝宝太调皮，而且涉及到危及他的身体健康的时候，父母还是需要严加管教，只是在平时的日常生活中，不要动不动就拿家长的威严来限制宝宝的运动。因此，爸爸妈妈要正确看待宝宝的"上蹿下跳"，不能过于约束宝宝。

父母是宝宝最爱的"玩具"

现代心理学研究证明，宝宝能否最大程度地发挥潜在的智力，极大部分有赖于5岁以前所接受的感觉及智能刺激的多寡。1岁之前的宝宝尚未进入主动探究周围世界的阶段，给予宝宝较合理的感觉刺激和较多的情感交流，应该是最好的选择。爸爸妈妈是帮助宝宝了解世界的第一人。

实际上，可以作玩具的东西很多，也并不是越新越奇特越好。一些简单的家用物品，如可握、可捏的塑料瓶、空盒子、可咬、可磨牙的东西等；也可自己改装，只要颜色鲜艳，可拿着玩的任何形式的物体，同时要求物体体积够大，宝宝不致吞咽下去，经过消毒，没有伤害都可以。商店里也有一些不错的选择，如清晰可见的塑料水族馆，里头有鱼，可以挂在小床边让宝宝观看……

父母应该充分发挥自己的智慧，尽可能多的给宝宝提供可玩的东西，可听、可看、可感觉的东西。

最好的玩具就是爸爸或妈妈，这个"玩具"是宝宝最喜爱的。

妈妈用自己喜欢的方式对宝宝说话，跟他戏耍。许多做妈妈的在沉默中给宝宝换尿布、喂奶、洗澡，为什么不在这些时候说话呢？应该对他说些什么？喜欢说什么都行，也可在说话的同时配一些舒缓的音乐；每一位母亲都告诉宝宝她自己的一套话，对宝宝唱她自己的歌。对宝宝唱歌、说话、做好笑的鬼脸，或是轻轻摇他，和他戏耍的时候，正是给予他感觉刺激的时候，这将促进他智力发展。

爸爸妈妈应该多陪陪宝宝，客串宝宝的游戏。"玩"是宝宝的天性。宝宝在玩耍中获得成功，获得满足，同时也获得经验，即便失败了还可以重新再来。爸爸不妨甩掉长者的尊严、架子，做个"贪玩的人"，和宝宝一起玩起来，乐起来，"疯"起来。因为亲密和谐的亲子关系，轻松自然的游戏环境，更有利于发挥宝宝活动的积极性和创造性。

有一项对两岁宝宝的调查研究结果表明：能够经常和爸爸妈妈一起愉快地玩的宝宝，具有较强的社会适应性。但是，如果爸爸妈妈是在无奈地带宝宝，没有乐趣可言，那么这些宝宝和那些不跟爸爸妈妈玩的宝宝之间并没有什么差别。可见，父母能否和宝宝一起愉快地玩，将在很大程度上影响宝宝社会适应性的高低。而社会适应能力又直接关系到人际交往、适应环境、应付突发事件的能力，所以，可不要小看亲子间愉快开心的玩耍的作用。

宠出宝宝的自信来

哪个父母不希望自己的宝宝充满自信，但你知道如何帮助宝宝树立自信吗？你知道自信是如何"宠"出来的吗？

很长时间，很多做父母的都认为宝宝是不能宠的，因为，他们认为宝宝是会被宠坏的。可是，看看下面的两个小故事，你的看法也许就会改变。

有这样一位特别有意思的父亲，他特别宠自己的女儿乐乐，也特别欣赏她。在一次朋友聚会中他讲了许多和女儿相处中有趣的事，当时很多人觉得不可思议：在一次幼儿园画画比赛中，几个小朋友都画得不错，可他的女儿却画得乱七八糟，他满不在乎地笑笑说："虽然他们画得比你好，可你的歌却唱得特别棒，每个人都有长处。画画你再练练，如果不行，就不画了。"这样一来，女儿非但没有压力，反而很快赶上了别的小朋友。还有一次，这位爸爸居然跑到幼儿园去说：我的宝宝可以当班长。实际上，他的女儿不是特别突出，但他始终认为自己的宝宝是最棒的，虽然不漂亮却有十二分的可爱。带宝宝去游泳，宝宝胆小不敢下水，他没有像有的家长那样强迫女儿，而是说："爸爸8岁时都不敢下水，你现在才3岁，已经很不错了，让我们一起努力。"这样一说，宝宝放松了，觉得自己真的很棒，结果很快学会了游泳。而遇到类似情况，我们经常会拿别人作榜样，硬让宝宝下水，宝宝则会受到惊吓。记住，宝宝始终只是宝宝，他没有你想象中的坚强。乐乐很受宠，不想做的事就可以不做，没有任何负担。乐乐的独立性很强，性格开朗，自信大气。

宝宝有自信，比什么都强。每个宝宝的资质都不一样，永远不要拿她跟别人比，而是要跟她自己原来比。这正是很多父母没有意识到的或没有真正做到的。这位父亲总能在女儿乐乐稚嫩的表现中找到可以表扬的东西，这种表扬不仅出现在她做得好的时候，而且也表现在她做得不够好的时候，这种肯定悉心地维护着宝宝的自尊，这样的宝宝会越来越自信。

帮助宝宝认识奇妙的身体

宝宝正一点点长大，他们便开始对自己的身体产生兴趣，会产生许多有关身体内部活动的疑问。如果只是抽象地用语言或者借助图片给宝宝讲解，宝宝们往往只是一知半解，因为宝宝的思维是具体形象的。

爸爸妈妈可以和宝宝一起摸着胸口，在一定的时间内数心跳的次数并且记录下来，然后和宝宝一起比赛爬楼梯，再记录此时心跳的次数，和前次记录作一比较，得出的结果是：心跳会随运动的激烈程度而加快。取一只气球注满掺水的红墨水，比作是充满血液的心脏。气球接口处用一根脉管连接，比作与心脏相连的血管，脉管另一端用橡皮筋扎紧。然后让宝宝松开橡皮筋，气球中的红墨水便会流出，让宝宝知道心脏通过血管向身体各处输送血液。在操作过程中你可以问问宝宝：心脏里的血会流光吗？心脏不停地跳动累不累？什么时候休息？并向宝宝介绍血液在身体里从心脏流出，又回到心脏的原理。心脏是一直在跳动的，是永不休息的。

妈妈用一个透明的塑料袋，放入若干饼干、碎面包块等，然后倒入饮料，将袋口用橡皮筋扎紧，比作是装满食物的胃。让宝宝用双手揉捏挤压塑料袋，并观察袋中食物的变化，从而让宝宝了解胃的功能。还可以和宝宝讨论：胃中的食物太多好不好？太少好不好？帮助宝宝理解人需要正常适量地进食。

还可以用一个可乐塑料空瓶，从瓶盖的下端起至瓶底剪去一块，变成船状，比作是肠的一段。在瓶的内壁垫上几层纸巾，然后让宝宝将前一实验中塑料袋内的食物存放在瓶中。过一段时间后观察到原来液体的食物变干了，水分被周围纸巾吸收了。同时可以问宝宝：如果一连几天不大便会怎样？让宝宝了解肠有吸收食物中的营养与水分的功能，如果几天不大便，大便会变得又干又硬，影响健康。

让宝宝了解舌的味觉区，则可以准备一些糖水、盐水、醋、辣酱、中药（苦味），让宝宝自己在纸上画舌头形状（可画得大些）。然后分别把各种味道的调料，一一涂抹在舌尖、前两侧、后两侧、舌根处。让宝宝自己逐一尝试，也可以对着镜子涂抹。

让宝宝认识眼睛，则可以准备一面小镜子和一架照相机。先让宝宝照镜子仔细观察自己的眼睛，问问宝宝：眼睛里面和外面有什么？然后对照着照相机，让宝宝了解眼睛的功能：眼睛里的眼珠就好比是照相机的镜头，可以让我们看到外面的东西。眼睛外面的眼睑（眼皮）就好比是照相机的镜头盖，可以保护眼珠，不让灰尘进入眼睛，还能让眼睛休息。还可以与宝宝讨论：如果眼睛看不见会怎样？可以用布蒙上宝宝的眼睛，让宝宝体验眼睛看不见所带来的不便。

如何阻止宝宝攻击他人

宝宝两岁多的时候，不仅脾气越来越大，而且也更喜欢去攻击别人了。对于宝宝这一恼人的举措，爸爸妈妈该如何应对呢？

首先要记住让宝宝感受到父母的爱，在他的成长过程中，建立他接受父母提供指导的根基。感到被爱的宝宝大部分时间会讨好他们的父母，愿意回应爸爸妈妈的指导。对宝宝的行为进行适当限制是爱他的方式之一，就像喂养、安慰、做游戏和回应他的需求是一样的。

然后爸爸妈妈试图找出什么原因引起宝宝的攻击行为。问问自己发生了什么事使他攻击人——父母的行为或其他人的行为，在此情形中有什么别的事发生；也许他太累了或身体感觉不好。要赶快立即处理，拒绝他所要的东西或身体活动太累了，甚至不能做别的事，经常会产生受挫和生气的情绪，结果是攻击行为。爸爸妈妈要尽可能知道宝宝的体温、节奏、表现和敏感。例如，如果爸爸妈妈知道一天伊始，他易怒，或者他累了或饿了大吵大闹，在控制方法上，不要花许多时间去问他。

告诉宝宝在特殊情况下父母要他做什么或不做什么，但不要给他没完没了的教训。从爸爸妈妈说话的声调和所说的话，宝宝会意识到父母不高兴。

告诉一个不足三岁的宝宝，如果他打了其他的宝宝，父母就不喜欢他，这不大可能帮宝宝理解和发展自我控制能力。更好的方式是爸爸妈妈告诉他打别人，别人会痛也会受伤。说爸爸妈妈不喜欢这种行为是最有效的信息。它可以帮助任何幼儿得知父母不同意是提醒他，爸爸妈妈不喜欢这种行为，因为爱他。

当宝宝在以爸爸妈妈不喜欢的方式攻击别人，一定要让宝宝停止这种行为，安排点别的事给他做。爸爸妈妈也可以建议或帮他开始一项新的活动，或许领他到一个发泄攻击情绪的地方，在那里他不会伤害他自己、任何人、玩具或家里的宠物。例如，在一个角落有东西让他用拳击打或猛击或可用来扔。父母可以说，例如，"如果你感到喜欢打，去打你的枕头（或击打袋子），但你不能打狗（或用锤子猛击桌子）。"这样的机会不仅帮助宝宝释放攻击情绪，而且帮他理解这样的行为，要有某个时间和地点才能做。

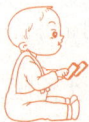

摔跤了，要自己爬起来

妈妈常对摔倒的宝宝说："不哭，自己爬起来。"这里其实有两个意思："不要哭"和"自己爬起来"。宝宝摔倒了，可能摔得很疼，所以妈妈硬要宝宝不哭，是很难做到的，不哭并不就是坚强的表现，自己爬起来才是最重要、最坚强的表现。妈妈要坚持的是让摔倒的宝宝自己爬起来，只要他自己爬起来，妈妈也可以说是达到目的了，因为你的宝宝已经足够坚强。那么宝宝摔痛了哭出来，又有什么关系呢？

其实妈妈可以让宝宝尽情地哭，但不要太在乎他的哭声和眼泪，这是宝宝自己的事。你可以体贴地用语言来安慰他，但不要代替他去解决难题，要让宝宝自己想出办法，发觉自身的力量，不然的话，他就会对别人产生依赖心理，而疏忽对自己能力的培养，也就无法成熟起来，到了那时候，他就真的成了一个只会哭泣的宝宝。

比如：一个小宝宝刚刚学会跑步，他正一蹦一跳地跑着。结果一不小心，就摔倒在地，接着就哇哇大哭起来。面对这样的情况，不同的妈妈可能会有不同的做法。有的妈妈会心疼地跑过去，抱起宝宝左看看右看看，生怕摔坏了宝宝。有的妈妈则大喝一声：不许哭，自己爬起来！

很显然，第一类妈妈的做法是不正确的。长久下去，会造成宝宝的个性过于软弱，一遇到挫折就只知道哭。那么第二类妈妈让宝宝自己站起来做法一定是正确的吗？

强行止哭不利于儿童心理发育。偶尔在父母"高压政策"下，宝宝会停止哭，父母还以为此法奏效。殊不知，这样做对宝宝的心理发育将带来不良影响。由于宝宝语言发育尚未成熟，不会使用合适的语言来表达，而将不满、忧郁积压在心中，并以异常的心理或行为表现出来。例如，脾气变得暴躁，甚至出现打人、骂人等攻击性行为；与小伙伴很难相处、不合群等。

因而，宝宝摔跤了，妈妈不妨在言语上好好安慰他，在行动上让宝宝自己努力爬起来，当然，也要视情况而定，有时候宝宝摔得太厉害了，还是需要妈咪帮助的。

怕黑的宝宝不是"胆小鬼"

宝宝突然间开始怕黑了，这可不是他们的胆子变小了，而是因为他们对世界有了新的理解和认识。

两岁多的小孩儿还不是唯物主义者，所以他们不会明白，原本不存在的东西，并不会在黑暗中滋生出来。因此，他们自然而然地就会想象出一些怪物，或者又大又凶的狗藏在黑暗的地方了。即使你开灯让他看了没有东西，他仍然认为有可怕的东西藏在黑暗的角落里，就是他白天最喜欢的动物玩具，在夜里也可能变成了怪物。这些行为都是宝宝在发育过程中很正常的现象。

宝宝的恐惧感，很大程度上来源于他们丰富的想象力和无法分辨现实与梦幻的困惑。就像他相信圣诞老人会在圣诞前夜悄悄送给他礼物一样，他也同样相信会有怪物藏在他的床底下。另外，与日俱增的自立感同样使他们对外界更敏感。当小宝宝从父母身边走开的时候，他们会意识到世界竟然这么大，自己却如此渺小和脆弱。慢慢地，他们的态度就会有180度的大转弯儿，从原来的"我是大宝宝了"到现在的"别离开我"、"我害怕"。

显然，要让宝宝知道爸爸妈妈不怕，而且爸爸妈妈也没有看见任何怪物，这一点很重要。但是，同样重要的是：父母应该理解他害怕的感受。父母可以先对宝宝说：我知道你感觉黑暗很可怕。然后把自己的观点告诉宝宝：但是，我也知道黑暗里没有藏着任何东西去伤害你。最后，你可以和你的宝宝绕着房间走一圈视察一下：这是你的衣服，这儿放着你的积木，这儿放着你的小车……

宝宝怕黑暗，爸爸妈妈千万不能取笑他是"胆小鬼"。而且告诉宝宝不要害怕并不能使他勇敢起来，反而给他又增加了一个新的恐惧。为什么呢？因为他不敢告诉父母他害怕了，他怕父母把他看成一个胆小的宝宝。取笑和轻视会使宝宝把他的恐惧掩盖起来。

总而言之，重要的是千万不要取笑宝宝，或者小看他的想法，忽视他的感觉。爸爸妈妈可以告诉宝宝你有不同的想法和观点，但是不能表现出小看他。这是因为你的宝宝正处于对自己认知世界的观点逐渐产生自信心的阶段，父母是否尊重他的观点和想法对他来说非常重要。

强迫宝宝与恐惧对抗也是徒然的，不会有任何效果；让宝宝完全依赖于父母的保护还是不能使他不再去害怕那些他想象出的怪物。所以说，如果宝宝害怕晚上自己去厕所，那么父母就先陪他去一段时间。过几个星期或者几个月后，再慢慢增加让他自己去的次数。

宝宝在不断地学习

在不满3岁时，宝宝的学习方法变化很大，特别是在2岁半时。2岁半之前，宝宝学习区分物品和简单的事件，每次只能体会一个。他做这些事情主要是满足了他的好奇心，同时，也吸收了大量的信息和经验，但他却很少把这些和他生活中的其他事情联系起来。然而，在快到3岁时，宝宝开始琢磨他经历过的事并从中吸取经验教训。

当宝宝发展这种能力去思考学到的经验时，他的头脑开始像台小电脑一样运转了，信息在这里被过滤和筛选，他把它们和其他的经验相比较，看是否它们能合为一类或是否它们差别很大，然后把它们分门别类地存贮起来。宝宝开始学会超前思考和计划事情，变得比以前更富有创造力和想象力，逐渐地，他在过去几年里学到的知识可能在特定的情况下得以应用。宝宝突然间满脑袋都是主意，他可以随心所欲地调遣它们。这种崭新的思考、想象和创造的能力极大地改变了宝宝的世界。对他来说，许多近在眼前的房子或花园里所熟悉的事情不再包含原有的兴趣和快乐了，他需要更宽广的空间；他渴望探索，渴望求知的触角越伸越远。

此时，宝宝变得对万事万物如何运作很感兴趣，他谈话时总是不断地追问"为什么？"。他渴求知识，不断地提出新问题，好像他的大脑像计算机一样把越来越多的知识贮存起来。

宝宝智力发展中最重要的一步是他明白了时间不只包括现在，还有过去和将来，昨天和明天。计划未来是智能最为重要的一方面，这使我们不同于那些低级动物。在宝宝不满3岁时，妈妈会第一次听见宝宝说"我一会儿再吃"，或者"我们可以明天去"。

所以和宝宝谈话时，妈妈运用的语言形式极为重要。众所周知，当宝宝大些时，大人就改变和宝宝说话的方式，句式变得更复杂；他们说长句子，表述抽象的思想。不要陷入居高临下地和宝宝说话的误区；也不要再用孩童式的语言，那太累赘了。妈妈可以有意识地在谈话中加进一些生词，宝宝能从句子的大意中猜测出词义来。通过这种方式，他能学到新词，学会如何运用它们，并且学会如何把自己的想法表达得更清晰。研究表明，若宝宝的父母语言表达能力强，对宝宝说话时不使用简化语言，那么，他们的宝宝在很小的时候就能比同龄宝宝更能轻松自如地运用语言。

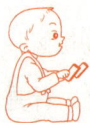

让宝宝在游戏中成长吧

随着宝宝思维的发展，他开始从游戏中得到更多的东西。游戏促使宝宝对身边的世界进行重新的审视和思考。在这之前，类似农家院里分动物这样的游戏只是简单地对动物分类，把它们归入应有的类别；现在，他用一种全新的眼光看待这一切，他了解到生活的另一侧面，那完全不同于他的生活。毕竟，他生活中的大部分时间不可能与动物为伍，所以，这样的游戏有助于把世界缩小到他能把握的程度。

而且游戏逐渐成为一种情感宣泄的方法，比如：一个具有男性特征的玩具，既可让宝宝感受到保护和绅士风度，也可用这种玩具让那些号称捣蛋鬼和有反抗行为的宝宝放弃伤害别人的事情。游戏还使宝宝对他人发生了兴趣。若是衣柜里有一套牛仔服或护士服，宝宝就会穿上它们，装扮起他们的模样。从某方面讲，即使宝宝只戴一顶帽子，穿一双对他来说过于肥大的高跟鞋，他也能扮演他的阿姨们的样子，模仿出他想象出的阿姨的举止，他正渐渐把目光投向阿姨们和其他人的生活中去。

游戏还能增强孩子的归属意识，宝宝学会保护他所珍爱的新玩具或捍卫他自己所有的做游戏的领地。如玩小动物、搭帐篷、过家家游戏，都能教会宝宝尊重他人的财产和隐私权。游戏也能激发宝宝的好奇心、独立意识、冒险精神和智力发育。机械玩具和七巧板等智力玩具促进宝宝思考能力的提高，着色、画画、用粘土造型和安装模型之类的游戏刺激了宝宝的创造力。当宝宝再大一些时，若家里条件容许的话，父母应该允许他用显微镜、望远镜、化学仪器或魔术师的道具做实验，那些游戏将教他迎接挑战和战胜困难。

当宝宝再大一些时，游戏将教他学会处理问题。他也许撞坏了一件值钱的玩具，他可能不能使机械玩具运动起来，或者很可能他无法去完成他想要做的事情，所有这一切都有助于教他学会如何去处理生活中出现的困难，也许有些情况很难抉择，但宝宝必须学会做出最后的决定。游戏还有助于增进宝宝对自身的了解，让他学会和他人交往，但在他这么做之前，他至少得对自己有所了解，游戏能帮他发现自己体力、智力上的优势和劣势。

"笨手笨脚"的聪明宝宝

在生活中，我们常常会看到有些孩子显得笨手笨脚的，他们一会儿把牛奶打翻了，一会儿把台灯弄倒了，有时还免不了因爬树摔坏了手臂……每次遇到这种状况，年轻的父母们往往不知所措，急，急不得，气，气不得。难道，咱们的孩子真的就那样笨手笨脚吗？

孩子在渐渐长大，小的时候可以说简直是一天一个样，瞧，一岁的孩子脚步还不稳，一下没踩好，就跌坐在地上；吃东西时，常常将食物洒得一地，爬行时也容易摔倒。到了两岁，孩子就会满屋乱跑，不是绊倒，就是撞到茶几。三岁时，骑小三轮车时会翻倒，玩球时还容易让球碰伤眼睛。

但由于小孩子不懂事，不能预见危险，所以经常会随手把杯子放在桌子的边缘，有时还会兴奋地满屋子乱跑，或把玩具、纸屑洒得一地，再不干脆从楼梯上摔下来……每到这种时候，当父母的总是非常头疼，那么，究竟是什么原因呢？原来，小孩子因为肌肉不够发达，缺乏足够的动作练习，所以不免显得笨手笨脚。而有些笨拙的孩子则是因为本身膝盖内弯，或一条腿太短，另一条腿扭曲，有的脚上还长有斗鸡眼造成的。遇到后一种情况，父母亲就应考虑及时带孩子到医院治疗。

当孩子因"笨拙"而受伤时，年轻的父母亲千万不要再雪上加霜去责备孩子。尤其不要对孩子说："你真笨！"因为你的孩子一旦被贴上了"笨"的标签，这个孩子即使长大了，也会走过门槛都会跌倒。这是因为你的恶性暗示已经给孩子造成了可能是永久性的负面影响。父母应该帮助孩子经常有意识地去锻炼肌肉，比如和孩子一起跑步、跳舞或是玩棒球等等。为了预防事故的发生，尽量让孩子用不易打碎的餐具吃饭。也尽量不要让小孩子满屋子乱跑，应教导他们注意安全。有时孩子会特别兴奋地又跑又跳又叫，那就为他讲个故事或一起做个游戏，让他分散一下注意力，渐渐安静下来。

如果孩子是因为生理上的问题，而使肌肉动作不协调，可为他购买垫高的鞋子、护膝或适当的眼镜，以改善肌肉的运动，必要时可寻求医疗协助。

由此可见，孩子有时候看起来会笨手笨脚，是由于他们的年龄还小，肌肉运动还不协调所致。父母亲只要让他们多做一些锻炼肌肉的运动，并教导孩子注意安全，等到孩子年纪大一点就好了。那时，你就会发现，原来咱们的孩子其实挺聪明的。

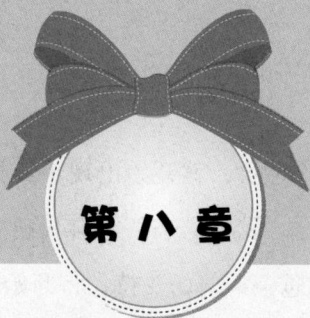

第 八 章

2岁10~12个月

小家伙的独立宣言：该单独睡觉了

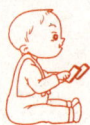

小家伙宣告独立了

当宝宝成长到两三岁的时候，就开始出现了最初的自我概念，开始出现"给我"、"我要"、"我会"、"我自己来"等自我独立的意向，如果这时幼儿的独立活动要求得到满足和爸爸妈妈的支持，将开始建立自我肯定的情感，反之，则容易产生退缩行为。因此，家长们该重点培养2~3岁幼儿的独立性。

在我国，独生子女越来越多，往往导致爸爸妈妈对宝宝过度宠爱，这就产生了过度保护和过多限制的问题。为了安全和其他缘故，很少给1岁内的宝宝提供练习坐、爬、站立、行走的机会。宝宝常常醒着的时候被抱在怀里，或经常让他们躺在床上，或坐、站在带围栏的小床里。这种过度保护和过多限制实际上剥夺了宝宝主动探索和认识外部世界的机会，阻碍了他们的心理发展。父母应了解幼儿心理发展特点，不要压抑幼儿独立性活动意向，解放他们的手脚，让他们做一些力所能及的事，培养他们的独立自主性，为形成良好个性打好基础。

其实大多数活动，包括学习，对于幼儿来说都是新鲜而有趣的，那么厌学情绪是怎么产生的呢？这很可能是成人喜欢以"简单的命令"使然，宝宝容易因此对劳动和学习产生对立情绪或厌恶心理。

美国心理学家曾对1500位儿童进行长期追踪观察，30年后发现20%的人没有取得什么成就。与其中成就最大的20%的人对比，发现最显著的差异并不在智力方面，而在于个性品质不同。成就卓越者都是有坚强毅力、独立性和勇往直前等个性品质的人。可见宝宝的独立品格对成长和成材是何等重要。

独立性是指一个人独立分析和解决问题的能力，它是社会生存及进行创造性活动必备的心理品质。幼教专家指出，生存教育的根本在于培养独立性，包括独立意识和独立能力，重点培养自理生活能力。独立性的培养必须从小抓起，因此，爸爸妈妈在最初宝宝出现独立性时就要把好关。

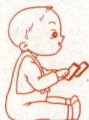

让宝宝做自己的事

宝宝的独立性关系到他一生的发展，那么，这就要求父母要根据宝宝独立性的表现，抓住2～3岁这个关键时期，因势利导地培养其生活自理能力。"自己的事自己做"，包括用杯喝水、用勺吃饭、小便、穿鞋袜、收拾玩具等。如果错过时机，形成依赖和懒惰的习惯，改正就难了。

而且，父母不能过度保护宝宝，让宝宝产生严重的依赖心理。

在欧美国家，父母非常重视宝宝独立性的培养，推崇"个人奋斗"、而不是依赖父母和其他人，他们主张从小就培养宝宝的独立意识。宝宝一出生就让他独宿一室，极少与父母同住。宝宝刚学走路时，跌倒了，让他自己爬起来。他们主张宝宝自己挣零花钱，并从小就向宝宝灌输想要的东西要靠自己勤奋努力才能获得的思想。

父母还应该注意对宝宝说话的口气和方式，要认真听宝宝讲话，使宝宝感到你在尊重他。宝宝吃饭不要硬逼，让宝宝做事尽量不用命令的口吻。不要当众斥责宝宝"不争气"、"笨蛋"、"没出息"等，这样会深深伤害宝宝的自尊心。以平等的态度对待宝宝，尊重宝宝的人格，并非是娇惯宝宝。事实证明：受到父母充分尊重的宝宝，大多与父母非常合作，待人友善，懂礼貌，举止大方，自我独立意识强，心理学家认为这是宝宝受到应有尊重的良好反应。

民主型教养方式有利于宝宝独立性的培养，家长不可以将自己的观点和要求强加给宝宝，剥夺宝宝独立解决问题和自我发展的机会。

另外，从宝宝的兴趣上也可以培养他的独立性。

让宝宝们做任何事情都要避免简单的命令，防止他们对劳动产生对立情绪或厌恶心理。幼儿对游戏活动有强烈的兴趣，让幼儿做些象征性的劳动时，要尽量游戏化，这样他们就会以极大的兴趣积极参加，如果能经常地坚持训练，他们就会逐步养成热爱劳动的习惯。独立性和勤劳、不畏艰苦是密不可分的，不爱劳动，害怕艰苦，怎么能够坚持独立性和自主性呢？

宝宝"反复"做同一件事了

宝宝成长到了两三岁的时候，父母就应该好好注意一下：他的独立性有没有出现。如果没有，父母就应该好好反思一下，是不是平时把宝宝看得太"紧"了，以至于让他的自我意识很弱。宝宝的独立性主要表现在以下几个方面：

他们要求"摆脱成人控制"。2~3岁幼儿自我意识开始萌芽，言语和动作的发展迅速，对周围世界的认知范围扩大。他们喜欢到处看、到处摸索，不要成人抱着，甚至不愿让人拉着手走路。他们已经能表达自己的意愿，对成人要他干的事，往往回答"不"。对自己要干的事又说："我会，我自己来。"

由于手脚动作还不十分协调，走或跑容易跌倒，用杯喝水会泼翻，用勺吃饭会洒在身上。这些现象通常被认为"不听话"、"犟"。这个时候，父母要"理解"宝宝渴望早点独立的心理，不能一味地去责备。

他们开始渴望与同龄伙伴交往。交往是幼儿的一种发展性需要，2~3岁的独生子女尤其明显。他们特别喜欢与邻里的小宝宝玩，甚至会说"没人陪我玩，没劲"等。而父母往往以不放心、不安全为由限制他的交往。

2～3岁的幼儿对自己有点会但还不熟练的事情最感兴趣，喜欢自己反复做，如反复摆弄某一类玩具，重复进行一种游戏等。

父母要明白，家庭是培养幼儿独立性的首要场所。因此，一定要做好家庭教育。

任何一个宝宝，无论是独生还是非独生，都是由于父母的教育和环境的影响，才形成了不同的人格品质和能力的。独立性同样不是与生俱来或自然形成的，而是后天塑造的结果。

首先，父母要珍惜幼儿自我独立性的意向。当宝宝二三岁的时候，出现了最初的自我概念，以第一人称"我"称呼自己，开始出现"给我"、"我要"、"我会"、"我自己来"等自我独立性意向。心理学家指出：当幼儿的独立活动的要求得到某种满足或受到成人支持时，幼儿就表现出得意、高兴，出现"自尊"、"自豪"等最初的自我肯定的情感和态度，否则就出现否定的情感和态度。因此，我们必须十分珍惜幼儿的独立性意向，给予热情的鼓励和支持，使独立性不断发展。

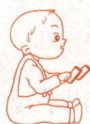

不要给宝宝"包办"

爸爸妈妈应该给宝宝独立的空间和机会去独立，这对孩子成长的影响是不言而喻的，然而，很多家长依然把唯一的独生子视为掌上明珠，事事包办代替。这种过度的照顾和保护，造成宝宝依赖性强，独立性差，很不利于他们的个性和能力发展。独立性差的宝宝做事没有主见，对问题缺乏自己的判断，在以后的学习和工作中也不会有创新的勇气。

人生是一个艰难的旅程，有困难也有挑战，只有让宝宝学会独立，将来他才能自己救自己。所以，父母应该给宝宝独立的空间和机会，让宝宝在各种环境中得到充分的锻炼，将来才能更好地把握自己的人生。

让宝宝学会自立。自理是自立的重要一步，宝宝首先要学会自理，将来才可能成为真正的自主自立的孩子。

从小培养宝宝独立自主的能力，就是为了使宝宝将来能够主宰自己的命运，为宝宝的人生奠定立足之本。歌德说过："谁不能主宰自己，永远是一个奴隶。"独立自主的能力不是天生的，而是在一点一滴的生活中逐渐培养起来的，良好的独立自主的习惯，会让宝宝受益一生。

现在的宝宝大多是家里的独生子，家长关怀备至，大事小事都包办代替。

美国唯一连任四届的美国总统罗斯福，不仅治国有方，而且很会教子，四个儿子都在"二战"中浴血奋战，建立了功业。

罗斯福非常注意培养宝宝们的独立思想，当"二战"如火如荼时，二儿子埃利奥特请教父亲该怎么做。罗斯福说："我不会告诉你怎么做，你们的事是你们自己的事，我从不干涉。你应该清楚我是个怎样的父亲。"不久，埃利奥特放弃了自己的公司，参军走向战场。

罗斯福竭力反对宝宝们过分依赖父母，过着寄生虫一样的生活。

他更不允许孩子们多花一分钱，而是让他们凭自己的能力去开辟事业，赚自己该赚的那份钱。

一次，大儿子詹姆斯独自去欧洲旅行。回来前看到一匹好马，就用手里的余款买下来，然后打电报给父亲，让他汇旅费过来。罗斯福打电话对儿子说："你和你的马游泳回来吧。"碰钉子后，詹姆斯不得不卖掉马，买了船票回家。从此他懂得了不能随便无计划地乱花钱。

罗斯福虽身为美国总统，却从不庇荫宝宝，不让宝宝享受任何特权。他的宝宝和普通家庭的宝宝一样，想得到什么都必须靠自己的努力去争取。

"二战"期间，四个儿子先后都去了前线，罗斯福严正地告诫他们：拿出良心来，为美国而战！

在这样的教导下，孩子们凡事都不得不靠自己，逐渐养成了自立的习惯。

宝宝远远不像父母想象的那样脆弱，宝宝其实可以做很多事。

罗斯福教子的故事说明，应该大胆地放手，让宝宝去实践，给宝宝锻炼、积累经验的机会。父母的过分溺爱是在剥夺宝宝自立的能力，父母包办代替越多，宝宝的依赖性越强。经验长见识，实践出真知，宝宝的自立能力只有在不断的、长期的实践锻炼中才能逐步培养起来。

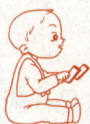

自己的双手才最可靠

宝宝终有一天会离开父母的怀抱，成就自己的事业。因此，父母不应该让宝宝从小就产生过多地依赖心理。应该让宝宝明白，靠别人终究不如靠自己，即使是自己的父母也是一样的，只有自己有了能力，才能成就未来。

父母都希望自己的宝宝遇到困难不退缩，迎难而上。因此，必须从小就开始对宝宝严格要求。很多家长觉得宝宝还小，不懂事，所以都舍不得对宝宝严格要求，其实这样的想法是不正确的。

家长要知道，孩长大了要独立地撑起自己的一片天，只有这样的孩子才能被社会承认，才能得到大家的赞赏。所以父母就应该培养宝宝的能力，让宝宝从小就明白父母不能成为自己永远的靠山，自己的双手才是最可靠的。

宁海的父亲经营一个加油站，夫妻俩经常早出晚归没有办法照顾宁海。

父母从小就没有迁就宁海，宁海只得自己照顾自己。他在很小的时候便已经学会了买菜、做饭、打扫房间。邻居看见宁海做这些事情，就对宁海的妈妈说："你们家宁海太小了，怎么能照顾好自己呢？你们应该请一个保姆来照顾他。"宁海的妈妈说："我本来也想过这件事，但是他爸爸不同意。"

宁海上学后，班上有几个贫困学生，宁海很想帮助他们。他回家询问爸爸的意见，爸爸对这件事情非常赞同，但是爸爸说："如果你想资助这些贫困的同学，就得用自己的双手赚钱去帮助他们。爸爸不会给你钱的，因为爸爸的钱也是自己用双手赚来的。"

宁海为难地看着爸爸说："我也想用自己的钱，但是我怎么才能赚到钱呢？"

爸爸看着宁海认真地说："爸爸有一个主意，你可以到爸爸的加油站来打工。爸爸在加油的时候，你就负责给客人的车子打扫灰尘。爸爸会付给你工资。"宁海觉得爸爸的提议非常好，同意周末写完作业去爸爸的加油站打工。

宁海在工作的时候非常认真，很多客人夸赞宁海是个了不起的宝宝。但是宁先生却认真地对儿子说："客人夸赞你是因为你的工作做得很好，但这是你应该做的事情，就像你学习一样，学习好了是自己的事情，学习不好也是自己的事情。跟父母的关系都不大。你靠自己的双手吃饭，做得好，成就是你自己的；做得不好，责任要自己来承担。"宁海虽然还不能充分理解父亲话中的意思，但是他已经深深懂得了，一定要把自己该做的事情做好，不能依靠任何人。

宁海的父亲是一个很会教育宝宝的家长，他教育宁海要依靠自己的双手帮助别人，所以宁海才成为一个坚强、独立的宝宝。

独立并非孤立

独立性是指宝宝遵循一定的规则，通过发挥自己的能力去完成任务的心理状态。"教是为了不教"，叶圣陶先生的这一至理名言道出了教育的真谛。宝宝的成长过程，就是从一个无助的生物体成长为一个独立的社会人的过程。宝宝需要独立，包括独立的意识和独立的能力。

"世上只有妈妈好，有妈的宝宝像块宝！"，这首耳熟能详的动人儿歌，唱出了深深的母爱，也唱出了宝宝对父母无尽的眷恋。爱，是滋润心灵的雨露，但也可能蜕变为禁锢成长的藩篱。我们赞美父母博大无私的爱的同时，也要看到，如果父母一味用自己爱的羽翼替宝宝遮风挡雨，包办代替，那么当宝宝迈出家庭这一温暖的港湾时，将会因为缺乏独立性而无法经受社会风浪的考验，这不是任何一个父母所愿意看到的。

了解宝宝的发展过程是培养宝宝独立性的前提。我们提倡儿童独立性的培养，并不是要拔苗助长。与其他动物的成长历程相比，人类的成长要经历较长的依赖期。因此，只有了解宝宝身心发展的一般规律和自己宝宝的特点，父母才能够有针对性地提出适合自己宝宝发展水平要求，逐步提高宝宝的独立能力，增强宝宝的独立意识。

父母要给宝宝自己面对问题、解决问题的机会，从中学习行为的规则。或许有些家长看过梁家辉和蒋雯丽主演的电影《刮痧》，该电影描述了一对中国夫妇移民到美国的生活故事。电影中有这样一个片段：主人公许大同的宝宝冲撞了一位美国邻居的宝宝。按照中国父母传统的习惯，许大同为此登门向邻居赔礼道歉。而美国的邻居却善意地拒绝接受，他们认为，应该让宝宝们自己去解决他们的问题，自己的事情应该自己做。这一处理方法的不同，反映了两种不同的教育观念。或许家长会替代宝宝把问题处理得很好，但是，宝宝无法从中感悟到自己哪些是对的？哪方面是错的？从而失去了一次学习处理问题的机会。在日常的家庭生活中，宝宝难免会有许多的错误，父母可以让宝宝去体会错误的自然后果，而后让宝宝提出解决问题的方法。当宝宝自己反省自己的行为之后，就能够学到行为的规则。例如，当宝宝不再拉着父母的手，开始能独自在马路上行走时，父母在高兴之余，要教导宝宝遵守交通规则。各种规则的学习，是独立性培养中不可或缺的一部分。当宝宝意识到独立并不是为所欲为时，他的自我意识就能与社会意识紧密联系在一起。"独立"（independence）并非与世隔绝，并非孤立，相反，独立为的是能够更好地与他人相处（inter-dependence），也能够有效地避免不必要的伤害。

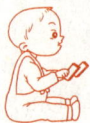

小宝宝需要支持

　　父母对宝宝要给予示范和鼓励，帮助宝宝克服畏惧心理，提高自我控制能力。当宝宝第一次面对陌生的环境或新的挑战，总会存在一定的畏惧心理，这是很正常的。这时，父母要及时给予适当的示范，鼓励宝宝克服困难。例如，全家人到公园游玩，一个5岁的宝宝不敢像其他人一样走过一座独木桥。这时，父亲示范给宝宝看怎样把握平衡走过独木桥，而后，在桥的另一端伸出手鼓励宝宝自己走过来。父亲伸出的手，既是对宝宝的鼓励，也是给宝宝一种安全感。宝宝在父亲和家人的关注和鼓励下，自己慢慢走过了独木桥。宝宝每克服一次困难，就增强了一份勇气，也提高了一份独立的能力。给宝宝示范和鼓励，是为了激励宝宝，也是为了让宝宝明确努力的方向，为宝宝的独立发展提供必要的引导。例如，宝宝在学习骑自行车时，父母可以告诉宝宝把握平衡的动作要领，逐步帮助宝宝掌握正确的动作。

　　父母要多鼓励宝宝表达自己的意愿，学会做出决定的方法。独立的行为其实只是独立意识的外在表现。就独立性而言，独立的思考和分析才是独立能力的根本。在家庭生活中，不少父母都喜欢替代宝宝做决定，例如，早上上学前，宝宝要穿什么样的衣服，父母已经准备好了，宝宝基本上不用动脑想问题。其实，我们只要稍微转变一下教育的方法，就可以得到完全不同的教育效果。例如，宝宝早上上学前，如果父母准备两套衣服，问宝宝今天想要穿什么衣服，这时，宝宝就会去考虑选择哪种颜色，哪种款式的衣服。其实，宝宝穿什么本身并不重要，重要的是宝宝参与到了做出决定的过程之中。当宝宝习惯自己思考时，宝宝的独立性就上升到了一个新的台阶，这也为宝宝今后的独立发展奠定了最牢固的基石。

宝宝独立性的培养，是持之以恒的过程，也需要父母双方的共同努力。父母的使命是为宝宝塑造一个安全而又富有挑战性的成长环境。在这个环境中，不仅仅有浓浓的亲情，还有清晰的自我，更重要的是有相互的信任、支持和鼓励，这也就是我们所理解的爱的真谛。

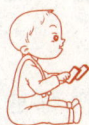

小脑袋该学会思考了

宝宝马上就要满三周岁了。他懵懵懂懂地过了这几年，这时便很想好好表现表现自己，做个聪明的宝宝。这时，宝宝开始想问题了，爸爸妈妈也应该好好培养孩子的思维能力了。

爸爸妈妈应该尽量调动宝宝的感觉器官，使其能充分感知和观察外界事物，不断丰富宝宝对自然与社会环境的感性知识和经验。人的思维活动不是凭空产生的，它是通过实践，在积累大量感性知识材料的基础上加工而成的。因此，对待年龄越小的宝宝，最好采用一些直观的方法，例如：参观、游览，直接接触各种实物，以促进宝宝尽可能通过亲身的感受与体验去获得丰富的、感性知识。宝宝积累的感性知识越多、越正确，就越容易形成对事物正确的概括，发展思维能力。

启发宝宝进行积极思维也是很重要的，爸爸妈妈要善于给宝宝充分思考问题的机会。宝宝自己想得到的，做得到的，可以让他们自己去想，去做，爸爸妈妈千万不要包办代替。人的脑子越用越聪明。发展宝宝的思维能力，就是要使宝宝更加聪明，会动脑筋，会适应新情况，会解决新问题。为了达到这个要求，必须善于启发宝宝积极思维，可以给宝宝提出任务，并精心设计、创造条件，使他们不要依赖成人，而是靠自己动脑筋思考，尽自己最大的努力运用已有的感性知识独立地解决问题。

为了使宝宝思考问题获得一定的广度和深度，即使宝宝遇到了较大的困难，爸爸妈妈也不要急于直接给予解答，可以用类比的方法启发他们自己找到正确的答案。实践证明，只有当宝宝通过自己的努力去完成老师或爸爸妈妈提出的任务时，才会真正有效地锻炼和提高他们的思维能力。

宝宝还应该有自由活动的机会。要和宝宝一起玩，在玩的过程中让宝宝多动脑筋，多想办法。宝宝天性活泼。好动，爱模仿，喜欢"打破沙锅问到底"。

见到新奇的东西，就要去动一动、摸一摸、拆一拆、装一装，这些都是宝宝喜欢探求和旺盛求知欲的表现，爸爸妈妈切不可禁止他们或随便责备他们，以免挫伤他们思维的积极性。应当因势利导，鼓励他们的探索精神，主动去培养他们爱学习、爱科学和养成乐于动脑筋、想办法、勤于动手解决问题的习惯，从而培养宝宝学习的兴趣和思维能力。

爸爸妈妈要重视发展宝宝的口头语言，培养他们的抽象思维能力。不要放过在游戏、参观、散步等日常生活中跟宝宝对话的机会，帮助宝宝正确认识事物，掌握相应的词汇，教他们学说话，以培养他们会用规范的语言表达自己认识的能力。

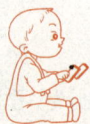

你的宝宝有创造性思维了吗

创造性思维是衡量一个人智力发展水平的重要标志。3岁以内宝宝的创造性思维还处在萌芽状态。在3岁开始后宝宝的创造性思维才会有较大的发展，但是，仍然存在很大的直观性、不稳定性。你的宝宝有创造性思维吗？作为爸爸妈妈又该怎样去培养、开发宝宝的创造性思维呢？

爸爸妈妈要创设良好的条件发展宝宝的动作。大脑是思维的主体，动作的发展（特别是四肢的精细动作）对大脑的灵活起催化作用。所以，爸爸妈妈应该尽量使宝宝的动作得以发展。

首先，应该发展宝宝的语言能力，包括语言理解和语言表达。语言是思维的工具和表达形式，语言能力的发展可以使思维得到更清楚地表达。

还要让宝宝有丰富的社会经验。知识源于生活，日常生活经验会给宝宝的思维提供丰富的素材。这样才能启发宝宝的思维。爸爸妈妈应该随时随地启发宝宝就日常生活中简单的事物展开联想。可以应用故事引发宝宝的联想。故事是宝宝喜欢的一种形式，让宝宝续故事就是一种培养创造性思维的理想方式。爸爸妈妈还可以创造情境，设立疑问来培养宝宝的创造性思维。爸爸妈妈有意设置一些情景疑问，让宝宝设法解决。比如：爸爸给宝宝讲故事，小朋友玩球时，不小心皮球掉到小土坑里了。这时可以问宝宝："有哪些办法可以把球拿出来？"宝宝会说"用手拿"、"用棍子挑"、"用铁钩钩"、"往坑里灌水让球浮上来"等，聪明的宝宝甚至会说"到动物园请大象来用鼻子吸出来"，这些都是创造思维的表现。

其次，爸爸妈妈可以利用游戏对宝宝进行教育。如：爸爸妈妈给宝宝准备一个勺子、一根皮管子、两只桶（一只装水，一只空桶），要求宝宝尽快把水从一只桶转移到另一只桶中，但不能用倒的方法。在一般情况下。宝宝会拿勺去舀，这时爸爸妈妈应该教给宝宝把皮管子的一头插入装水的桶内。一头插入空桶，水就会顺着皮管流到空桶里。或者利用看图改错（如：衣服穿得对不对？将动物身体部位移动后还原）、猜谜语、连贯提问、归类对比、找异同等方法训练宝宝思维的灵活性、敏捷性、准确性和创造性。

咱宝宝真懂规矩

没有规矩不成方圆。没有原则、不遵守规则的人是最可怕的人。因此，爸爸妈妈要让宝宝从3岁起，就懂得遵守规则，形成规则意识，这样才能让宝宝长大后成为一个懂规则、有理智的人。

奥迪董事长施泰德喜欢在周末邀请朋友到家里做客，每到周末，家里总是很热闹。

一次周末，施泰德又招待一个朋友到家里吃饭。用餐时间到了，施泰德两岁的儿子嚷着要吃甜点。于是施泰德餐前特别以小碟子盛一小份食物给宝宝，并告诉他："如果没有乖乖把饭吃完，那就没有任何餐后甜点了。"

当日晚餐，美酒佳肴，大人痛快闲聊，年幼的儿子不知何时已不声不响地离开餐桌，留下一碟只扒了几口的饭。宴会结束后，施泰德的妻子萝莉端出巧克力冰淇淋，小孩一见是自己最爱的甜点，露出欣喜的目光，百般央求妈妈分一些解馋。但施泰德却丝毫不为所动，只顾招呼客人，而不管宝宝的哭闹。对于施泰德夫妇的行为，客人觉得不可思议，不过是个两岁的孩子，做父亲的何必如此严厉呢？

一年之后，这个客人再次受邀到施泰德家里做客。与一年前相比，小孩发生的改变令客人感到相当吃惊。用餐前，萝莉依然约法三章，只见小孩认真用完餐盘食物，并征询萝莉同意之后才离开餐桌到角落玩玩具。施泰德对客人解释说："对待小孩，有两个原则，一是事先约法三章，二是事后毫不妥协。"

宝宝挨饿，父母心里当然不好受。可是，如果父母自己先违背了规则，那么父母就会在宝宝的心里失去威信，宝宝也不会形成规则意识，这样，教育宝宝就会一次比一次难。其实，教养小孩并不难，难的是父母本身是否能够坚持原则不动摇，这对父母本身也是一种意志力的考验。

也许会有人说，这样严厉的教育方式会给宝宝的心里留下阴影。其实，宝宝在起初是会受一些气，但是等到宝宝长大以后就会明白，当初父母教给自己的规则意识是相当有用的，也会理解父母的用心而对父母满怀深深的感激。

在教育孩子的过程中，很多父母常常因为心软、心疼宝宝而无法坚守自己制定的规则，这会导致宝宝规则意识的缺失，对宝宝的成长极为不利，一个不讲规则的宝宝，将来一定会对社会造成危害。

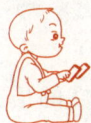

塑造独立性强的宝宝

任何一个宝宝，无论男孩还是女孩，无论是否是独生子，都是由于爸爸妈妈的教育和环境的影响，才形成了不同的人格品质和能力的。所以，一个人的独立性，同样也不是自然形成或与生俱来的，它是后天塑造的结果。

家庭是培养宝宝独立性的首要场所，爸爸妈妈在培养宝宝的独立自主能力时，一定要想法为宝宝提供一些机会，让他决定一些事情，比如，每当要出去玩时，要让宝宝选择要去玩的地方；买衣服时，让他选择自己喜欢的。

因此，爸爸妈妈对宝宝不要过度保护。应了解宝宝心理发展特点，不要压抑他独立性活动意向，而要放开他的手脚，让他做一些力所能及的事，从而培养他的独立自主性。

要让宝宝摒弃依赖，宝宝在这个时期，总爱跟在大人的后面来回地转，而成人也总认为他还太小，而对他进行无微不至的照顾，使宝宝在不知不觉中便产生了依赖心理。其实，宝宝在这个年龄，已开始感觉自我的存在，同时，他也产生了独立自主的思想。因此，宝宝这时候不需要什么事都依赖大人了，他已经具备了独立生活的能力。

爸爸妈妈要珍惜宝宝的自我独立性意向。宝宝这时出现了自我独立性意向，开始以第一人称"我"称呼自己。这时，当宝宝的独立活动受到成人支持时，他就会表现出得意、高兴，以及"自尊"、"自豪"等最初的自我肯定的情感和态度。因此，爸爸妈妈一定要珍惜宝宝这种最初的独立性意向，对于他每一次独立的行为，都要给予大力的支持，使独立性不断发展。

还要从兴趣上培养独立能力，一个人的独立性，是和勤劳、不畏艰苦密不可分的，如果不爱劳动，害怕艰苦，又怎么能够坚持独立自主呢。因此，培养独立能力，还要让宝宝爱上劳动。不过，让宝宝劳动时，要尽量游戏化。因为，只有通过游戏的方式，宝宝才会以极大的兴趣积极地参加，才会逐步养成热爱劳动的习惯。

爸爸妈妈的教育方式要适当，民主型的教养方式，更有利于独立性的培养，爸爸妈妈不可以将自己的观点和要求，强行加给宝宝，剥夺他独立解决问题和自我发展的机会。因此，平时要注意对宝宝说话的口气和方式，使他感到被尊重；对他说话尽量不用命令的口吻；也不要当众斥责他"不争气"、"没出息"等；而要以平等的态度对待，尊重宝宝的人格。事实证明：受到充分尊重的宝宝，大多都会与人进行良好的合作，并且，自我独立意识相当强。

做有个性的宝宝

尽管人的脑细胞开始的增殖主要涉及遗传因素，但是早期的一些感觉经验，却可以改变不受遗传控制的微神经元的功能特性。这说明，良好的教育有助于宝宝良好性格的形成。

对于宝宝个性的培养，这是一个艰苦细致而又需要精雕细刻的教育工程。要使宝宝具有良好的个性品质，要有一个长久的稳定的计划，要从日常生活的细节入手。这就要求年轻的妈妈们一定要付出自己的爱心与耐心。具体可采用以下方法：

凡事要依靠自我。平时，要培养宝宝自己的事情自己做。在保证安全的前提下，让他自由地做自己的活动，包括游戏与探索，大人不要整天将他看得紧紧的，更不要束缚他。

教育模式保持一致。对于宝宝的教育方法，爸爸与妈妈或家里的其他人，要建立一致性的教育模式，而不要妈妈说这样，爸爸又说要那样，如此的教育方法会使宝宝显得无所适从，从而不利于健全性格的形成。

培养宝宝健康的情绪。身体健康的宝宝，才能活泼可爱。如果宝宝长期身体不好，就会表现出忧郁的个性，要知道，一个人的个性与他的体质、情绪是有关的。所以，平时妈妈一定要保证宝宝有个健康的体魄，并使他拥有愉快的情绪。

给予宝宝充分的生活自由。培养宝宝良好的个性，必须给予他充分的生活自由。因此，在日常生活中，妈妈一定要从实际出发，让宝宝自己作出各种决定，允许他用更多的时间去玩游戏或学习新东西，这对宝宝独立性与创造性的培养是非常重要的。

表扬要恰如其分。妈妈平时表扬宝宝，要先告诉他，他的行为哪些地方值得表扬，要指出具体的行为；还要帮助他明辨是非，提高道德判断能力，不宜笼统地加以肯定或赞赏。这在宝宝个性发展中起着"扬长避短"的作用。

从小培养宝宝的自我控制能力。当宝宝出现任性行为时，妈妈一定要严格限制，不能轻易地妥协、退让；并且，还要让宝宝掌握自己行为的限度，要在他的心里形成"不是什么事都可以"的概念，对一些不合理需求加以限制。因此，妈妈在平时要让宝宝知道哪些是可以的、哪些是不可以的，从而培养一定的规则意识和规范行为。

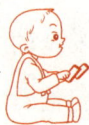

我们宝宝真能干

宝宝们出现独立性基本都是在同一个年龄段，但为什么经过一段时间的成长之后，有些宝宝便表现出很强的独立性，而一些宝宝却很难自理生活呢？其实，这跟爸爸妈妈的态度也是密不可分的。

明明与东东同住一幢楼，同上一所幼儿园。他们的妈妈也都很疼爱宝宝，但是两人对宝宝的观点很不同，做法也不同，这也就导致了教育结果很不一样。宝宝上中班时，幼儿园老师要求宝宝学习整理床铺。于是，两个宝宝清晨起床就按照老师教的方法，自己动手叠好了被子。面对宝宝自己动手叠得并不整齐的被子，两位妈妈的做法可是大不相同。

明明的妈妈气冲冲地冲宝宝喊着："我说你不会叠，你偏要逞能，你看你叠得乱七八糟的，像什么样子！走开，让我重新给你叠。"妈妈毫不犹豫地把宝宝费了九牛二虎之力才叠好的被子打开重新叠了起来。明明灰溜溜地走到一边，伤心透了，从此他不愿再"逞能"，也不愿再尝试着自己做事情，反正妈妈能干，让妈妈去干好了。

东东的妈妈则欣喜地赞赏着宝宝："哟！今天东东自己叠被子了，真能干。快来让妈妈看看。嗯，不错，如果这个地方再整理一下就更好了。"妈妈一边说着，一边教宝宝怎样把被子叠得更整齐。东东受到了鼓励，不仅把被子叠得越来越整齐，而且独立做事的兴趣和信心都越来越强了。

从那以后，东东就开始经常独立完成一些力所能及的事。而明明却因为顾忌妈妈的训斥而懒得动手了。

其实，每个宝宝的爸爸妈妈都希望自己的宝宝变成矫健的雄鹰，但要让雏鹰变成雄鹰，就必须让它自己去飞翔。因此，要想让宝宝长大成才，自立于社会，一定要从小就重视培养宝宝的独立性，提高他们的独立意识与能力。在这一点上，东东的妈妈的做法是正确的，也是有远见的。她懂得如何从小培养宝宝的独立性，这也应该是每个家长务必要懂的。

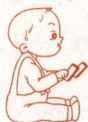

让宝宝独立的"四部曲"

首先，爸爸妈妈要尊重并且培养宝宝的独立意识。2岁的宝宝独立意识已经越来越强了，他们什么都要来一个"我自己"，自己拿小勺吃饭，自己跌跌撞撞地去搬凳子。随着年龄的增长，他们不仅要独立的穿、脱衣服、洗脸洗手，而且还要自己洗手绢，洗袜子，自己修理或者制作一些玩具，甚至还想自己上街买东西，自己洗碗。对于宝宝正在增长的独立意识，爸爸妈妈一定要予以重视，并支持、鼓励他们："你只要好好学，一定能做好！"千万不能泼冷水"你还小，干不了！"

其次为宝宝独立性的发展提供条件和机会。为了培养宝宝的独立性，必须解放宝宝的手脚，放手让他们去做，那些应该做，而且又是力所能及的事情，即使宝宝做得不好，处理得不圆满也没关系。有些爸爸妈妈总怕宝宝做不好，习惯于包办代替，习惯于指手画脚，总以担忧的目光注视和提醒宝宝，或者干脆替宝宝扫除障碍，铺平道路。

这种态度和做法，有意无意地束缚了宝宝的手脚，阻碍了他们独立性的发展。

另外，爸爸妈妈要教给宝宝独立做事的知识和技能。

宝宝不仅要有独立意识，而且还要有相应的知识和技能，即不仅愿意自己做事，而且还会自己做事。例如，怎样穿、脱衣服、洗脸洗手，怎样择菜、洗菜，怎样扫地、擦桌子，这些教育是在日常生活中自然而然进行的。而且独立性还表现在宝宝学习、交往等各个方面。爸爸妈妈要教宝宝自己完成游戏和学习任务，自己去和同伴交往，当宝宝和同伴发生纠纷时，教他们用各种有效的方式去自行解决矛盾。

最后是让宝宝自己决策，自己决策是独立性发展的一个非常重要的方面，我们要从小培养宝宝自己决策的能力。宝宝的事应该由宝宝自己去思考，自己去决断。玩具放在什么地方？游戏角应该怎样布置？和谁玩？玩什么？这些宝宝的事，爸爸妈妈不要作决定，要让宝宝自己去动脑筋，想办法，作出决策。爸爸妈妈可以帮助宝宝分析，引导宝宝决断，但不要干涉，更不要包办，代宝宝决策。

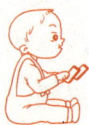

宝宝不愿独睡，坏处多多

尽管很多人都意识到了让宝宝独睡的重要性，但仍然在实际操作中遇到了困难，大多数宝宝一开始都不愿接受要独自入睡的事实，究竟宝宝为什么这么抗拒独睡呢？

首先是宝宝觉得妈妈的怀抱最安全。有些宝宝如果没有爸爸妈妈陪伴就难以入睡；有些宝宝会在熟睡中下意识地摸摸妈妈的乳头，一旦找不到就突然惊醒；有的宝宝睡觉时只要爸爸妈妈一离开马上就会醒来。宝宝对妈妈的依恋是最原始的本能，对于宝宝来说，爸爸妈妈不离左右，宝宝心里就会踏实，会感到最安全、最幸福。于是，在爸爸妈妈的怀抱中入睡便成为习惯，成为满足宝宝依恋情结的最佳形式。

其二是宝宝觉得爸爸妈妈不喜欢他了。宝宝会把睡小床认为是爸爸妈妈不喜欢自己了，不要自己了。爱和依恋的情感得不到满足，便产生了情感失落，造成情绪的波动。他们往往会为此感到心神不宁，于是白天纠缠爸爸妈妈，变得爱发脾气，发泄心中的委屈，夜间则哭闹不停、做噩梦。

第三是宝宝觉得害怕。幼儿在身心发育过程中会对许多现象和事物产生恐惧心理，比如害怕黑暗，害怕陌生人，害怕孤独，害怕动物，甚至害怕想象中的人和事物。妈妈的怀抱是宝宝最安全的港湾，离开爸爸妈妈温暖的怀抱，恐惧感会更加强烈。电视里看到的恐怖画面，故事中的反面形象，窗帘上映出的风中摇摆的树影，甚至是自己幻想出来的魔鬼般的角色再加上黑黑的房间里朦朦胧胧的物体，都会令宝宝感到恐惧焦虑，从而不敢独自入睡。

尽管如此，爸爸妈妈还是应当让宝宝尽早养成独睡的习惯。独睡有利于培养宝宝的独立意识和自理能力，防止宝宝对爸妈过度依赖。如果宝宝总和爸妈一起睡，会觉得和爸妈是个总体，缺少独立面对问题的能力。

宝宝不独睡还不利促进家庭关系。一个家庭一旦有了宝宝，重心就转移到了宝宝身上，平时的生活起居、谈论的话题好多都是和宝宝有关的，夫妻间的相互关心比起以前少了许多。到了晚上，还要哄宝宝入睡，天天如此，势必会影响夫妻间的感情。

而且跟爸爸妈妈睡在一起，宝宝呼吸不到新鲜的空气。夹在两个大人中间的宝宝就如同生活在夹缝中，爸妈呼吸的是上层新鲜的空气，而留给宝宝的，更多是爸妈呼出的空气。没有新鲜、充足的空气，就不利于宝宝的健康成长。

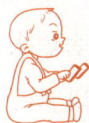

宝宝适应独睡要"四步走"

三岁左右的宝宝就应该独立睡觉了，因此爸爸妈妈要根据宝宝的心理承受能力采取有效的方法，循序渐进，灵活过渡，帮助宝宝逐步适应。

第一步是言语鼓励。宝宝到了3岁，他们的大脑发育以及生活经验的积累，使得他们能够理解并接受许多道理了。家长可以通过小故事、儿歌来向宝宝宣传独自睡觉对身心发育的种种好处；通过心理暗示，激发宝宝潜在的独立意识，帮助他们建立自信，敢于挑战自我，做一个勇敢的宝宝，从心理上产生自己睡的愿望。

第二步是大床入睡，小床清醒。最开始的时候，家长可以先把小床放在大床的一侧，让宝宝先睡在大床，哄宝宝入睡，等宝宝睡着后再把宝宝单独放到小床上。清晨宝宝醒来的时候，家长一定要及时出现在宝宝面前安慰他，并以愉快的情绪感染、鼓励宝宝："宝宝真了不起，睡自己的小床，宝宝长大了！"这样既保护了宝宝的安全依恋，不会产生情感上的失落，还增强了宝宝自己睡的勇气和信心。

第三步是先分床后分房。接下来就应该训练宝宝在小床独自入睡了。爸爸妈妈要在小床边给宝宝充分的爱抚，使他感到安全和温暖；爸爸妈妈可以在白天加大宝宝的活动量，晚上避免激烈兴奋的刺激，从而使宝宝产生睡意；同时还可引导宝宝听故事或欣赏舒缓的音乐，起到平静心理催眠的作用。切忌睡前接触恐怖的信息和刺激，以免造成宝宝心灵上的恐惧，从而不利于入睡。在宝宝可以顺利地独立入睡以后，爸爸妈妈就可以尝试与宝宝分房而睡了。

第四步是分房不分心。让宝宝独自睡在一个房间，首先要好好装饰这房间，使它成为温馨别致、充满童趣的"童话小屋"。墙上贴一些宝宝喜欢的卡通图片；小床可以设计成汽车、小船等形象，周围挂上卡通小动物、带有悦耳声音的小玩具、漂亮的贴画等做装饰，再把宝宝平时喜欢的玩具摆在床边，告诉他小动物是他的好朋友，会陪他一起睡觉。这样，宝宝的恐惧感就会渐渐消失，转而喜欢这个环境。爸爸妈妈要在宝宝睡前多陪他一会儿，让宝宝感到虽然和爸爸妈妈分房睡觉，但是他们的心没有分开，爸爸妈妈始终是关心他、呵护他的，并没有不喜欢他、抛弃他。

爸爸妈妈可要把握好分寸

外国的家庭教育提倡培养宝宝的独立性，刚出生就把在襁褓中的宝宝放到自己的小床上去睡觉。由此可见，独立睡觉对宝宝来说，代表着一种能力。然而，刚和爸爸妈妈分开睡的宝宝，一定会有一个过渡期。这个过渡期就需要爸爸妈妈好好去处理，从心灵对宝宝进行安抚。针对刚刚开始独立睡觉的宝宝，爸爸妈妈有以下几个需要注意的事项：

把握分寸，循序渐进。当宝宝已经形成了与爸爸妈妈同睡的习惯，要分开时，千万不要急于求成，这样只会适得其反，使宝宝对独自睡觉产生恐惧，难以克服。一定要把握分寸，循序渐进，逐渐适应。

坚持原则，不要放弃。当宝宝刚刚与爸爸妈妈分开房间睡时，会出现反复现象，比如费了很大功夫才把宝宝安顿好了，可是还不到10分钟，他又跑出来了；或者宝宝在半夜里就跑到爸爸妈妈的大床上，不愿再回自己的房间了。这时，许多家长心一软，就接纳宝宝了，结果前功尽弃。所以建议家长千万不要心软，哪怕再辛苦再难缠，也要坚持把宝宝送回去，陪伴他、鼓励他重新入睡。咬咬牙，坚持下来，习惯就养成了。

因事而异，灵活把握。当宝宝生病或遇到挫折时，他们最需要爸爸妈妈的关心和安慰，这时，可以与宝宝暂时同睡，满足宝宝的生理心理需要的同时也方便家长随时照顾宝宝。

平静心理，淡然处之。有些宝宝半夜醒来会找妈妈，或许会撞到爸爸妈妈在亲热。这时，宝宝处于朦胧状态，并不会对你们的行为产生太大兴趣，所以爸爸妈妈要平静心理，尽快陪宝宝重新回到自己的房间，安抚他继续睡觉。如果相反，爸爸妈妈惊慌失措，对宝宝进行大声呵斥，反倒会令宝宝感到更紧张，更不利于宝宝重新入睡。当然，如果宝宝有兴趣了解，家长也不妨抓住性教育的契机，平淡地告诉宝宝，爸爸妈妈彼此相爱，互相拥抱，仅此而已。

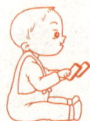

聪明的宝宝善于观察

爸爸妈妈都希望自己的宝宝聪明过人，可是身为爸爸妈妈，你能为自己的宝宝做些什么呢？在这个日新月异的时代，企业靠高水平的经营之道赢得生存空间，而人多半靠灵活的头脑才能立足社会。作为爸爸妈妈，当然不能满足于只是提供给宝宝营养充足的饮食，或是为他提供最新潮、最时尚的玩具，因为，就算把世界上所有的好东西加在一起，也不如让宝宝拥有一个聪明的头脑来得重要。两三岁是宝宝大脑开发的重要时期，如何科学地开发宝宝的智力，将决定宝宝以后的人生成就。

爸爸妈妈都很重视培养自己的宝宝，也很羡慕那些智力超群的宝宝。一听说他人的宝宝能认字计数，就急于拼命"追赶"，担心自己的宝宝落后了。殊不知，智力是在掌握知识的过程中形成和发展的，而知识的广度和深度取决于对客观事物的认识程度。

这个小故事是最好的体现：一天，妈妈放了一盆水，准备让宝宝洗澡。她忙碌地在屋里转了一圈，走进洗澡间，吃惊地看到：替代她的儿子在盆里洗澡的是小汽车、小老虎、积木、纸片……一大堆东西在水上漂浮。而自己的宝宝正聚精会神地光着屁股，拼命泼水。妈妈非常地生气，责问他为什么泼水？宝宝兴高采烈地回答："这是海浪呀，海浪就是一高一低的。""你为什么把玩具丢到水里？"宝宝说："小汽车是铁的，很重，沉下去了！小老虎是塑料的，它很轻，会浮起来。还有这些积木、纸片……"妈妈听了很激动，原来宝宝正在验证自己以前教他的知识。于是就因势利导地告诉他："铁遇到水会生锈，妈妈待会儿去拣块石头来，石头也很重，也会沉下去的。"新的知识，又在不知不觉中传授给了宝宝。

这个故事生动地告诉我们，丰富的知识，来源于细致的观察。观察事物，需要集中注意，而注意的专一性持久与否，取决于对观察对象的兴趣。所以，爸爸妈妈在引导宝宝观察时，语言要生动有趣，常常可以带有惊奇的口吻，好像突然发现什么似的，吸引他去看一件很平常的事。如果能让宝宝嗅、听、尝、摸摸，充分利用感官去感知事物，就更能引起宝宝的兴趣，使观察细致、持久。当宝宝注意力不集中时，应该转向另一个事物，引起他对周围事物广泛的兴趣。因为兴趣愈多，知识面就愈广。

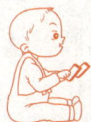

唱歌能唱出宝宝的好嗓子

两岁多的宝宝一般都会唱歌了，而且能把旋律唱准、节拍唱对，只是歌词可能会有个别字唱得不清楚，也是可以原谅的。因为宝宝说话时也会有某些音还发不准，不必急于纠正，因为有些音需要口腔进一步发育后才能发出。

爸爸妈妈要求宝宝唱出歌的情绪来，有表情地唱歌。唱歌是这个年龄的宝宝对音乐表达的最好的形式，宝宝用唱歌来表现自己的音乐能力。不过应注意宝宝的音域较窄，最好从3～4个音开始，如C调的mi，fa，sol，la，这几个音宝宝唱起来比较容易，可以把平时用C调唱的歌，变成D调，使宝宝较容易地跟着唱。

爸爸妈妈不要让宝宝唱电视上的插曲和流行歌曲，因为这些歌曲的音域较宽，宝宝唱不上去，就自己改调来唱。长久下去，宝宝唱出的音调不准，唱习惯了也就不容易改正，不如让他唱力所能及的儿童歌曲。最容易唱的儿童歌曲只有3个音，一般2～3岁的儿童歌曲只有5个音，宝宝的气息够用，也唱得舒服。千万不要让宝宝勉强学用假嗓子唱太高的音，也不可以让宝宝用过大的声音去唱歌，以免宝宝的声带受损，宝宝失去甜美的声音就太可惜了。俗语说："管不如弦，弦不如肉。"人的声音用来表达感情最感人、最细腻、最动听。让宝宝有一个好嗓子，让他准备参加分部的合唱，以进一步学会协调和合作。

这个时候宝宝大概能记住他喜欢听的乐曲的曲调和名称了。如有些宝宝特别爱听《梦幻曲》、《天鹅》、《鸽子》、《花之歌》、《土耳其进行曲》等。

每当妈妈准备播放音乐时，宝宝会说出自己要听的曲子的名称，或者唱出第一句，让妈妈能找到宝宝爱听的乐曲。有时同一个名称作者不同的作品有不同的曲调，如舒伯特的《小夜曲》和海顿的《小夜曲》不同，如果听音乐时爸爸妈妈经常提到曲作者的名字，让宝宝了解，宝宝也会记住曲作者。有些家庭喜欢听京剧，宝宝也会知道曲子的名称，知道曲子是谁的唱腔，这是宝宝有音乐记忆的表现。

宝宝在不断"听"的过程中，也会时不时地跟着唱起来。音乐，能陶冶人的情操。并且这个年龄段，宝宝爱唱歌，也有利于嗓子的发育。妈妈们快让你的宝宝爱上唱歌吧，这样，宝宝将来就会有个好嗓子了。

多为你的宝宝讲故事

现在宝宝已经快三岁了，爸爸妈妈给他讲故事不再是像以前那样只是为了训练培养宝宝的听力或者培养宝宝的语言发育了。爸爸妈妈应该在故事里教给宝宝为人处事的方式和一些生活常识的思考。

比如，爸爸给宝宝讲完故事后，马上问："如果小马找不到草怎么办？"让宝宝去替小马想办法，宝宝可以做各种设想，如把它带到动物园来，把它送到马戏班去，带它到养马场，买些草料给它吃等等。在故事的任何段落都可以提问，甚至宝宝回答后也可以再提问。当宝宝说把小马带到动物园或马戏班时，爸爸可以再问："如果小马的妈妈找它怎么办呢？"爸爸要让宝宝想到一些比较全面的解决办法，引导宝宝既要同情小马，也要兼顾小马想妈妈的情感。经常向宝宝提问，会激发宝宝的想象力，使他将问题与曾经见过的和听过的事物产生联系。宝宝不可能去过很多地方，但可以通过看电视、看图书、看画报知道外面的世界。见闻越广，联想的范围越大。

常常给宝宝讲故事会激发宝宝爱阅读的兴趣。宝宝可能会拿起一本过去妈妈经常朗读的书，大声朗读起来。其中有些字宝宝认识，大部分字宝宝并不认识，他完全靠着图和记忆把每一句话读得非常流利。妈妈从句子中随便点一两个字，宝宝按着记忆数着每一个字居然把字正确地读出来了。妈妈赶快把这个字写到生字卡上，拿开书让宝宝再认。用这个方法宝宝一口气认读了10个字，在认读时宝宝都完全记得。因为宝宝熟悉这个故事，这些字在故事中出现过多次，只要一提醒，宝宝马上就能记住。

家里有些故事书是爸爸妈妈看了给宝宝讲故事用的，字又多又难认，宝宝不可能看懂。但是有时宝宝也抢着要看，宝宝能看懂图画所表达的意思，他会一面看，一面把自己对图画的理解讲出来。这时爸爸妈妈应鼓励宝宝看图讲故事，让他讲完，然后爸爸妈妈看书再讲一次，宝宝讲得对的爸爸妈妈要表扬，爸爸妈妈要补充讲述没有用图表示的部分。宝宝经常看图讲故事可以锻炼想象力，应当鼓励。

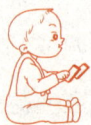

让宝宝延迟半个小时吃巧克力

现在有很多爸爸妈妈害怕宝宝受委屈，什么都是无条件地满足，要什么就立刻给，这样宝宝对物质的需求欲望就会越来越弱，因为太容易得到了，不需要靠他的努力就能得到。

因此爸爸妈妈要培养宝宝的"自我延迟满足能力"。延迟满足，是一个心理学概念，是指为了追求更大的目标，获得更大的享受，可以先克制自己的欲望，放弃眼前的诱惑的能力，也就是我们平常所说的"忍耐"。如果一个人的自我延迟满足能力发展不足，则会在遇到压力时退缩不前或不知所措。

一个自我延迟满足能力高的宝宝，在成年后就会在面对困难和挫折时，知道自己要付出很多才能达到那个目标。这方面的能力高，宝宝就能做到延迟半个小时去吃巧克力，能控制自己的欲望，自控能力强。

任何一个宝宝的性格、品质、自我认同的养成，都是来自外在，就像一面镜子一样，老师、爸爸妈妈怎么看他，他就怎么看自己。然而自我延迟满足能力也是从外在到内在的过程，当爸爸妈妈刻意去做的时候，久而久之宝宝就会认为自己有这方面的能力。

有些家长会担心，如果宝宝在提出要求时，家长不及时满足，是否会导致宝宝缺乏爱和安全感？当宝宝提出要求时，家长应如何让宝宝既能感到爸爸妈妈是爱他的，同时又能培养这方面的能力？

其实爸爸妈妈最重要的是培养自己温和而坚定品质。当一个家长做任何事情都不温不火，不急不躁，能很客观的看待这个现实，当宝宝做出任何不好的举动时，也能包容和接纳，那么这个家长在与宝宝进行一切互动时，都能很好地把握分寸。

"温和而坚定",就是指家长在延迟满足宝宝时,立场要温和,态度要坚定。比如家长可以这样对宝宝说:"抱歉,宝宝,妈妈有点累了,休息半个小时再给你去买巧克力好吗?"这样态度温和地说,是要让宝宝感受到:"虽然我现在不给你买,但是我的态度很温和。我不给你买,但是我还是爱你的。"然而,很多爸爸妈妈在这方面做得并不好,每当宝宝提出不太合理的要求时,家长总是很暴躁的指责宝宝,这样宝宝既得不到他想要的,又觉得你不爱他。

跟宝宝一起刷刷牙

爸爸妈妈要注意,宝宝的口腔卫生应该好好护理。据第三次全国口腔健康流行病学调查结果显示,我国3～5岁儿童的乳牙患龋率为66%,在世界占有极高的比例。近年来,随着生活水平提高,儿童龋齿发病率有所上升,从而要求爸爸妈妈预防宝宝患龋齿时需谨防"乳牙要换不用补"、"儿童牙小不用刷"、"食物要精不要细"等三大误区。

儿童3至5岁是龋齿的高发年龄,但很多家长认为,乳牙迟早要换,不用费时费力去补,导致很多儿童出现龋齿没有及时治疗,严重时影响进食,影响宝宝发育,应每隔半年或3个月去做检查,早发现早治疗。

一些家长还以为孩子年纪小,牙小不用刷;食物吃得精细不容易有蛀牙,这些也都是误区。对于年龄小的宝宝,家长应当用指套牙刷或纱布为宝宝的口腔进行清洁;宝宝三岁后,爸爸更要教会他们学会正常刷牙。另外,食物过于精细,或喝过多碳酸饮料,也容易出现龋齿。

当然宝宝这个时候可能会因为嫌麻烦或受不了牙膏的味道而拒绝刷牙,

于是就需要爸爸妈妈耐心地跟宝宝交流了，妈妈可以买些制作精美的牙具来吸引宝宝的注意力。宝宝在小时候最喜欢的就是模仿爸爸妈妈做事，因此，爸爸妈妈可以跟宝宝一起来刷牙。一边跟他说"宝宝要把牙齿刷得干干净净的哦"，一边给宝宝做示范。

很可能一些宝宝在爸爸妈妈的说服下刷完第一次牙后便再也不愿意刷了。妈妈可以问问宝宝是不是不喜欢牙膏的味道或者是别的什么原因。如果宝宝是不喜欢之前牙膏的口味，妈妈可以选择一些气味清新的牙膏来给宝宝使用。在爸爸妈妈的"监督"之下，宝宝就会很快学会刷牙。久而久之，宝宝就会习惯了每天跟爸爸妈妈一起刷刷牙。正如爸爸妈妈所期待的：宝宝的健康成长从清洁口腔开始。

俗话说，"病从口入"，爸爸妈妈尽早让宝宝养成刷牙的好习惯不仅会减少宝宝患龋齿的几率，还有利于宝宝自身属性的发展。说不定宝宝的独立性也会在他每天的洗洗刷刷中体现出来呢！

不要强求你的宝宝去午睡

实际上，每个年龄段的宝宝都有他特定的睡眠需求量，但是宝宝之间也存在个体差异，比如有的宝宝气质类型决定了他可能就是睡得少一些。原则上，只要宝宝的精神状态好、食欲正常、没有消化方面的问题、体重增长良好就可以。

对满了3岁的宝宝来说，他们白天精力很旺盛，玩和不断的活动能消耗他的精力，保证他夜间睡得很好。只要宝宝夜间睡眠时间充足，质量也很好，就能够满足他生长发育的需求。所以，如果宝宝没有睡午觉的需求，父母也不必强求。

有些爸爸妈妈认为要务必让宝宝养成午睡的习惯，便一到了该午睡的时间就把小宝宝安排在床上。其实小家伙还很有精力，压根就不愿意去睡，他一个人在自己的小天地里玩得不亦乐乎。有些爸爸妈妈发现宝宝没有好好入睡，就会给他教训一顿。孰不知，让宝宝养成午睡的习惯固然好，但若是强求，就更不利于宝宝的成长发育了。

爸爸妈妈都知道，睡眠时间充足对于宝宝的生长发育是非常关键的，因为在睡眠中，内分泌系统释放的生长激素比平时多3倍。但宝宝在夜晚睡眠时间充足，就不要强求小家伙去午睡啦。

不过，爸爸妈妈可是有责任让宝宝有个好的睡眠质量哦。妈妈一定不能让宝宝睡得太晚，因为入睡时间不同，深睡眠和浅睡眠所占的比例就会发生变化。入睡越晚，浅睡眠所占的比例越多，深睡眠的比例越少。而深睡眠和宝宝的生长发育是直接相关的，而生长激素主要是在深睡眠时期分泌的。而浅睡眠和宝宝记忆力的发育关系更为密切。所以，尽量让你的"小夜猫子"早点入睡吧，这有利于他的生长发育。

爸爸妈妈千万不要认为：不管宝宝什么时间入睡，只要他睡眠的总量够了就可以。宝宝睡眠总量达标并不意味着他的睡眠质量也是合格的，而宝宝的睡眠质量没有达标，势必会影响到他生长发育。因而，爸爸妈妈要记住：不能让你的小宝宝睡得太晚，让宝宝养成午睡的习惯，但不要强求他去午睡。